Rebekkah Staudinger

Ruhe in Frieden, bevor du stirbst

Wie Gott meine Krankheit gebrauchte,
um mir das wahre Leben zu zeigen

AF635533

REBEKKAH STAUDINGER

RUHE IN FRIEDEN, BEVOR DU STIRBST

Wie Gott meine Krankheit gebrauchte, um mir das wahre Leben zu zeigen

SCM
Hänssler

SCM

Stiftung Christliche Medien

SCM Hänssler ist ein Imprint der SCM Verlagsgruppe,
die zur Stiftung Christliche Medien gehört, einer gemeinnützigen
Stiftung, die sich für die Förderung und Verbreitung christlicher
Bücher, Zeitschriften, Filme und Musik einsetzt.

MIX
Papier | Fördert
gute Waldnutzung
FSC® C014496

2. Auflage 2025

© 2024 SCM Hänssler in der SCM Verlagsgruppe GmbH
Max-Eyth-Straße 41 · 71088 Holzgerlingen
Internet: www.scm-haenssler.de · E-Mail: info@scm-haenssler.de

Hauptübersetzung:
Neues Leben. Die Bibel, © der deutschen Ausgabe 2002, 2006 und 2017
SCM R.Brockhaus in der SCM Verlagsgruppe GmbH Holzgerlingen. (NLB)
Weiter wurden verwendet:
Lutherbibel, revidiert 2017, © 2016 Deutsche Bibelgesellschaft, Stuttgart. (Lut 2017)
Bibeltext der Schlachter Bibelübersetzung. Copyright © 2000 Genfer Bibelgesellschaft. Wiedergegeben mit freundlicher Genehmigung. Alle Rechte vorbehalten. (SCHL)
Die Zürcher Bibel (Ausgabe 2007) verwenden wir mit freundlicher Genehmigung des Verlags der Zürcher Bibel beim Theologischen Verlag Zürich, bei dem auch das Copyright für diese Bibelübersetzung liegt. (ZB)
Hoffnung für alle® Copyright © 1983, 1996, 2002, 2015 by Biblica, Inc.®. Verwendet mit freundlicher Genehmigung des Herausgebers Fontis – Brunnen Basel. (HFA)
New King James Version®. © 1982 by Thomas Nelson. Used by permission. All rights reserved. (NKJV)
The Holy Bible, King James Version. Public domain. (KJV)
The Holy Bible, English Standard Version® Copyright © 2001 by Crossway, a publishing ministry of Good News Publishers. Used by permission. All rights reserved. (ESV)
The Holy Bible, New International Version® Copyright © 1973, 1978, 1984, 2011 International Bible Society. Used by permission of Zondervan. All rights reserved. (NIV)

Lektorat: Mirja Wagner, www.lektorat-punktlandung.de
Umschlaggestaltung: Stephan Schulze, Holzgerlingen
Titel- und Autorenbild: blende11 Fotografen, www.blende11.de
Bilder im Innenteil: privat - © Rebekkah Staudinger
Satz: typoscript GmbH, Walddorfhäslach
Druck und Bindung: GGP Media GmbH, Pößneck
Gedruckt in Deutschland
ISBN 978-3-7751-6214-2
Bestell-Nr. 396.214

For you!
The Ones, who went before me, and the Ones, coming after me.
All for God's glory!

Inhalt

SURVIVING – AN DER GRENZE ZUM ÜBERLEBEN

Survival – Fight or flight

»Willkommen zurück!«

Die Worte des Arztes drangen nur undeutlich an mein Ohr.

»Wir sind froh, dich zu sehen, Rebekkah!«

Das musste eine der Krankenschwestern gewesen sein.

»Du hast uns einen ziemlichen Schrecken eingejagt«, sagte nun mein behandelnder Arzt, dessen Stimme ich wiedererkannte.

Ich verstand nicht wirklich, was sie meinten, war aber auch nicht in der Verfassung, nachzufragen. Ich war gerade erst aufgewacht, und nicht mal das war mir bewusst.

»Das Schlimmste liegt nun hinter dir«, ergänzte ein anderer Arzt.

Was meinte er nur damit? Als mein behandelnder Arzt näher an mein Bett herantrat, sah ich Erleichterung in seinem Gesicht. Wir umarmten uns. Ich weinte. Und so langsam kam die Erinnerung wieder und ich begriff, was er mit »Schrecken« gemeint hatte. »Ich wurde gekidnapped«, sagte ich ihm.

Verstohlene Blicke. Schweigen.

Ich begriff nicht, was los war, denn in meiner Erinnerung sah meine Vergangenheit so aus:

Vor der letzten Operation hatten sie mich in eine Spezialklinik nach England gebracht. Meine Mama flog als Einzige mit, aber als ich in meinem Einzelzimmer nach ihr fragte, sagten sie mir nicht, wo sie war, und wollten mich an einen neuen Ort verlegen. Ich erinnerte mich an Flughäfen, an meine Entführer, die sich als Ärzte und Krankenschwestern ausgegeben hatten. Ich erinnerte mich an eine

Wohnung in Deutschland, wo ich mehrere Wochen von einer Frau gefangen gehalten wurde, die sich als meine Mum ausgab ... und an viele Kinderaugen. Die Frau hatte mich eines Morgens aus dem zweiten Stock eines leeren Wohnblocks auf die Straße zu einem Lastwagen gezerrt. Ich ahnte Schlimmes, doch ich hatte nicht mit dem gerechnet, was ich nun sah. Als der Fahrer ausstieg und die schwere Tür öffnete, blickte ich in schmutzige, tränenverschmierte Kindergesichter, die mich mit panischen Augen anstarrten. Handelte es sich etwa um illegalen Menschenhandel? Bevor ich weiter nachdenken konnte, drängte mich der Fahrer auf die Ladefläche, und ich stieg schnell ein, bevor er mich noch mal berühren konnte. Als ich mich auf den dreckigen, kalten Boden setzte, schloss er die Tür wieder, und es wurde dunkel.

Wir fuhren los. Ich wusste nicht, wohin es ging oder woher die anderen Kinder kamen. Sie tuschelten in Sprachen, die ich nicht kannte, doch eins teilten wir: die Angst, die uns auch ohne Worte ins Gesicht geschrieben stand. Je länger ich ihnen jedoch in ihre Gesichter blickte, desto mehr spürte ich, wie neue Hoffnung und Zuversicht in mir aufkamen. Ich wusste: Wir brauchten einen Ausweg. Die Autofahrt schien Stunden zu dauern. Als wir endlich anhielten, drang der Geruch von Ställen in das Innere des Wagens. Waren wir auf einem Bauernhof? Draußen hörte man bereits die Schritte und die Stimme eines anderen Mannes. Wir brauchten Hilfe und hatten nur diese eine Chance. Wie zuvor abgesprochen lenkte eine Mitgefangene die zwei Männer ab, während ich das Handy des Fahrers klaute und meine Mum endlich kontaktierte. Vergebens, wie es schien, denn sie brachten uns trotzdem in einen dunklen Keller. Die Stille war kaum auszuhalten. Doch nach Stunden hörten wir endlich Lärm: Sirenen von Rettungswagen, die Motorengeräusche von Hubschraubern und die Stimmen von Polizisten und vielen Eltern, die besorgt nach ihren Kindern riefen.

Die Tür ging auf und Eltern stürmten herein. Zwischen den vielen unbekannten Gesichtern sah ich auch meine Mum. Wir waren endlich wieder vereint …

Die Angst, die Hilflosigkeit und Panik, die ständige Suche nach Strategien, die vielen unterschiedlichen Orte und die Zeit – all das schien so real. Doch als ich meinem behandelnden Arzt davon erzählte, schien er verwirrt und sah meine Mum fragend an.

Meine Mum. Sie saß rechts neben mir auf einem Stuhl, doch als ich sie anblickte, schien dieser Stuhl zu schweben. Ich lag in einem Bett, hatte aber das Gefühl, darin zu stehen. Die automatische Tür, durch die die Ärztinnen und Ärzte* mein Zimmer betraten, wirkte auf mich wie eine Schranke, über die alle, wie Pferde über ein Hindernis, in mein Zimmer sprangen. Die Uhr war an der Wand gegenüber von meinem Bett befestigt, doch ich hätte schwören können, dass sie auf dem Fußboden lag. Ich war verwirrt und fühlte mich verloren. Ich fühlte mich so, wie du dich vielleicht gerade beim Lesen meiner Erinnerung gefühlt hast: hineingeworfen in eine unvorhersehbare Situation. Verwirrt darüber, was passiert ist und was geschehen wird.

An diesem Tag im Februar 2016 betraten viele Ärzte, Pfleger und Krankenschwestern mein Zimmer. Manche Gesichter kannte ich, andere nicht. Sie wirkten alle erleichtert, einige weinten, andere lachten mir zu. Sie schienen mich zu kennen – oder zumindest meinen Namen. Immerhin wussten sie im Gegensatz zu mir, was in den letzten drei Wochen meines Lebens geschehen war.

Doch eins hatten wir gemeinsam: Niemand von uns kannte die Zukunft, die nächsten Tage, Wochen, Monate oder Jahre. Niemand von uns wusste, dass es Tage brauchen würde, bis ich realisieren

---

* Im Folgenden wird das generische Maskulinum verwendet. Die Bezeichnung bezieht sich auf alle Frauen und Männer.

würde, von welchem »Schreck« mein behandelnder Arzt gesprochen hatte. Oder dass meine Mum in den nächsten Tagen immer wieder neu erzählen würde, was sie und ich die letzten drei Wochen durchlebt hatten. Denn in Wahrheit lag ich auf der Intensivstation der Kinderklinik und war gerade aus einem dreiwöchigen künstlichen Koma aufgewacht. Nur hatte ich davon zu diesem Zeitpunkt keine Ahnung.

Is this real life? – Wahrnehmung und Wirklichkeit

Viele verschiedene Medikamente liefen durch meine Blutbahnen. Deswegen vergaß ich immer wieder, was meine Mum mir gerade zum wiederholten Male gesagt hatte: »Du bist nach zwei Notoperationen fast gestorben und wurdest nach der zweiten Operation in ein künstliches Koma versetzt. Du hast ein multiples Organversagen erlitten und nach vielen unsicheren Nächten, Gott sei Dank, überlebt.«

Das war die Kurzversion, denn die Details dazwischen konnte ich gar nicht begreifen. Und während ich frustriert, ängstlich und panisch war, beruhigte mich meine Mum immer wieder mit den Worten: »Ich erkläre dir alles in Ruhe, wenn du dich erholt hast.« Denn obwohl ich wach war, war ich noch nicht bei Sinnen.

Den Ärzten zufolge war es normal, dass ich vieles anders wahrnahm, denn mein gesundheitlicher Zustand war mit dem einer drogenabhängigen Person vergleichbar. Und so war es auch normal, dass ich, obwohl ich bereits im Bett lag, den Wunsch äußerte, dass ich mich endlich hinlegen wolle.

Der Orientierungssinn gehört zu den Fähigkeiten, die durch ein künstliches Koma oftmals als Erstes verloren gehen und auch am längsten brauchen, bis sie wieder komplett zurückkehren. Doch das war nicht die einzige Fähigkeit, die in Mitleidenschaft gezogen worden war. Ich konnte anfangs zum Beispiel auch nicht richtig reden. Dafür hatte ich allerdings eine »logische Erklärung« parat: »Meine Deutschlehrerin aus der Grundschule war gerade kurz hier und hat mir gesagt, ich soll einfach mehr Englisch reden«, erklärte ich meinen Ärzten lispelnd bei der Visite.

Sie wirkten nicht überrascht, denn auch Halluzinationen wie diese waren normal. Allerdings wunderte ich mich über ihre fehlende Reaktion und dachte: *Vielleicht wissen sie ja, dass ich als Tochter einer Engländerin bilingual aufgewachsen bin, und sind deswegen nicht überrascht.*

Doch insgeheim machte diese »logische Erklärung« nur allen wieder klar, dass ich noch nicht ganz bei Sinnen war – auch wenn ich tatsächlich weniger lispelte und besser schlucken konnte, wenn ich Englisch statt Deutsch sprach.

Während des Medikamentenentzugs kamen noch weitere Halluzinationen hinzu. Das machte es für mich schwierig, die Ereignisse, die ich während des künstlichen Komas und danach erlebte, zeitlich einzuordnen und voneinander zu trennen. Doch es gab interessante Zusammenhänge, die mir eine Einordnung ermöglichten. Während meine Mum jeden Tag von 7 Uhr morgens bis spätabends bei mir im Krankenhaus war, kamen mein Papa und meine Schwester oft erst abends nach der Arbeit und der Schule. Eines Abends, als ich noch im Koma lag, kamen sie ins Krankenhaus und erzählten meiner Mum, dass sie gerade fast einen Autounfall gehabt hätten. Auch wenn ich mich nicht daran erinnerte, erkannte ich meinen Paps nach dem künstlichen Koma eine ganze Weile nicht, denn in meiner Welt war er gestorben. Erst als er sagte: »Ich bin dein Papsi«, wurde mir klar, dass das nur mein Paps sein konnte.

Meine Welt. Das ist die Welt, mit deren Hilfe ich beschreibe, was ich in den drei Wochen während des künstlichen Komas erlebt habe. Diese Zeit scheint rückblickend wie eine Serie von Albträumen zu sein, in denen meine schlimmsten Ängste wahr wurden.

Dazu gehörte nicht nur der Verlust meines Vaters, sondern auch, dass ich in meiner Welt miterlebte, wie meine Schwester Jõ bei einem Brandunfall fast ums Leben kam. In meiner Welt wurde sie nach diesem Vorfall gerade aus dem Krankenhaus entlassen und ich freute mich, sie zu sehen. Ich tröstete sie über ihre kleine Narbe im Gesicht hinweg und half ihr dabei, sie mit Make-up abzudecken, sodass sie ausgehen konnte. Doch als sie sich weiterhin weigerte, das Haus zu verlassen, und untröstlich war, sagte ich zynisch zu ihr: »Stimmt. Du hast überlebt, aber siehst echt scheiße aus.« Leider waren die Worte »Du siehst echt scheiße aus« nicht nur in meiner, sondern auch in der realen Welt Worte, die ich nach dem Koma zu ihr sagte. Völlig aus dem Kontext gerissen. Was das Ganze nur noch schlimmer machte, war die Tatsache, dass es die ersten Worte waren, die ich nach dem Aufwachen zu ihr sagte, während sie, emotional mitgenommen, drei Wochen auf diesen Moment gewartet hatte (I'm still sorry, Jõ!).

Es gab also Erlebnisse, die in beiden Welten stattfanden, sich zeitlich überlappten und die ich in meiner Welt teilweise erklären konnte. Ich erinnere mich beispielsweise an einen weiteren Albtraum, in dem ich in der Spezialklinik in England war und Paparazzi versuchten, Fotos von mir zu machen. In der realen Welt könnte das Blitzlichtgewitter zu dem Zeitpunkt passen, als gerade eine Röntgenaufnahme in einem Raum mit hellen Lichtern von mir gemacht wurde.

Ich erinnere mich auch noch an eine meiner ersten Ärztinnen und fragte nach ihr, als ich aus dem Koma aufgewacht war. Ich hatte sie jahrelang nicht gesehen, weil sie in den USA lebte, doch während ich im Koma lag, war sie mir »in meiner Welt« immer wieder begegnet. Als ich nach weiteren Wochen und Monaten aus der Kinderklinik entlassen wurde, traf ich sie überraschenderweise auf dem Flur, und sie erzählte mir, dass sie vor wenigen Monaten nach Deutschland zurückgekommen sei. Sie hatte während des Komas von meinem Zustand erfahren und die letzten Wochen gehofft, dass ich aufwache. Zufall? Ich weiß es nicht, aber ich glaube nicht. Ich bin davon überzeugt, dass Menschen im künstlichen Koma mehr wahrnehmen, als viele denken. Ich kann nicht alles erklären, doch bis heute ist es verrückt, wie real vieles war. Ich wurde zwar nicht entführt, doch das Trauma, die Angst und Panik in mir waren nach dem künstlichen Koma wochenlang real. Ich hatte panische Angst, wieder entführt zu werden, sodass ich die ersten drei Tage nach dem Aufwachen nicht schlief. Der Medikamentenentzug erklärte zwar die Halluzinationen – dass ich zum Beispiel Federn in meinem Zimmer wahrnahm, obwohl in Wirklichkeit keine Federn da waren –, doch lieferte er keine Lösung dafür.

Ich war endlich aus dem künstlichen Koma, einer Serie von Albträumen, befreit, doch es gab viele frustrierende Momente, in denen ich mich komplett missverstanden und weiterhin in einem einzigen Albtraum gefangen fühlte. Hinzu kamen das körperliche Leid und die Schmerzen. Meine Muskulatur war so schwach, dass ich nichts greifen konnte und Schwierigkeiten beim Sprechen hatte. Es war mir unmöglich, aufrecht im Bett zu sitzen, ohne mich zu übergeben. Ich konnte weder schlucken noch mich allein bewegen. Und es brauchte Wochen, bis sich meine innere Welt mit der äußeren Realität wieder vereinte.

Rückblickend verstehe ich, warum meine Mum und meine Schwester sich manchmal das Lachen verkneifen mussten, denn so angsteinflößend diese Halluzinationen für mich auch waren, so anstrengend, herausfordernd und unterhaltsam waren sie doch zum Teil für Außenstehende. Vor allem in den ersten Tagen gab es häufiger Situationen, in denen ich in einem Moment noch bei Sinnen war, während ich im nächsten Moment zum Beispiel einen Bienenschwarm sah. In meiner Wahrnehmung sah das dann so aus:

Sie schwirren über dem Kopf meiner Mum und machen eine Wabe voller Honig aus ihrem Kopf. Ich will nichts sagen, aber sie verschwinden nicht und es werden immer mehr, also bricht es panisch aus mir heraus: »Mum, da sind Bienen in meinem Zimmer.«

Meine Mum blickt von ihrem Buch auf und sagt zu mir mit ruhiger Stimme: »Was habe ich dir gesagt, Rebekkah?«

Ich antworte zögerlich: »Das mein Gehirn mir Streiche spielt.«

Stille.

»Aber du hast trotzdem Bienen auf dem Kopf«, sage ich wenige Sekunden später und höre das laute Summen der Bienen.

»Genau«, antwortet meine Mum. »Und was sollst du dann tun?«

Ich bin kurz davor, zu weinen, weil sich die Realität und meine Wahrnehmung scheinbar wieder nicht vereinen lassen. »Mich beruhigen.«

Doch meine Mum weiß, dass ich nicht überzeugt bin. Also setzt sie noch mal an: »Genau, Rebekkah. Denk darüber nach: Wieso sollten hier drinnen Bienen sein, noch dazu im Februar?«

Langsam bin ich genervt, weil Bienen im Februar eben nicht logisch sind: »Keine Ahnung? Weil sie dumm sind! Bienen sind nicht schlau, oder?«

Meine Mum weiß genauso gut wie ich, dass diese Argumentation nicht sinnvoll ist, dennoch versucht sie es noch einmal, um mich zu beruhigen: »Okay, aber warum würden die Ärzte und Pfleger die Bienen reinlassen?«

»Keine Ahnung? Weil sie auch dumm sind?«

Meine Mum weiß, dass eine weitere Unterhaltung wahrscheinlich nur auf eine »internationale Dummheit« hinauslaufen würde, und wechselt nun die Taktik: »Okay. Vielleicht hilft es dir, zu schlafen. Ich mache jetzt Musik an und du schließt deine Augen, ja?«

Widerwillig mache ich die Augen zu. Aber nach einer Weile mache ich sie doch wieder auf, weil ich wissen möchte, ob das schon lang genug war, damit die Bienen verschwinden. Letztes Mal, als das ganze Zimmer voller Federn war, hat es ja auch geklappt. Ich öffne die Augen, aber es hat leider nicht geklappt. »Na toll …«, seufze ich.

»Was ist?«, fragt meine Mum.

»Jetzt tanzen die Bienen auch noch!«

Angst

Rückblickend habe ich so viel Respekt, Liebe und Dankbarkeit für all die Krankenschwestern, Pfleger, das ganze ärztliche Personal und meine Familie, die in dieser Zeit an meiner Seite waren. Doch auch wenn das ein oder andere amüsant, unlogisch und verwirrend war, so war diese Zeit vor allem von einer Emotion geprägt: Angst.

Jeder Mensch kennt wohl dieses Gefühl. Angst ist ein Teil des Lebens und spielt eine wichtige Rolle, wenn es darum geht, uns am Leben zu erhalten. Sie signalisiert Gefahr, setzt unseren Körper in Alarmbereitschaft und ermöglicht zwei Reaktionen in uns, um Bedrohungen abzuwenden: fight oder flight – Angriff oder Flucht. Angst bringt Kleinkinder dazu, einem fahrenden Auto auszuweichen, und Erwachsene dazu, sich selbst und andere zu verteidigen. In vielen Fällen leistet Angst eine gute Arbeit, sodass Bedrohungen abgewendet werden und die Menschheit am Leben bleibt. Doch das ist nicht die Angst, die ich meine, und die Angst, die viele Menschen weltweit teilen. Diese Angst ist eher unbegründet und unlogisch. Sie ist nicht etwas, das einen am Leben erhält, sondern eher davon zurückhält. Sie ist ungesund, denn das Ausmaß der

Gefahr und die Intensität der Emotion stimmen nicht überein. Es gab für mich keinen Grund, mich vor Bienen zu fürchten, denn in Wirklichkeit waren keine da, und doch war die Angst während der Halluzination für mich real. Mein Paps und meine Schwester waren nicht gestorben, ich bin nicht entführt worden, und es gab keine Bedrohung oder Gefahr. Und doch war die Angst da.

Angst ist vergleichbar mit einem Wecker. Während die gesunde Angst als »richtiger Alarm« bedrohliche Situationen oder Reize identifiziert und uns darauf vorbereitet, entsprechend zu reagieren, ist die ungesunde Angst so ärgerlich wie ein »falscher Alarm«, der nicht zur richtigen Zeit klingelt und unbegründet Panik in uns auslöst.

Ich weiß, dass meine Angst in den letzten vierzehn Krankheitsjahren meines Lebens oftmals so begründet war wie ein »richtiger Alarm« an einem Montagmorgen. Doch erst nach dem Koma und den Halluzinationen wurde mir klar, dass mich auch der unbegründete »falsche Alarm« auf etwas aufmerksam machte. Ja, es war ein »falscher Alarm«, aber er hatte mich geweckt.

**Ob »richtiger« oder »falscher Alarm«,
das hier war mein Weckruf.**

Angst hat die Macht, uns zu lähmen, uns die Lebensqualität oder sogar das Leben zu nehmen. Doch als meine schlimmsten Ängste wahr wurden, sie in mir eine Kampf-oder-Flucht-Reaktion auslösten und ich aber weder kämpfen noch fliehen konnte, fragte ich mich: Wofür lebe ich? Habe ich überlebt, um zu »überleben« oder um neu aufzuleben?

Ob »richtiger« oder »falscher Alarm«, das hier war mein Weckruf. Das hier war meine zweite Chance, zu leben – nicht zu sterben, nicht zu »überleben«, sondern in Fülle zu leben. Es war Zeit, der Angst ins Auge zu sehen.

Und auch jetzt, sechs Jahre später, sehe ich der Angst ins Auge. Keiner Todesangst, aber dennoch Angst: der Angst, ein Buch zu schreiben. Der Angst zu schreiben, was bereits geschrieben wurde. Der Angst, anzufangen und es zu Ende zu bringen. Der Angst vor der Erleichterung, wenn ich fertig bin, weil dann diese Leere des Nichtstuns auf mich wartet, und davor, niemals erleichtert zu sein, wenn ich fertig bin. Der Angst, keine klaren Worte zu finden und somit meine Geschichte nicht offen genug mit dir zu teilen. Der Angst, zu direkt und nicht empathisch genug zu sein. Der Angst, zu versagen, und der Angst, erfolgreich zu sein. Der Angst, dass sich durch dieses Buch vieles verändert, und der Angst, dass sich nichts verändert. Angst.

Wenn ich mich selbst betrachte, dann erkenne ich, dass es schon immer einen Teil in mir gab, der Angst hatte. Doch wenn ich von mir wegsehe und Jesus ansehe, verändert sich meine Perspektive. Ich glaube, wir dürfen dieses Leben und uns selbst mit Gottes Augen sehen. Gott sieht unsere Angst, doch er fürchtet sich nicht. Er sieht das Leben und uns in unserer wahren Identität.

Ich weiß nicht, wie viel der Feind bereits von deinem Leben geraubt, zerstört oder vernichtet hat, aber ich glaube, dass Jesus sich ein Leben in Fülle für uns wünscht.

Immer wieder spricht er uns zu: »*Fürchte dich nicht!*« Denn selbst wenn uns die Angst (im besten Fall) am Leben erhält, ist es Jesus, der unser Leben in seiner Hand hält. Er sagte bereits zu seinen Jüngern: »*Der Dieb kommt nur, um zu stehlen, zu schlachten und zu vernichten. Ich bin gekommen, damit sie das Leben in Fülle haben*« (Johannes 10,10; ZB).

Ich weiß nicht, wie viel der Feind bereits von deinem Leben geraubt hat, was er von deiner Identität, deiner Familie, deinen

Träumen, Sehnsüchten oder Wünschen bereits zerstört oder vernichtet hat, aber ich glaube, dass Jesus sich ein Leben in Fülle für uns wünscht und in diese Welt kam, um uns mit unserem himmlischen Vater zu vereinen. Er kam, um uns zu erlösen, zu trösten, zu lieben und zu heilen – und um mit uns Geschichte zu schreiben. Egal, wo du gerade innerlich und äußerlich bist, ich glaube von ganzem Herzen, dass Jesus in diese Welt kam, damit wir leben und nicht sterben. Er wünscht sich für uns Leben in Fülle und nicht nur ein Dahinleben oder »Überleben«.

Wenn dich das Schicksal schlägt …

Wenn ich auf mein Leben bis zum Zeitpunkt nach dem künstlichen Koma zurückblicke, sehe ich so manche Schläge: von Niederschlägen wie in einem Boxring über Rückschläge bis hin zu Schicksalsschlägen. So unberechenbar viele davon auch sind, mit dem ein oder anderen Schlag rechnen doch die meisten von uns im Leben.

Denn sind wir mal ehrlich: Wir wissen nicht nur, dass wir hier nicht lebend herauskommen, sondern auch, dass wir nicht ohne den ein oder anderen Schlag davonkommen. Manche Schläge werden einem Sturm ähneln, bei dem uns der Wind nur so um die Ohren peitscht, andere einem Schmerz, den unser Herz nicht begreift. Manche werden auch beides zugleich sein. Und wieder andere werden wie schlechte Nachrichten sein, die uns unvorbereitet mitten ins Gesicht, in die Bauchgrube oder von hinten ins Herz treffen. Das sind die sogenannten Schicksals-Schläge. Auch wenn ich nicht an das Schicksal oder Universum glaube, verdeutlicht dieses Wort für mich, wie uns ein solcher Schlag oft trifft: meist unerwartet, unvorhersehbar und unabwendbar. Und wenn wir dann noch unvorbereitet sind, hat dieser Schlag die Macht, uns den Boden unter den Füßen wegzuziehen.

Das künstliche Koma war nicht der erste unerwartete Schicksalsschlag in meinem Leben, auch wenn er sehr prägend war. Der erste kam, als ich mit sechs Jahren eingeschult wurde. Auch wenn dieser Schlag unerwartet war, kündigte er sich mit Bauchschmerzen, Frösteln und anderen Symptomen bereits an. Man hätte meinen können, dass ich keine Lust auf die Schule gehabt hätte oder mit der Veränderung überfordert gewesen wäre, aber so war es nicht.

Innerhalb weniger Wochen hatte sich mein Unterleib immer wieder aufgebläht und war steinhart geworden. Ich litt unter häufigen Stuhlgängen, hatte wenig Appetit und nach einem Besuch beim Kinderarzt gingen meine Eltern mit mir in eine Münchner Klinik. Dort fand man heraus, dass ich Würmer hatte. Doch nach einem kurzen stationären Aufenthalt und einer erfolgreichen Behandlung gingen die Symptome Wochen später immer noch nicht weg. Ganz im Gegenteil. Ein blasses Gesicht, Übelkeit, Durchfall, Müdigkeit in der Schule und starke Bauchschmerzen kamen noch hinzu, sodass wir wieder in die Klinik mussten.

Nach einigen Blutabnahmen, einer unangenehmen Blasenuntersuchung und einer Endoskopie war für den Arzt klar: »Ihr Kind hat Krebs oder Morbus Crohn.«

Während Krebs – damals wie heute – den meisten Menschen bekannt ist, ist und war Morbus Crohn vor allem damals den meisten unbekannt – auch meinen Eltern. Deswegen erkundigten sie sich, nachdem wir die Klinik verlassen hatten, erst einmal, mit welcher Krankheit wir es hier zu tun hatten. Denn so hart diese Botschaft auch war, noch stand keine endgültige Diagnose fest. Sie recherchierten viel und vor allem meine Mum machte ihr persönliches »Medizinstudium« zu Morbus Crohn und las alles, was es damals zu lesen gab.

Sie fand schnell heraus, dass Morbus Crohn eine chronisch entzündliche Autoimmunkrankheit ist, die den gesamten Verdauungstrakt (Mund, Speiseröhre, Magen, Dünn- und Dickdarm, Anus) betreffen kann, wobei meistens der Dünn- oder Dickdarm betroffen ist. Während das körpereigene Immunsystem beim gesunden Menschen Eindringlinge, wie Viren und Bakterien, beseitigt, greift es im Rahmen dieser Erkrankung harmlose Bakterien der eigenen Darmflora an und ist somit fehlgesteuert. Die meisten Patienten leiden unter Symptomen wie häufigem Stuhlgang, Übelkeit, Blähungen, Verstopfungen, Gewichtsverlust, Vitaminmangel, denen weitere Symptome wie Entzündungen der Gelenke, Augen oder Haut sowie Darmverengungen oder -durchbrüche, Fisteln oder psychische Belastungen folgen können.

Doch das Schlimmste ist, dass der Krankheitsverlauf und die Therapiemöglichkeiten bei jedem Menschen so unterschiedlich sind, dass die Ursache dieser Krankheit bislang nicht endgültig geklärt ist und sie somit als unheilbar gilt. Manche Patienten müssen regelmäßig Immunsuppressiva in Form von Tabletten oder Spritzen nehmen, um das Immunsystem zu unterdrücken und damit Entzündungen zu reduzieren oder zu verhindern. Andere brauchen chirurgische Eingriffe, in denen betroffene Passagen operativ entfernt oder lokal behandelt werden.

Aufgrund ihrer Recherchen leuchtete meiner Mum eins sehr schnell ein: Wenn ich tatsächlich Morbus Crohn hatte und meine Symptome alle auf Schwierigkeiten in der Verdauung hinwiesen, musste sie meine Ernährung umstellen. So strich sie anfangs Lebensmittel wie Kuhmilch und Milchprodukte (bis auf wenige Ausnahmen wie Hartkäse), die selbst für gesunde Menschen schwerer verdaulich sind. Andere fielen weg, nachdem meine Mum mithilfe eines Ernährungstagebuchs den Zusammenhang zwischen bestimmten Lebensmitteln und meinen Symptomen erkannt hatte. Auch wenn es als Kind nicht leicht war, unter anderem auf Schokolade, Kuhmilch, Joghurt und bestimmte Obstsorten zu verzichten, bin ich heute immer noch sehr dankbar, dass meine Mum so gut informiert war und meine Eltern alles taten, was ihnen möglich war. Denn nur wenige Wochen später sollte sich zeigen, wozu es gut gewesen war.

Als wir erneut die Klinik besuchten, stand die Diagnose fest. Der Arzt sagte uns, dass ich Morbus Crohn hätte und mein Leben lang Cortison nehmen müsse. BAM! Dieser Schlag saß erst mal. Doch auch wenn er in erster Linie mich betraf, traf er vor allem meine Eltern. Schließlich war ich noch ein Kind und kann mich an diesen ersten Schicksalsschlag nur noch vage erinnern. Aber meine Eltern erinnern sich dafür umso deutlicher. Sie mussten danach lebenswichtige Entscheidung für mich treffen.

Als meine Mum den Therapievorschlag des Arztes hörte, war sie damit nicht einverstanden. Die Behandlungen für Morbus Crohn sind zwar für alle Betroffenen unterschiedlich, aber das Ziel der Behandlung ist dennoch für alle gleich: Man will eine Remission, eine vorübergehende oder andauernde Abschwächung der Symptome, erzielen, sodass die Patienten möglichst unbeschwert mit der Erkrankung leben können. Dafür war Cortison jedoch nie gedacht. Cortison wirkt zwar entzündungshemmend auf das Immunsystem, doch es hat viele schwerwiegende Nebenwirkungen, die vor allem nach einer längeren Gabe auftreten können.

Das wussten meine Eltern. Sie waren zur Zeit der Diagnose Jugendpastoren und hatten schon einige Menschen getroffen, die Cortison nehmen mussten. Ihnen war bekannt, dass Nebenwirkungen wie Blutbildveränderungen, Zuckerkrankheiten, Wachstumsstörungen und das bekannte »Vollmondgesicht« nicht selten waren, und wollten mir das ersparen. Und so entschied meine Mum nach telefonischer Absprache mit meinem Paps, dass sie sich zunächst nach Alternativen umschauen wollten.

Es geht hier um meinen ganz persönliche Krankheitsverlauf. In meinem Fall hatte meine Mum zu diesem Zeitpunkt keinen Frieden darüber, dass ich Cortison nehmen sollte. Das mag aber für jeden Menschen anders sein. Im Normalfall können wir guten Ärzten und ihren Therapievorschlägen vertrauen. Und sollte jemand, so wie meine Mum, keinen Frieden darüber verspüren, dann rate ich dringend dazu, anderen fachlichen Rat einzuholen. Denn genau das taten wir auch.

Die Eltern des kranken Kindes

Als die Symptome auftraten, war zu Beginn lange unklar, woran ich litt. Doch die Wochen nach der Diagnose waren genauso hart. Niemand schien zu wissen, wie man die Symptome gut behandeln konnte. Es stellte sich mehr und mehr heraus, was nicht half, aber leider nicht, was helfen würde. In den folgenden Wochen erkundigte sich meine gesamte Familie nach Morbus-Crohn-Spezialisten. Gott sei Dank besteht die Hälfte der Verwandten meiner Omi mütterlicherseits aus Ärzten, sodass wir eine Kinderklinik fanden, die auf Krankheiten wie Morbus Crohn spezialisiert ist.

Am 10. August 2004 war ich zum ersten Mal dort und meine Mum hatte gleich ein Gespräch mit einer Ärztin, die seit Jahren weltweit auf Kongressen zum Thema CED (chronisch entzündliche Darmerkrankungen) unterwegs war und somit eine Koryphäe auf diesem Gebiet ist. Dieses erste Gespräch mit ihr hat meine Mum noch heute sehr eindrücklich in Erinnerung, denn die Ärztin begann damit, meine Mum nach ihrem Wissensstand und dem bisherigen Verlauf meiner Krankheit zu befragen. Als meine Mum von unserer bisherigen Reise und ihrer Recherche erzählte, war die Ärztin beeindruckt und beruhigt zugleich, denn auch sie lehnte die Gabe von Cortison als erste Behandlungsmethode strikt ab. Meine Mum wiederum war erleichtert, zu hören, dass sie als Eltern bisher das Richtige gemacht hatten, denn es ist nie leicht, »Eltern eines kranken Kindes« zu sein – auch wenn meine Eltern weder sich noch mich so bezeichnen würden.

Es ist eine Sache, mit einem Schicksalsschlag umzugehen, der einen selbst direkt betrifft, und eine andere, wenn er einen indirekt, zum Beispiel als Elternteil, betrifft. Als »Eltern eines kranken Kindes« fühlt man zwar nicht den körperlichen Schmerz des Kindes, dafür aber den seelischen. Man hat nicht das Wissen der medizinischen Fachleute, kennt aber das betroffene Kind besser als jede Ärztin oder jeder Arzt. Kinder sind von ihren Eltern abhängig, doch in Momenten wie diesen sind Eltern selbst wieder abhängig von Ärzten. Ich ziehe den Hut vor meinen Eltern, denn im Laufe dieses Buches wirst du sehen: Ohne sie gäbe es für mich sehr viel weniger zu erzählen.

Es folgten Monaten voller Untersuchungen. Am 6. Oktober 2005 wurde die Diagnose in der Kinderklinik offiziell bestätigt: Morbus Crohn. Statt Cortison bekam ich erst mal eine Ernährungstherapie mit sogenannter Astronautennahrung. Was fancy klingt, ist in Wahrheit Flüssignahrung, die in bunte Tetrapaks mit Strohhalmen abgefüllt ist und alle wichtigen Nährstoffe beinhaltet. Für die folgenden acht Wochen musste ich komplett auf normale Lebensmittel verzichten. Ich nahm diese Astronautennahrung mehrmals am Tag zu mir – jedoch immer mit zugehaltener Nase, um den ekligen Geschmack zu verhindern, und mit einem Kaugummi nebendran, um jeglichen Nachgeschmack und Mundgeruch loszuwerden. Auch wenn es anfangs belastend war, ging es mir mit der Zeit besser. Die entzündeten Dickdarmstellen sprachen gut auf die Behandlung an, die Symptome nahmen ab – und ich wieder zu. Endlich hatte ich mehr Energie und wusste spätestens jetzt, dass ich keine Astronautin werden wollte. Doch leider kamen die Symptome mit dem Ende der Ernährungstherapie zurück. Zusätzlich zur Ernährungsumstellung fingen wir mit einer Immunsuppression (nicht Cortison) an, die ich von nun an täglich für die nächsten Jahre als Tablette zu mir nahm.

Dieser Schicksalsschlag brachte viele weitere kleine Schläge mit sich. Schläge, die mich vorher nur betrafen, aber mit zunehmendem Alter mehr und mehr auch tief in meinem Innersten trafen und mitnahmen. Bis zum künstlichen Koma gab es gute und schlechte Tage, Ereignisse, die mal mehr und mal weniger Raum einnahmen. Ich will dir ein Bild davon malen, wie diese Ereignisse in meiner Kindheit aussahen.

Gute, schlechte und andere Tage

Als älteste zweier Töchter bin ich in einem christlichen Elternhaus aufgewachsen. Meine Eltern waren bereits vor meiner Geburt Jugendleiter, dann Jugendpastoren einer Freikirche und sind heute Pastoren ihrer eigenen Freikirche »Quelltor«. Zum Zeitpunkt meiner Einschulung zogen wir von einer Wohnung in ein Haus. Doch bereits vor diesem Umzug hatten meine Eltern immer ein offenes Haus: Gäste, Freunde, Menschen in Not waren immer willkommen bei uns daheim. Zudem übernachteten auch öfter interessante Gastsprecher sowie spannende Persönlichkeiten bei uns. Ich erinnere mich an viele gute Tage, an denen ich miterleben durfte, wie Gäste kleine Geschenke, leckeres Essen, Musik, Lachen und Geschichten in unser Haus brachten.

Sosehr ich es liebte, wenn wir alle zusammen im Wohnzimmer Lobpreis machten und musizierten, waren mir die Weisheiten und Geschichten am kostbarsten und liebsten. Wenn es am Tisch leiser wurde und sie anfingen, über ihre Erlebnisse mit Gott zu sprechen, saß ich oft ganz still da – in der Hoffnung, dass sie mich nicht bemerkten, falls es »ein Gespräch unter Erwachsenen« werden sollte, und um mir alles besser vorzustellen. Ich konnte förmlich sehen, wie sie mit Jesus um die Welt reisten, Menschen heilten und von Gottes Königreich erzählten. Und insgeheim wollte ich später genau dasselbe tun. Ich wollte keine Astronautin werden, sondern als Frau Gottes mit Jesus unterwegs sein und Menschen weltweit heilen, befreien und mit ihrem himmlischen Vater vereinen. Ja, Morbus Crohn nahm sowohl körperlich als auch generell in meinem Leben immer mehr Raum ein, aber genauso wuchs meine Sehnsucht. Die Sehnsucht, selbst irgendwann zu Gast im Haus anderer zu sein und ihnen und ihren Kindern von dem Gott zu erzählen, der mir selbst als Kind durch die Erzählungen anderer begegnet war. Ich liebte diese Tage. Es waren gute Tage, wo mir oft nichts unmöglich schien und die Symptome im Beisein der Gäste regelrecht unter den Tisch fielen.

Ich wollte keine Astronautin werden, sondern als Frau Gottes mit Jesus unterwegs sein und Menschen weltweit heilen, befreien und mit ihrem himmlischen Vater vereinen.

Doch es gab auch schlechte Tage, an denen ich zum Beispiel einen Schub hatte, eine Phase, in der sich das Krankheitsbild verschlechterte, was durch mehr Symptome und einen erhöhten Entzündungswert im Blut deutlich wurde. Wenn die Tage wirklich schlecht waren, folgte oft ein weiterer Schlag, wie die Nachricht, dass sich innerhalb der letzten zwei Jahre Morbus Crohn von meinem Dickdarm auf weitere Bereiche wie meinen Dünndarm ausgebreitet hatte. Während man ohne Dickdarm leben kann, ist das ohne Dünndarm unmöglich. Morbus Crohn hatte sich in meinem Körper ausgebreitet. Es gab mehr und mehr entzündete Stellen, und doch gab es seit über zwei Jahren immer noch keine Behandlung, die zu einer Remission, also zu einer vorübergehenden oder andauernden Abschwächung der Symptome, bei mir geführt hatte.

Zu meinen bisherigen Symptomen kamen nun blutige und häufige Stuhlgänge hinzu. An guten Tagen musste ich fünfmal, an schlechten bis zu zehnmal am Tag auf die Toilette. Allein um diese Symptome zu behandeln, brauchte ich abends Einläufe. Und die waren so unangenehm, wie man es sich nur vorstellen kann, nicht nur aufgrund der wunden Stellen an meinem Po oder der entzündeten Darmpassagen, sondern auch, weil ich nicht mehr so jung war, dass es mir egal gewesen wäre, wer meinen Körper sah. Doch auch das wurde langsam »normal«.

Neben den guten und schlechten Tagen gab es auch noch andere Tage. Tage wie zum Beispiel vor den Sommerferien 2008. Ich hatte gerade eine weitere achtwöchige Ernährungstherapie hinter mir und freute mich darauf, zwei Wochen mit meiner zweieinhalb Jahre jüngeren Schwester Jõ bei Omi und Opa zu verbringen. Wir waren alle froh, dass es klappte, denn durch die schlechten Tage war die Ferienplanung erst ungewiss gewesen. Meine Eltern waren als Jugendpastoren auf ein Sommercamp in Österreich mit mehreren Hundert Jugendlichen eingeladen worden, und sie wären nicht gegangen, wenn ich bis dahin nicht fit genug gewesen wäre.

Ich mochte die Dachgeschosswohnung meiner Großeltern. Jõ und ich waren gerne dort. Als sie von England nach München gezogen waren, war ich fünf Jahre alt gewesen, und rückblickend kann ich mir meine Kindheit ohne sie nicht vorstellen. Bei meinen sechs- bis achtwöchigen Kontrollbesuchen im Krankenhaus war meine Omi oft dabei. Sie betete jeden Tag für mich und andere Menschen und unterhielt Jõ im Wartezimmer, während meine Mum und ich im Behandlungszimmer verschwanden. Zu diesen Kontrollbesuchen gehörten körperliche Untersuchungen wie Wiegen, Bauchabtasten, aber auch Blutabnehmen. Wenn ich nicht gerade einen Schub hatte und dadurch Dringlichkeit geboten war, erhielten wir die Ergebnisse der Blutuntersuchung eine Woche später, sodass wir wieder über den aktuellen gesundheitlichen Stand Bescheid wussten.

Nach dem letzten Krankenhausbesuch vor den Sommerferien waren wir alle ferienreif und packten unsere Koffer. Während ich mich auf zwei Wochen bei Omi und Opa freute, hatten meine Eltern mit meinen Großeltern zusammen jedoch eine Überraschung geplant. Gerade erst angekommen, fuhren wir weiter zum Flughafen, wo sie uns stolz verkündeten, dass meine Schwester und ich morgen mit meinen Großeltern für zwei Wochen nach Mallorca fliegen würden, während meine Eltern auf dem Camp waren. Meine Schwester freute sich riesig, doch ich hatte Angst und ein mulmiges Gefühl. Ich wusste nicht, warum, und konnte es nicht benennen. Ich wollte mich mitfreuen, aber ich wurde das Gefühl auch im Urlaub nicht los.

Als wir am nächsten Tag bei 30 Grad am Strand saßen, fing ich an zu zittern. Mir ging es nicht sonderlich gut und ich musste oft auf die Toilette. Doch die Hotelanlage war so groß, dass ich immer wieder Angst hatte, es nicht rechtzeitig zu schaffen (einmal war es bereits zu spät gewesen und diese Erfahrung wollte ich nicht noch einmal machen). Auch die Essensauswahl war schwierig für mich. Und dann war da noch die Belastung, die mir an diesen anderen Tagen besonders klar wurde. Ich war gerade fit genug, um mit Jõ beim Pool zu sein, aber zu krank, um ihre große Schwester zu sein. Ich wollte diejenige sein, die sie an die Hand nimmt, ihr gut zuredet und mit ihr ins Wasser springt. Doch oft war es andersrum.

Als sie mich an einem dieser Tage nun fragte, ob ich mit ihr schwimmen gehen wolle, schrie alles in mir: *Nein. Ich kann nicht!* Doch wie oft hatte sie das bereits von mir gehört? Wie oft musste sie zurückstecken? Wie oft war die Wahl, wo wir essen gehen, abhängig von mir? Wie oft hatte sie schon etwas fürs Wochenende mit Mum ausgemacht, nur damit es dann ins Wasser fiel – wegen mir? Ich wollte die ältere Schwester, nicht die kleine Erwachsene sein, also biss ich mir an Tagen wie diesen auf meine bald blauen Lippen, lächelte sie an und ging mit ihr schwimmen, damit wir beide nicht komplett in der Welt von Morbus Crohn ertranken.

An diesen Tagen wollte ich mich nicht beklagen, auch wenn meine Lebensqualität nicht die eines Kindes war. An diesen Tagen wollte ich, so gut es ging, einfach nur leben, denn hier holte uns die Realität, die daheim bereits auf uns wartete, noch nicht ein.

Während unseres Urlaubs hatte das Krankenhaus angerufen und uns gebeten, sofort in die Klinik zu kommen. Die letzte Blutabnahme beim Kontrollbesuch hatte gezeigt, dass ich aufgrund der blutigen Stuhlgänge zu viel Blut verloren hatte und sofort eine Bluttransfusion brauchte. Mein Hämoglobin-Wert war bei 3 statt wie bei gesunden Kindern meines Alters zwischen 11 und 15. Im Nachhinein erklärte dieser Wert das Zittern am Strand, die verstärkte Angst und auch das mulmige Gefühl, das ich nicht loswurde. So hatte ich am 19. August 2008 meine erste Bluttransfusion. Es war wohl einer der schlechten Tage. Ein Tag, an dem es zu einem weiteren Schlag kam, den niemand von uns erwartet hatte. Weder die Ärzte, meine Eltern noch ich hatten damit gerechnet, dass ich die letzten Ferientage mit meiner Familie im Krankenhaus verbringen würde. Und doch wurde die Wahrheit mit den nächsten Monaten und Jahren immer deutlicher: Morbus Crohn war in meinem Fall keine Erkrankung, die man mit einer Tablette, Ernährungsumstellung oder einer Spritze behandeln konnte. Sie war keine Krankheit, die mal Ferien oder Ausnahmen für gute Tage machte, sondern ein Schicksalsschlag, der immer mehr zu einem Anschlag auf mein Leben und das meiner Familie wurde.

HOPE – Hold On, chronic Pain doesn't End

Die verrücktesten, einfachsten und revolutionärsten Ideen fangen oft mit diesem Gedanken an: Was wäre, wenn? Manchmal springt er voller Tatendrang aus unserem Mund: Was wäre, wenn ich eine Gemeinde gründen würde? Was wäre, wenn ich ins Ausland gehen würde? Manchmal sehen wir uns selbst dabei fragend im Spiegel an: Was wäre, wenn ich mutiger gewesen wäre? Manchmal rutscht er uns auch heraus, weil wir aus Verzweiflung nicht anders können: Was wäre, wenn ich einfach abhauen würde?

Doch während der Gedanke bei manchen Menschen in die Vergangenheit führt, beflügelt er andere, in die Zukunft zu schauen und ein gesellschaftliches Problem, die Folgen einer Pandemie oder sogar die Welt zu verändern … Was wäre, wenn?

Meine Mum erinnert sich noch ganz genau an ein »Was wäre, wenn?«, als ich vier Jahre alt war. Ich kam zu ihr und sagte (mit anderen Worten): »Was wäre, wenn der Teufel einfach zu Gott umkehren würde?« Es war keine Frage, sondern eine Aussage. Ich erklärte ihr: »Wir müssen nicht die Menschen retten, sondern den Teufel. Wenn wir den Teufel überzeugen, dass er auf der falschen Seite kämpft und er zu Gott umkehrt, dann würde es kein Leid, keine Krankheit und kein Böses mehr geben, weil der Teufel, die Quelle des Bösen, nun gut wäre und alle Menschen dadurch Gott erkennen und zu ihm umkehren würden.«

Ich kann mich an diesen Moment mit vier Jahren nicht erinnern, aber der Gedanke kam mir erneut mit acht Jahren, als ich auf dem Heimweg von der Schule war. Ich weiß nicht, warum er in meinem Kopf auftauchte, nur dass mein Blick für all das Leid, den Schmerz und die Nöte dieser Welt nach meiner Diagnose geschärft war. Ich wusste, der Teufel spielte eine Rolle dabei, dass es so viel Leid, Schmerz und Nöte gab. Nach meinem Glaubensverständnis sind sowohl natürliche Umstände dieser gefallenen Welt, die Konsequenzen menschlicher Entscheidungen und übernatürliche, geistliche Angriffe des Feindes an der Entstehung von Leid und Nöten beteiligt. Ganz abgesehen von der liebevollen Erziehung unseres himmlischen Vaters, die für uns manchmal schmerzhaft, aber fruchtbringend und auf keinen Fall mit einer Strafe zu verwechseln ist. Doch auf dem Heimweg von der Schule fragte ich mich, ob der Teufel wusste, dass Gott und damit auch seine Kinder bereits gewonnen hatten. Ich verstand nicht, warum er noch kämpfte, wenn Jesus bereits am Kreuz gestorben war und alle Sünde und Krankheit stellvertretend für uns auf sich genommen hatte. Ich hatte noch kein theologisches Verständnis bezüglich Himmel, Erde, geistliches Leben und Tod, Herrschaft und Autorität, aber ich sehnte mich danach, dass all das Leid in dieser gefallenen Welt irgendwann ein Ende haben würde. Als mir nach einigen Überlegungen dieser – damals logisch und revolutionär scheinende – Gedanke kam, dachte ich: *Die Lösung ist ganz klar: Was wäre, wenn der Teufel zu Gott umkehrt?*

Dieser Gedanke entspricht nicht meiner heutigen theologischen Sicht, sondern dem Herzensschrei eines jüngeren Ichs – eines Kindes, das sich nach einem Himmel auf Erden sehnte. Als ich auf dem Heimweg von der Schule in den Himmel blickte, verspürte ich die Hoffnung von mehr – eine geistlich unsichtbare Realität. Doch es gab auch Zeiten, in denen ich mich fragte: Was wäre, wenn ich gesund wäre?

Wird es dir angetan oder an dir kundgetan?

Es war draußen noch dunkel, als meine Mum und ich in die Kinderklinik fuhren und Jõ und Paps in die Schule und zur Arbeit gingen. Daheim hatten wir noch zusammen in der Bibel gelesen, gebetet und gefrühstückt. Nur ich aß nichts, da ich heute nüchtern bleiben musste.

Seit der Diagnose waren vier Jahre vergangen, in denen ich immer wieder wochenlang Ernährungstherapien gemacht hatte, täglich meine Immunsuppression genommen und zusätzlich Vitaminpräparate bekommen hatte. Zu den regelmäßigen Kontrollbesuchen waren Endoskopien unter Vollnarkose hinzugekommen, die weiterhin eine hohe Entzündung im Darm zeigten und meine Schmerzen und Symptome erklärten. Ich hatte immer noch häufige blutige Stuhlgänge, saß oft vor Schmerzen gekrümmt fünfzehn bis zwanzig Minuten auf der Toilette und nahm abends Sitzbäder, weil mein Po so wund war. Ich brauchte gesundheitlich dringend einen Durchbruch, doch stattdessen kam es zu einer weiteren Therapieumstellung.

Alle paar Wochen fuhren meine Mum und ich frühmorgens in die Kinderklinik und kamen spätnachmittags wieder nach Hause. An diesen Tagen ging ich nicht in die Schule, sondern lag in der Klinik im Bett, während das neue Medikament als Infusion für mehrere Stunden in meinen Körper floss.

Die Tage waren lang und anstrengend, aber ich mochte die Autofahrten und Gespräche mit meiner Mum. Wir waren zwar müde, aber es fühlte sich an, als wären wir gemeinsam auf einer Mission. Ich blickte aus dem Fenster und träumte vor mich hin, als wir an einer roten Ampel hielten und ich zu meiner Mum sagte: »Was wäre, wenn ich diese Krankheit habe, damit andere geheilt werden?«

Was ich meinte, war: Was wäre, wenn diese Krankheit zur Heilung anderer beiträgt und so einen medizinischen Fortschritt erreicht? Denn für mich war immer klar: Das, was mir geschieht, egal, wie schlecht oder gut es ist, wird mir nicht angetan, sondern an mir kundgetan. Ich wollte, dass meine Geschichte nicht mit mir endet, sondern immer Teil von Gottes generationenübergreifender Geschichte ist. Ich wünschte mir, dass jeder Fehltritt von mir zu einem Fortschritt für andere wird und jeder noch so harte Schicksalsschlag nicht nur mein Leben verändert, sondern das Schicksal anderer Menschen zum Positiven wendet. Was ich meiner Mum damals sagte, war die tiefe Gewissheit in mir, dass Gott das Schlechte im Leben nicht braucht, sondern gebraucht. Er braucht die Dunkelheit nicht, um sein Licht leuchten zu lassen. Er braucht das Leid nicht, um seinen Trost zu offenbaren. Er braucht Krankheit nicht, um zu zeigen, dass er unser Heiler ist, aber er gebraucht sie, wenn wir ihn lassen. Gott will unseren Herzen an guten und an schlechten Tagen begegnen, unabhängig von unseren inneren und äußeren Umständen.

Gott braucht Krankheit nicht, um zu zeigen, dass er unser Heiler ist, aber er gebraucht sie, wenn wir ihn lassen.

An dieser Ampel wurde mir als Achtjährige bewusst, dass diese Welt, sowohl das Schlechte als auch das Gute in ihr, nicht nur unser Leben beeinflusst, sondern unser Leben auch diese Welt beeinflussen kann – selbst wenn es nur die Welt unserer Nachbarn ist, die unserer Kinder, Arbeitskollegen, Ärzte, Pfleger, Krankenschwestern oder Mitpatienten. Wir haben einen gottgegebenen Einfluss, denn wir sind nicht Opfer des Lebens, sondern Protagonisten unserer Geschichte. Gott ist und bleibt der Autor des Lebens, der mit uns Geschichte schreiben will. Er möchte unseren Frust, unsere

Fragen und »Was wäre, wenn?«-Gedanken gebrauchen, um unsere Welt revolutionär zu verändern. Denn unsere Erfahrungen und Narben können nicht nur uns, sondern auch andere an die Narben Jesu erinnern und seinen Sieg sichtbar machen. Wie Paulus bereits sagte:

> Aber trotz all dem [jede Krankheit, Herausforderung, Leid, Not …] tragen wir einen überwältigenden Sieg davon durch Christus, der uns geliebt hat. Ich bin überzeugt: Nichts kann uns von seiner Liebe trennen.
> *Römer 8,37-38a*[1]

Nichts kann uns von Jesus, seinem Sieg oder seiner Liebe trennen – selbst wenn es auf dem Weg in die Klinik, mitten im Kampf, um Mitternacht nicht immer greifbar ist.

Hoffnung

Ich hatte Hoffnung für mein Leben. Wenn die Ärzte mit neuen Therapievorschlägen kamen, hoffte ich jedes Mal, dass es endlich zur lang ersehnten Remission kommen würde. Doch viele Menschen haben Hoffnung. Wir hoffen auf gutes Wetter, auf Versöhnung nach einem Streit, auf Lösungen für Probleme. Wir hoffen auf das Beste. Doch was ist, wenn es nicht wie erhofft eintritt?

Ich hoffte auf die neue Infusion. Anfangs wurden die blutigen Stuhlgänge auch tatsächlich weniger und ich hatte wieder etwas mehr Appetit. Doch nach der fünften Gabe kam es zu einem erneuten Schub. Als man im Sommer schließlich noch eine Verengung im Endteil meines Darms entdeckte (Stenose), setzte man die Infusion ab. Stenosen bringen immer die Gefahr eines Darmverschlusses mit sich, der tödlich verlaufen kann. Also war der Plan der Ärzte klar: Dieser Teil meines Dickdarms muss operativ entfernt werden. Doch so einfach, wie es klang, war es nicht. Meine Entzündungsaktivität war zu hoch, um zu operieren. Und zum ersten Mal sprach meine Ärztin etwas an, das ich auf keinen Fall hören wollte: »Rebekkah, wir müssen einen künstlichen Darmausgang, ein Colostoma, legen, damit sich die Dickdarmstelle erholen kann, bevor wir operieren.«

Als ich das hörte, brach ich in Tränen aus. Ich hatte doch alles gemacht, was ich tun musste. Ich hatte gehofft, dass es irgendwann reichen würde. Aber der Weg schien noch weit und der nächste Schritt machte mir Angst.

Meine Ärzte berieten sich mit anderen Fachleuten in Deutschland, doch der Entschluss stand fest: Es führte kein Weg an der Operation vorbei. Ich wusste, es war ernst, wenn das Risiko ohne Operation größer war als das Risiko der Operation selbst. Also stimmte ich zu und hoffte auf das Beste.

Am 2. August 2010 wurde ich während der Sommerferien operiert. Ich werde später noch mal genauer darauf eingehen, was es heißt, ein Colostoma zu haben. Hier nur so viel: Als ich aufwachte, sah ich nichts anderes als diese große Auswölbung auf meinem Bauch. Ich weiß nicht, ob du schon mal darüber nachgedacht hast, aber unsere Organe bewegen sich. An diesem Tag durfte ich hautnah miterleben, was das heißt, als ich meinen roten, aufgrund der Operation noch sehr blutigen, schleimigen, beweglichen Dickdarm auf meiner Bauchdecke sah. Dabei hatte man mich vorgewarnt: Der Dickdarm bewegt sich beim Colostoma viel mehr als der Dünndarm beim Ileostoma und dadurch besteht auch das Risiko, dass sich der Darm noch mehr auf der Bauchdecke ausstülpt.

Ich weiß, die guten Nachrichten hören gar nicht mehr auf. Doch schlimmer geht wirklich immer! Ich ekelte mich davor, meinen

Darm anzufassen, sodass mein Paps das Säubern und den Wechsel des Stomabeutels übernehmen musste. Der Geruch beim Wechseln war fast nicht auszuhalten und das Gefühl war ekelig. Ich hatte den Eindruck, als wenn jemand meine inneren Organe anfassen würde – vermutlich, weil es auch genau so war. Ich konnte mir nicht vorstellen, wie ich damit ein Leben außerhalb der Klinik führen sollte.

Nach zwei Wochen wurde ich entlassen, und nicht nur die Schmerzen, sondern auch die Kleiderauswahl war ab jetzt herausfordernd. Viele meiner Freundinnen fingen jetzt an, in der Frauenabteilung einzukaufen, weil ihre Kurven mehr Platz brauchten. Ich fing an, dort einzukaufen, weil ich trotz fehlender Kurven mehr Platz für das Colostoma auf meinem Bauch brauchte. Ich war immer noch untergewichtig und suchte nun neben Skinny-Jeans in der Kinderabteilung Blusen in der Damenabteilung, die mindestens vier Nummern zu groß für mich waren.

Auch wenn ich heute darüber lachen kann, war es damals nicht lustig. Ich war mit meiner Omi oder Tante teilweise stundenlang unterwegs, in der Hoffnung, irgendwas zu finden. Wenn wir ein Paar passende Skinny-Jeans gefunden hatten, kauften wir gleich drei Stück davon – auch wenn sich manche in der Schule sicherlich fragten, warum ich immer dieselbe Hose trug. Doch es war auch wortwörtlich nicht lustig, weil selbst das Lachen wehtat. Mein Colostoma hatte sich ausgestülpt, meine viel zu großen Damenblusen versteckten es nicht und gegen den Schmerz konnte ich kein Medikament einnehmen, das stark genug war.

Doch das Schlimmste war, dass die Entzündung nicht, wie erhofft, zurückging. Nach mehreren Wochen waren die Blutwerte genauso hoch wie vorher und ich litt so sehr unter Schmerzen, dass die Chirurgen beschlossen, die Dickdarmstelle trotz Risiko operativ zu entfernen. So wurden am 1. September 2010 die Stenose und 55 Zentimeter Dickdarm erfolgreich entfernt. Aber: Ein kleines schwer entzündetes Stück konnte leider nicht entfernt werden. Und auch wenn es sich langsam anfühlte, als ob ich das Schlimmste überstanden hätte, so hielt dieses Gefühl nicht lange an, denn ich merkte, wie enttäuscht ich eigentlich war.

Je größer meine Hoffnung gewesen war, desto größer war hinterher immer meine Enttäuschung. Und je öfter meine Hoffnung durch Erfahrungen enttäuscht wurde, desto weniger Hoffnung hatte ich letztendlich. Ehrlich gesagt war ich verwirrt von dem Konzept Hoffnung. Wozu sollte es gut sein? Am Ende war es doch egal, ob ich auf Skinny-Jeans in einem Laden hoffte oder nicht. Es veränderte nicht das Ergebnis. Entweder der Laden hatte welche oder nicht. Hoffnung schien mir wie Wunschdenken. Und die gleiche Art Hoffnung fand ich bei den meisten Ärzten wieder. Sie hofften, dass die nächste Therapie wirkte, aber das Einzige, das das beeinflussen konnte, war das Verhältnis von Chance und Risiko. Es gab nur einen Grund, auf die Wirkung eines Medikaments zu hoffen: Die Chancen mussten höher stehen als die Risiken. Aber blieb das Ergebnis nicht auch ohne meine Hoffnung gleich? Nach der zweiten Operation lag ich da und verstand zum ersten Mal, warum Menschen sagten: »Mach dir keine Hoffnung!«, denn das Risiko, zu hoffen, schien zu groß, wenn das Ergebnis meiner Hoffnung die Enttäuschung selbst war.

Hoffnungslos – Lass die Hoffnung nicht los!

Nach der letzten Operation hatte ich zwar kein Colostoma mehr, aber immer noch Symptome. Deshalb musste ich im April 2011 ein neues Medikament nehmen. Der Vorteil bei diesem war immerhin, dass mein Paps es mir daheim als Spritze verabreichen konnte und kein zusätzlicher Krankenhausbesuch notwendig war. Doch der

Nachteil war, dass ich unter Nebenwirkungen wie starker Übelkeit litt. Das half mir leider nicht beim Zunehmen. Ich bemühte mich zu essen, hatte aber keinen Appetit. Und die vielen Stuhlgänge ließen leider auch nicht nach.

Nach einem weiteren Schub im Juli 2011 sprachen meine Ärzte über eine Ernährungstherapie mit Magensonde. Für die bisherige Astronautennahrung war ich leider zu alt und hatte zudem gut 10 Kilogramm Untergewicht, sodass ich eine Nahrung mit mehr Kalorien brauchte. Als die Ärzte von 2 Litern Neocate, einer Spezialnahrung, pro Tag sprachen, versuchte ich sie davon zu überzeugen, dass ich keine Magensonde brauchte. *Ich kann es wie früher trinken. Nase zu und durch*, dachte ich. Doch nach zwei Versuchen war klar, dass ich unmöglich 2 Liter, geschweige denn eine Tasse runterbekam. Der Geschmack war nicht auszuhalten. Ein ganzes Jahr lang würde ich das nicht durchhalten. Doch für genau diesen Zeitraum war die Ernährungstherapie angesetzt, in der Hoffnung, dass sich das letzte entzündete Stück im Darm erholen würde. So war zumindest der Plan.

In den nächsten Tagen wurde mir eine Magensonde gelegt und eine Nasenolive angefertigt. Die Nasenolive bestand aus Hartgummi, das vorher an die innere Form meines linken Nasenflügels angepasst worden war und den Schlauch der Magensonde fixierte. Dadurch konnte ich die Magensonde zum Sondieren immer wieder aus der Nase ziehen und in der Zwischenzeit verstecken. Während die Ärzte die Olive mit einem Pickel verglichen hatten, fühlte sie sich für mich wie ein riesiger Korken an, der den einen Nasenflügel verstopfte und anfangs so wehtat, dass ich die Olive nur ein paar Stunden am Tag in der Nase aushielt. Es dauerte eine Weile, bis ich mich an sie gewöhnt hatte. Aber eine Magensonde mit Nasenolive war immer noch besser als ohne, denn sonst hätte der Schlauch für alle sichtbar ein ganzes Jahr auf meiner Wange geklebt.

In den Schulpausen blieb eine Freundin mit mir im Klassenzimmer und half mir, die stinkende Milch aus meinen Thermoskannen mit 50-Millimeter-Spritzen aufzuziehen und zu sondieren, denn allein das war zu anstrengend für mich. Zu Hause half mir mein Paps. Jeden Abend bereiteten meine Eltern die 2 Liter frisch zu, wobei die richtige Menge Pulver und Wasser miteinander vermengt, aufgewärmt, in Glasflaschen abgefüllt und gekühlt werden musste. 1,25 Liter wurden tagsüber sondiert, die restlichen 750 Milliliter liefen nachts über eine Pumpe in meinen Körper. Ehrlich gesagt, war das manchmal echt ein Akt. Weder die Pumpe noch die Thermoskannen waren immer dicht und die Nahrung machte Flecken, sodass wir in dieser Zeit viele Handtücher, Laken und auch eine Matratze wegwerfen mussten. Nachts war die Pumpe so laut, dass meine Schwester, die sich mit mir im Urlaub ein Zimmer teilte, schlaflose Nächte hatte. Und wenn die Magensonde nachts rausfiel, weil der Kleber auf der Wange nicht hielt oder ich mich übergeben musste, mussten mein Paps und ich morgens vor der Schule in die Klinik fahren, um die Magensonde neu legen zu lassen. Schwester Anette, mein Paps und ich waren mittlerweile ein eingespieltes Team. Wenn wir morgens ankamen, legte ich mich auf die Liege im Arztzimmer und schluckte Wasser, bis Schwester Anette den neuen Schlauch vorsichtig über Nase und Rachen in den Magen gelegt hatte.

Es war oft anstrengend, doch ich nahm mit der Zeit endlich zu und hatte weniger Beschwerden. Nach einem Jahr war es geschafft. Ich dachte wirklich, dass wir es geschafft hatten. Doch es ging so weiter wie bisher: Nach einem Jahr brauchte ich eine neue Therapie und nach anfänglicher Verbesserung kam es zur Verschlechterung, wobei der Zustand danach immer schlimmer war als der davor. Auch diesmal hatte sich der Dickdarm leider nicht, wie erhofft, erholt. Und alles, was ich in dem Jahr zugenommen hatte, nahm ich in den nächsten Monaten wieder ab. Es kam zu einem weiteren Schub, und 2012 musste ich ein neues Medikament nehmen: wieder eine Spritze, diesmal alle zwei Wochen.

Seit sieben Jahren musste ich jedes Jahr eine neue Therapie beginnen. Die ganze Situation schien manchmal ziemlich hoffnungslos. Ich wollte nicht aufgeben, aber das Gefühl der Hoffnungslosigkeit machte sich immer wieder in mir breit und versuchte, mir den Glauben an eine bessere Zukunft zu rauben oder mich dazu zu bringen, einfach aufzugeben.

Die meisten Menschen kennen vermutlich dieses Gefühl, ob sie nun eher realistisch, pessimistisch, optimistisch oder idealistisch sind, ob sie an Gott glauben oder nicht. Hoffnungslosigkeit macht keine Ausnahme. Jeder Mensch hat Erwartungen, egal, wie hoch oder niedrig sie auch sein mögen. Die Psychologin Renée Baillargeon zeigte 1987 mit der Methode der Erwartungsverletzung, dass bereits dreieinhalb Monate alte Babys ziemlich konkrete Erwartungen an die Eigenschaften von Objekten haben und überrascht sind, wenn diese nicht eintreffen.[2] Das zeigt mir, dass Gott von Anfang an Erwartungen in uns hineingelegt hat. Erwartungen, von denen wir hoffen, dass sie erfüllt werden. Doch was ist, wenn sie nicht erfüllt werden, und das über einen längeren Zeitraum?

Die Folge ist oftmals Hoffnungslosigkeit. So düster es auch klingen mag: Hoffnungslosigkeit raubt uns auf die ein oder andere Art das Leben, denn sie versucht uns dazu zu bringen, unsere Erwartungen ans Leben zu reduzieren oder unsere Hoffnung im Leben zu minimieren. Nur: Jede und jeder von uns braucht Hoffnung, um zu leben. Und deswegen versuchen wir oft, diese Hoffnung, so gut es geht, zu bewahren. Vielleicht kennst du Menschen, die genau das versuchen: Sie geben ihre Erwartungen an das Leben nicht auf, aber sosehr sie auch hoffen: Ihre Erwartungen werden und werden nicht erfüllt. Irgendwann kommt der Aufprall und diese Menschen müssen der Realität ins Auge sehen. Andere wiederum schrauben ihre Erwartungen herunter, um Enttäuschung zu vermeiden, und merken dabei nicht, wie sie ihre Werte und Träume aufgeben. Sie leben immer weniger so, wie sie es sich einst gewünscht haben, und fangen an, zu »überleben«, bis sie irgendwann keinen Sinn mehr im Leben sehen. In beiden Fällen muss es die Chance geben, aus diesem System auszusteigen und neue Hoffnung zu schöpfen. Denn ohne einen Richtungswechsel bleibt am Ende oftmals nur die Hoffnungslosigkeit … Es muss einen anderen Weg geben, bei dem die Hoffnung bleibt.

Als mir alles hoffnungslos erschien und ich mit Gott haderte, konnte ich Gottes Plan manchmal nicht verstehen. Allerdings konnte ich die gut gemeinten Aussagen mancher Christen noch viel weniger begreifen. »Gott lässt vieles zu, das wir einfach nicht verstehen.« Was wollten sie mir damit sagen? Ich hatte das Gefühl, die meisten wussten es selbst nicht. Doch anstatt zu sagen: »Ich weiß nicht, warum es dir so geht, aber kann ich für dich beten?«, war das ihr Versuch, mir eine Antwort zu geben.

Dabei suchte ich keine Lösung für ein Problem, sondern Hoffnung, um weiterzumachen und durchzuhalten. Ich wusste, dass ich als Mensch Gottes Wege nicht immer verstehen würde. Und das musste ich auch nicht. Aber diese Worte klangen für mich immer so, als ob Gott passiv dasitzen würde, während seine Kinder leiden. Und das machte mich wütend. Sind das wirklich die tröstlichen Worte, die wir für Eltern haben, deren Baby bei der Geburt stirbt? Für die Frau, deren Mann nach einem Autounfall gelähmt ist? Für die Tochter, die ohne Vater aufwächst? Oder für ein Mädchen, das mit chronischer Krankheit an Gottes Wunder glaubt, aber diese noch nicht erlebt hat?

Ein passiver Gott war nicht der Gott, den ich kannte. Mein Gott hatte bereits nach dem Sündenfall durch Adam und Eva einen aktiven Heilsplan, um die Beziehung zu uns Menschen wiederherzustellen (vgl. 1. Mose 3,15). Er prophezeite das Kommen Jesu bereits im dritten Kapitel der Bibel. Der Nachkomme der Frau, von dem hier die Rede ist, ist Jesus Christus. Jesus würde der Schlange, dem Teufel, den Kopf zertreten, in dem Moment, wo er am Kreuz starb und von den Toten auferstand, um die vollkommene Beziehung zwischen dem himmlischen Vater und seinen Kindern wiederherzustellen. Das ist das Evangelium: die Wiederherstellung von Beziehung und Intimität zwischen Gott und Mensch. Gott hatte immer einen aktiven Plan.

Ich wusste: Manchmal werden wir auf Erden geheilt, manchmal erst im Himmel. Manchmal hört der Schmerz auf, während wir leben, manchmal erst, wenn wir sterben. Manchmal erleben wir Wunder, manchmal bleiben sie scheinbar aus. Die Liste könnte weitergehen und doch könnte das, was mir widersprüchlich scheint, gar kein Widerspruch, sondern göttlich sein. Denn je mehr ich darüber nachdachte, desto mehr realisierte ich, dass Gott inmitten der Spannung lebt und diese besser als jeder andere versteht. Er ist Gott; der König der Könige und Vater zugleich, der heilig und unantastbar, aber nahbar erscheint. Er ist einer und doch drei. Gott lebt außerhalb von Raum und Zeit und lebt doch gegenwärtig in uns durch seinen Heiligen Geist. Wenn einer Spannungen aushält und sich damit auskennt, dann Gott.

So langsam sah ich die Hoffnung in der Hoffnungslosigkeit; die gute Nachricht, wenn alles schlecht scheint. Wir sind als Nachfolger Jesu nicht automatisch verschont, wenn Jesus das Gegenteil betont: *»Hier auf der Erde werdet ihr viel Schweres erleben. Aber habt Mut, denn ich habe die Welt überwunden«* (Johannes 16,33). In dieser Welt sind wir wie Jesus: *»[…] wir leben in dieser Welt in derselben Gemeinschaft mit Gott wie Christus«* (1. Johannes 4,17b). Er erlebte Leid, Schmerz, Hass, Enttäuschung, falsche Freunde bis hin zu

Menschen, die ihn verrieten, verspotteten und töteten. Wie Jesus müssen wir mit solchen Dingen rechnen, sonst verlieren wir nicht nur die Hoffnung, sondern machen Gott für alles verantwortlich. Wir laufen Gefahr, zu glauben, dass Gott uns etwas schuldig wäre, während unser himmlischer Papa uns seine Liebe, Autorität, Freiheit und Verantwortung zuspricht. Wenn wir wie Jesus in dieser Welt leben, haben wir bereits alles, was wir brauchen, und dürfen schon heute auf Erden mit dem Vater eins und eng verbunden sein (vgl. Johannes 17,21) und wahre Intimität, Liebe und Heilung erleben. Wir dürfen unter der Last der Welt zu Gott schreien: »Heile mich! Lass nicht los! Ich brauche dich!«, und voller Glauben vertrauen, dass er uns in seinen starken Armen hält, selbst wenn unsere Welt gerade zusammenbricht.

Nach sieben Jahren voller Hoffnung, Enttäuschung und Hoffnungslosigkeit habe ich verstanden, dass keine Therapie, kein Job, keine Skinny-Jeans, nichts in dieser Welt, stabil genug ist, um meine Hoffnung darauf zu setzen. Ich hatte die Wahl. Ich konnte hoffen, dass der Schmerz aufhört, so wie die Menschen, die das Akronym verwenden HOPE: Hold on, pain ends. Aber ich wusste, dass es chronische Schmerzen gibt, die für manche nie enden. Es gibt zu viele Menschen auf dieser Welt, die mit Schmerzen »überleben«, um unter Schmerzen zu sterben, nur um den Schmerz als Verlust an andere weiterzugeben.

Ich konnte nicht darauf hoffen, dass der Schmerz irgendwann enden würde. Ich konnte nicht auf Fortschritte im Prozess warten, um neue Hoffnung zu schöpfen. Ich konnte nicht nach hoffnungslosen Therapieversuchen und unerfüllten Erwartungen auf irgendwas hoffen außer auf Jesus. Jesus war und ist meine Hoffnung! Er ist der Weg, auf dem die Hoffnung bleibt, denn er ist die Hoffnung. Dieser Hoffnung kommt nichts gleich! Jesus hat keinen Konkurrenten, der ihm das Wasser reichen kann. Auch wenn alles in der Welt hoffnungslos erscheint, Jesus, die Hoffnung selbst, bleibt für immer. Er ist derselbe gestern, heute und in alle Ewigkeit (vgl. Hebräer 13,8).

Ich begriff: Es ging hier um Jesus, nicht um das, was er getan hatte oder tun würde, sondern darum, wer er war und ist. Ob er mich heilte oder nicht, ob er mich befreite oder nicht, ob ich leben durfte oder nicht: Ich hielt an dieser Hoffnung voller Glauben fest, denn diese Hoffnung hielt mich.

Wenn die Welt mir sagte: »Mach dir keine Hoffnung!«, glaubte ich, dass Gott mir sagte: »*Mach* dir keine Hoffnung, denn ich *bin* deine Hoffnung! Ich bin kein Wunschgedanke, keine Illusion, sondern treu und real. Was ich anfange, bringe ich zu Ende. Ich arbeite auf das Beste hin – auch wenn es deiner Vorstellung von ›gut‹, geschweige denn ›am besten‹ widerspricht. Ich kämpfe aktiv für dich!«

Während die Welt auf einen König hoffte, kam Jesus als Baby zur Welt. Es wäre nicht das erste Mal, dass es anders kommt, aber besser!

In Hebräer 10,23 heißt es: »*Deshalb wollen wir weiter an der Hoffnung festhalten, die wir bekennen, denn Gott steht treu zu seinen Zusagen.*« Gott hält sein Wort und er offenbart uns in seinem Wort, wer er ist. Wenn alles anders kommt als erhofft, erinnere dich daran, dass Jesus bereits in diese Welt gekommen ist! Während die Welt auf einen König hoffte, kam Jesus als Baby zur Welt. Es wäre nicht das erste Mal, dass es anders kommt, aber besser!

Die Macht, Hoffnung zu bewahren

Meine Eltern haben einen großen Teil dazu beigetragen, meine kindliche Unschuld, meine Hoffnung und meine »Was wäre, wenn«-Gedanken zu bewahren. Als die Ärzte immer wieder betonten, dass mein Krankheitsfall »ein besonders schwerer und seltener Fall von Morbus Crohn« sei, waren es meine Eltern, die ihnen über die Jahre hinweg immer wieder sagten, dass sie zwar den nächsten Schritt mit mir besprechen könnten, aber alles andere unter vier Augen mit ihnen besprechen sollten. Meine Eltern ersparten mir dadurch Szenarien, in denen Ärzte schnell mal (ohne böse Absicht) über die nächsten Therapiemöglichkeiten sprachen und ein Zukunftsbild malten, das mithilfe der »harmlos klingenden Fachbegriffe« besonders rosig klang (#ironie). Ich habe das den Ärzten nie übel genommen, denn es ist ihr Job, aufzuklären. Doch meine Eltern taten auch nur ihren Job, indem sie mich vor diesen Worten schützten. Denn Worte haben Macht.

Wir sollten prüfen, was wir sagen und was wir von anderen annehmen, denn in den Sprüchen steht: »*Tod und Leben steht in der Gewalt der Zunge, und wer sie liebt, der wird ihre Frucht essen*« (Sprüche 18,21; SCHL). Ich habe die Erfahrung gemacht, dass wir den Worten von Autoritätspersonen, Experten und uns lieben Menschen noch schneller Glauben schenken als anderen Personen. Wir brauchen Worte, doch wir müssen lernen, damit umzugehen. Wir dürfen Gott darum bitten, unsere Zunge zu bewahren (vgl. Psalm 141,3), sodass sie eine Quelle des Lebens ist, und darum, unsere Ohren zu bewahren, sodass wir nicht allen Worten Glauben, geschweige denn Gehör schenken. Meine Eltern wussten, dass Glaube durch das Hören von Gottes Botschaft kommt (vgl. Römer 10,17). und genau deswegen passten sie auf, dass ich Gottes Worte hörte und weniger die menschlichen Hiobsbotschaften. Dafür bin ich ihnen heute noch unendlich dankbar!

Wenn wir schon jeden Tag so viel hören, ohne bewusst hin- oder zuzuhören, müssen wir nicht alles mithören, was Menschen über uns oder unsere Zukunft aussprechen. Es liegt ein großer Schatz und Segen in der kindlichen Unschuld, der Hoffnung und dem Glauben, den Gott auf außergewöhnliche Weise beschützt. Bereits Salomo erkannte, wie wertvoll Kinder in Gottes Augen und auf dem geistlichen Schlachtfeld sind: »*Siehe, Kinder sind eine Gabe des Herrn [...] Wie Pfeile in der Hand eines Starken, so sind die Söhne der Jugendzeit*« (Psalm 127,3-4; LUT 2017). Wenn Kinder eine Gabe und Waffe in Gottes Himmelreich sind, sollten wir uns nicht wundern, dass die nächste Generation geistlich oft angegriffen wird. Vielmehr sollten wir alles tun, um ihre Unschuld, Hoffnung, und ihren Glauben mitzubewahren. Denn es ist viel schwerer, etwas (wieder)aufzubauen, das zerstört oder geraubt wurde, als etwas zu bewahren, das da ist. Das haben meine Familie und ich im Gespräch mit anderen Patienten und deren Familien, die Jesus nicht kannten und hoffnungslos waren, immer wieder gemerkt. Wir sind Kinder Gottes, also lasst uns unsere Autorität ernst nehmen und das stärken und bewahren, was Gott uns zuspricht.

Outstanding – Geboren, um aufzufallen und aufzustehen

Vieles im Leben versucht uns von außen zu definieren. Neben Worten von Ärzten oder der inneren Stimme der Hoffnungslosigkeit gibt es die sogenannten fünf Säulen unserer Identität. Dazu gehören Beziehungen, Arbeit und Leistung, materielle Sicherheit, unser Körperbild und unsere Werte. Wenn man diese Säulen betrachtet, ist es kein Wunder, dass Schicksalsschläge wie Krankheit, Scheidung, Verlust von Arbeit oder Freundschaften neben natürlichen Veränderungen wie Altern oder Pubertät nicht spurlos an uns vorübergehen. Vieles im Leben wird uns zwar prägen, doch wir dürfen entscheiden, was und wer uns letztendlich definiert.[3]

»Dieses Mädchen ist dünner als ich. Sie kann essen, was sie will, und nimmt nicht mal zu. Sie kann während des Unterrichts auf Toilette gehen, ohne sich vorher zu melden. Sie schwänzt den Sportunterricht. Sie fehlt oft in der Schule und hat trotzdem gute Noten. Mann, hat die ein Glück.«

Dieses Mädchen war ich in den Augen meiner Schulkameraden. Das war ihre Sicht. Und meine? Ich konnte nicht essen, was ich wollte. Ich aß, so viel ich konnte, und nahm trotzdem ab. Ich durfte, ohne mich vorher zu melden, während des Unterrichts auf Toilette, um den Unterricht nicht dauernd zu stören. Ich war vom Sportunterricht die meiste Zeit befreit, weil ich körperlich nicht fit genug war. Ich hatte mittlerweile zusammengerechnet drei Monate an Fehltagen pro Schuljahr, sodass ich ab der achten Klasse eine

Zeitverlängerung in Prüfungssituationen als Nachteilsausgleich bekam. Ich hatte mehr als Glück, ich war trotz Morbus Crohn gesegnet. Denn Glück ist wie unsere Identität davon abhängig, wer sie definiert.

Doch am Gymnasium hatte ich oft das Gefühl, dass meine Sicht auf das Leben und die meiner Klassenkameraden eine komplett andere war. Wir schienen aus zwei unterschiedlichen Welten zu kommen.

Ich kannte diese Sorte Filme und Schlagzeilen, die du sicherlich auch kennst: Da gibt es diese Klassenkameraden, die so kollegial sind, dass sie für ihren beliebten, krebskranken Freund ihre Köpfe rasieren. Auch ich hatte Freundinnen, die mich anfangs unterstützten. Eine Freundin begleitete mich auf die Schultoilette, weil ich aufgrund der blutigen Stuhlgänge damals oft umkippte. Eine andere Freundin half mir beim Sondieren in den Pausen während meiner einjährigen Ernährungstherapie. Sie verteidigten mich, wenn ich keine Lust auf die Kommentare vieler Jungs hatte: »Bist du magersüchtig? Du bist schon hübsch, aber ein paar Kilo mehr würden dir besser stehen.«

Es gab viele Freunde und Klassenkameraden, die wussten, warum ich magersüchtig aussah. Morbus Crohn war kein Geheimnis. Es konnte gar keins sein, denn dafür nahm es viel zu viel Raum in meinem Leben ein. Wenn Leute mich fragten, erzählte ich ihnen immer, was ich hatte, warum ich aussah, wie ich aussah, und definierte in ein, zwei Sätzen, was Morbus Crohn ist.

Im Gegensatz zu anderen Jugendlichen, die sich gerne über ihre neuesten Diäten unterhielten, wollte ich jedoch nicht mit allen bis ins kleinste Detail über meine Essens- und Klogewohnheiten sprechen. Doch genau deswegen, so stellte sich später heraus, wollten meine Klassenkameraden ihre Hefteinträge nicht mehr mit mir teilen. Über die Zeit zeigte sich in Gesprächen immer mehr, was sie wirklich dachten. In ihren Augen schwänzte ich den Unterricht, und deswegen wollten sie mir auch nicht ihre Aufzeichnungen von den verpassten Stunden geben. Ich hatte das Gefühl, als ob sie mich regelrecht bestrafen wollten.

Mittlerweile war ich solche Kommentare gewohnt. Ich wusste, manche wissen es nicht besser. Sie waren immerhin »normale« Teenager und ihre Sicht auf das Leben, ihre Welt, war eine andere als meine. Ich versuchte, reif und empathisch auf diese Kommentare einzugehen, das Krankheitsbild detaillierter zu erklären. Aber selbst dann fielen Sprüche wie: »Chronische Krankheiten sind Einbildungen«, »In der Schule geht's dir immer gut« oder »Du wirkst nicht so krank«. Schlussendlich sagten sie oft dasselbe: »Hättest du dein Leben mehr mit uns geteilt, wären wir vielleicht verständnisvoller gewesen.«

Auch wenn ich es nicht immer vor ihnen zeigte, gingen diese Kommentare nie spurlos an mir vorbei. Ich zog mich oft daheim zurück und fragte mich: Ist es wahr, was sie sagen? Hätten sie mich anders behandelt, wenn ich mit ihnen von vornherein mein ganzes Leben geteilt hätte? Hätten sie mein Herz verstanden, wenn ich es ihnen gezeigt hätte? Wären Jugendliche (und manche Erwachsenen) kollegialer zu mir gewesen, wenn ich nach außen hin nicht nur untergewichtig, sondern deutlicher krank gewesen wäre?

Ich glaube, die Antwort war und ist: ja und nein. Ja, denn vielleicht hätten sie mehr mit mir geteilt, wenn sie das ganze Ausmaß gekannt hätten, nicht nur Hefteinträge, sondern womöglich hätten sie mir auch Empathie und Interesse entgegengebracht. Und nein, denn ich hatte Freundinnen, die das ganze Ausmaß kannten und mich dennoch nicht wirklich kannten. Freundinnen, mit denen ich schon im Kindergarten zusammen gewesen war, die mich unterstützten und dann selbst so sehr unter ihrem Körperbild als Jugendliche litten, dass beispielsweise eine Freundin nach der

Ernährungstherapie zu mir meinte: »Du hast keine Ahnung, wie viel Glück du hast, dass du nicht zunimmst. Ich wünschte, ich hätte Krebs. Nein, ich würde sogar lieber sterben, statt dauernd Diäten machen zu müssen.«

Das schockierte mich. Sie kannte mich seit vielen Jahren, hatte meine Schmerzen mitbekommen, doch ihr Frust und Leid waren in diesem Moment so groß, dass sie sich mit mir verglich. Und das verstand ich nicht.

Jahre später wurde sie mit einer Krankheit diagnostiziert, die es für sie unmöglich machte, an bestimmten Stellen Gewicht zu verlieren. Damals wie heute fühle ich mit ihr. Denn ich weiß, wie schwer es ist, wenn man die Kontrolle über seinen Körper verliert. Schon damals beschäftigte uns dasselbe Thema, aber unsere Sichtweise darauf kam aus zwei unterschiedlichen Welten.

Blame game

Manche Menschen spielen ihr Leben lang das *blame game.* Sie beschuldigen andere dafür, wer sie sind, und machen ihre Reaktion immer von der Aktion anderer abhängig. Sosehr wir auch voneinander abhängig sein mögen, so abhängig sind wir es dann doch nicht.

Fakt ist aber: Wenn wir einen Sündenbock suchen, werden wir auch einen finden. Wir dürfen jedoch nicht vergessen, dass der Kreislauf dann ewig so weitergehen wird. Natürlich können Verletzungen, Missbrauch, der Verlust oder die Abwesenheit von Bezugspersonen, Mobbing oder Krankheit bestimmte Verhaltensweisen auslösen, die den Schmerz und das Leid zum Ausdruck bringen. Es gibt Dinge in unserer Vergangenheit, die nicht nur berechtigte Reaktionen auslösen, sondern diese auch erklären. Traumatische Ereignisse im Kindesalter können beispielsweise zu bestimmten

Bewältigungsstrategien führen, die zwar kurzfristig hilfreich sein mögen, um zu überleben, sich aber langfristig im Erwachsenenalter als zerstörerisch erweisen können. Die Frage ist: Wie nehmen wir uns in diesen Situationen wahr? Menschen, die das *blame game* spielen, sehen sich als Opfer und weisen jegliche Eigenverantwortung von sich. Sie rechtfertigen ihre Reaktion durch die Aktion anderer und verpassen dabei, dass sie selbst entscheiden dürfen, wie sie reagieren.

Gott hat uns aus dieser Welt befreit, damit wir Teufelskreise durchbrechen und Segenskreisläufe nach uns ziehen.

Aktionen werden immer Reaktionen auslösen, aber wir können Kreisläufe beenden, bevor zerstörerische Verhaltensweisen ihre Kreise ziehen. Schicksalsschläge prägen unser Leben, aber wir entscheiden, wer unser Leben definiert. Wir entscheiden, wie wir mit Situationen umgehen. Gott hat uns aus dieser Welt befreit, damit wir Teufelskreise durchbrechen und Segenskreisläufe nach uns ziehen. Ich weiß, das klingt einfach, aber ist nicht immer leicht. Ich verstehe, warum Menschen das *blame game* spielen. Es ist viel leichter, die Verantwortung für das eigene Handeln an andere abzugeben, indem man sie beschuldigt, statt Eigenverantwortung zu übernehmen. Doch die Wahrheit ist: Wenn ein Problem zu hundert Prozent deine Angelegenheit ist, dann ist das eigentlich eine großartige Nachricht, denn dann kannst du es auch zu hundert Prozent lösen. Jeder Mensch kann das *blame game* spielen und ich verstand, warum meine Klassenkameraden es spielten: Aus ihrer Sicht hatte ich scheinbar Freiheiten, die sie nicht hatten. Doch ich wollte meine Zeit und Energie nicht an andere verlieren. Also spielte ich nicht mit. Wenn andere erst Informationen brauchten, um menschlich zu sein, wollte ich kein Teil davon sein.

Auch ich war versucht, Morbus Crohn zu beschuldigen. Ich hasste meine Schulzeit. Ich fühlte mich oft von Schulkameraden und Freundinnen umgeben, aber einsam und allein. Durch Morbus Crohn war ich nie Teil ihrer Welt und würde es auch nie sein. Während sie mit den öffentlichen Verkehrsmitteln in die Schule oder Stadt fuhren, litt ich so sehr unter Toilettendrängen, dass meine Eltern mich täglich zur Schule fahren mussten. Ich hatte nicht die Kraft, so lange zu stehen, geschweige denn zu gehen. In meiner Heimatstadt München fühlte ich mich wie eine Fremde, denn ich war dort nie mit Freundinnen unterwegs. Und während andere im Restaurant etwas von der Karte bestellten, brauchte ich immer eine Extrawurst. Manchmal wollte ich dazugehören, hatte aber nie eine Wahl. Denn: »Spaß für eine Nacht« gegenüber »Schmerzen und stationärem Krankenhausaufenthalt« war keine Wahl, sondern vielmehr eine eindeutige Entscheidung. Ich konnte ihre Welt oder Sicht nicht teilen. Doch je mehr ich Einblick in ihre Welt bekam, desto weniger wollte ich ein Teil davon sein.

Ein Teil von mir war glücklicher in meiner Welt: allein mit Gott und meiner Familie. Ich isolierte mich und glaubte: Ich brauche euch nicht! Denn meine Erfahrungen waren nicht wie die positiven Schlagzeilen und Filme. Wieso sollte ich mein Herz Gleichaltrigen öffnen, die so mit mir umgingen?

Ich weiß, ich war nicht besser als sie: Das war meine Reaktion auf ihre Aktion. Es war Stolz und Selbstschutz zugleich, denn ich wollte diesen zusätzlichen Herzschmerz zu meinen körperlichen Schmerzen nicht auch noch ertragen müssen. Während sie in meinen Augen über alltägliche belanglose Themen sprachen, fand ich Schutz und Trost in dem Gedanken, dass es lebenswichtigere Herzensangelegenheiten gab: Schmerzen und Nöte dieser Welt, die es für mich wirklich zu bekämpfen galt.

Also zog ich mich über die Jahre zurück. Ich wollte nicht mehr durch Morbus Crohn auffallen und ständig anders als die anderen sein. In den Pausen blieb ich zunehmend allein, versteckte mich auf dem Klo oder stellte anderen viele Fragen, um ihre Fragen an mich zu vermeiden. Denn ich hatte andere körperliche Bedürfnisse, andere Ziele und Träume als sie. Ich hatte Ängste und Sorgen, die nicht den nächsten Schwarm, sondern mein Überleben betrafen. Ich musste Entscheidungen treffen, die tatsächlich und nicht nur so dahingesagt über Leben und Tod entscheiden konnten. Ich blieb für mich allein und irgendwann zogen die Kommentare zunehmend spurlos an mir vorbei. Mit der Zeit tat es nicht mehr so weh. Und irgendwann würde auch die Schulzeit enden. Doch bis dahin hatte ich nur eine begrenzte Auswahl an Ressourcen zur Verfügung und so entschied ich mich, in die Kämpfe zu investieren, die es wert waren, gekämpft zu werden: Ich kämpfte um mein Leben.

Außenseiter oder auserwählt?

Es gibt nichts, das uns mehr von anderen unterscheidet, als anders zu sein. Doch die Ironie ist, dass niemand eine Kopie des anderen ist. Wir sind alle Originale, alle einzigartig. Trotzdem könnte man sagen: Eine unserer Gemeinsamkeiten ist, dass wir anders sind und oftmals gleichzeitig wie die anderen sein wollen. Wir wollen dazugehören, aber dennoch auffallen.

Ich wünschte, ich könnte dir sagen, dass Vergleiche auf ein bestimmtes Alter beschränkt sind, dass es besser wird und irgendwann aufhört. Doch in jedem Alter gibt es die, die sich »nach oben« vergleichen, indem sie andere niedermachen oder sich mit denen vergleichen, die weniger haben. Und diejenigen, die sich »nach unten« vergleichen, indem sie sich selbst niedermachen und mit denen vergleichen, die mehr haben. Vergleiche sorgen dafür, dass wir immer nur die unterschiedlichen »Seiten« sehen und nie das größere Bild. Denn egal, ob wir uns aus Arroganz oder Minderwertigkeit vergleichen, Vergleiche haben mit unserem Stolz und unserem Ego zu tun. Es ist auch egal, ob wir uns mit anderen oder unserem gestrigen Ich vergleichen, ob wir unser Ego pushen oder niederreißen, ob wir dadurch »eine bessere Version von uns selbst« werden oder nicht, beim Vergleichen geht es immer um »mir, meiner, mich«. Vergleiche rauben uns nicht nur unsere Freude, Freiheit oder Dankbarkeit, sondern auch unsere Einzigartigkeit. Wir vergessen, wer wir sind, weil wir so sehr damit beschäftigt sind, wer wir nicht sind. Irgendwann vergessen wir, zu wem wir gehören und wer unsere Identität definiert. Vergleiche geben uns das Gefühl, eine Außenseiterin bzw. ein Außenseiter zu sein, während wir von Gott auserwählt sind, um aufzufallen.

Die Wahl der Auserwählten

Wir sind nicht die Ersten, die sich immer wieder fragen sollten: Wer bin ich und zu wem gehöre ich? Wir sind nicht die Ersten, die mit Vergleichen konfrontiert sind. Nachdem Gott sein Volk Israel aus der Sklaverei in Ägypten befreit und es in das verheißene Land in Kanaan geführt hatte, wollten die Israeliten einen König (vgl. 1. Samuel 8,19-20). Sie hatten Gottes Versorgung, Allmacht, Sicherheit und Leitung in der Wüste erfahren und hätten weiter unter der ewigen Herrschaft Gottes als König der Könige leben können. Trotzdem wollten sie einen König. Warum? Mose hatte bereits prophezeit, wie sie auf die Idee kommen würden:

> Schon bald werdet ihr in das Land kommen, das der Herr, euer Gott, euch gibt, und werdet es erobern und euch darin ansiedeln. Wenn ihr dann denkt: »Wir wollen einen König *wie all die anderen* Völker um uns herum, ernennt nur den Mann zum König, den der Herr, euer Gott, dazu erwählt.«
>
> *5. Mose 17,14-15a*[4]

Sie verglichen sich. Sie wollten einen König, um wie andere zu sein. Sie wollten dazugehören. Und ich kann den Gedanken der Israeliten nachvollziehen.

Auch ich wollte dazugehören. Obwohl ich aus gesundheitlichen und moralischen Gründen nicht wie die anderen sein konnte und wollte, hatte ich das Bedürfnis nach Zugehörigkeit. Oft fühlte ich mich wie die Israeliten hin- und hergerissen. Wie sie hatte ich Gott erlebt, wusste, dass ich sein Kind war, aber dauernd anders zu sein als Christ mit Morbus Crohn, quasi den, in diesem Fall unerwünschten, Sechser im Lotto zu haben und damit nicht positiv aufzufallen, war oft anstrengend, erschöpfend und einsam.

Gott hat mich und dich nie dazu berufen, zu dieser Welt dazuzugehören, sondern ihm zu gehören.

Aber erst in den wenigen Monaten, in denen es mir gesundheitlich besser ging, begriff ich: Selbst wenn ich Kompromisse eingehen würde, so wäre ich doch allein. Im Herzen wusste ich es längst, wer ich war und zu wem ich gehörte. Ich konnte nicht zu ihrer Welt dazugehören, denn Gott hat mich und dich nie dazu berufen, zu dieser Welt dazuzugehören, sondern ihm zu gehören. Als Menschen sind wir nicht geboren, um uns dieser Welt anzupassen, sondern um aufzufallen. Ja, unser Bedürfnis nach Zugehörigkeit ist göttlich. Gott hat uns für die Gemeinschaft und Beziehung mit ihm und miteinander geschaffen. Doch wie Salomo bereits sagte: »*Vor allem aber behüte dein Herz, denn dein Herz beeinflusst dein ganzes Leben*« (Sprüche 4,23). Wenn eine der fünf Säulen unserer Identität unsere Beziehungen sind, ist es wichtig, dass wir bewusst entscheiden, mit wem wir unser Herz teilen, denn diese Entscheidung wird unser gesamtes Leben beeinflussen.

Damals sandte Gott den Propheten Samuel, um die Israeliten zu warnen. Doch sie wollten weiterhin einen König (vgl. 1. Samuel 8,9-19). Also erhörte Gott ihre Bitte und Saul wurde zum König gesalbt. Was mich immer wieder fasziniert, ist, dass König Saul nicht Gottes Wille für sein Volk war, sondern der freie Wille der Israeliten. Es war nicht Gottes Plan, doch als Auserwählte hatten sie eine Wahl. Auch wir haben als auserwählte Kinder Gottes jeden Tag neu eine Wahl. Ich darf mich immer wieder entscheiden: Wer soll König in meinem Leben sein? Will ich wie die anderen oder immer mehr wie Jesus sein?

Ich weiß nicht, wie deine Situation ist, aber: Du bist nicht allein. Selbst wenn du gerade den Eindruck hast, nirgends dazuzugehören, bist du von Gott für göttliche Beziehungen und Gemeinschaft geschaffen. Und wenn du versucht bist, wie ich zu glauben: »Ich brauche andere Menschen nicht!«, verschließ dein Herz nicht, denn vermutlich kennst du noch gar nicht alle Menschen, die Gott dir an die Seite stellen möchte. Menschen, die Gott lieben und mit denen du gemeinsam für sein Königreich brennen und rennen darfst!

Wenn Schicksalsschläge und Erfahrungen uns prägen und wir versucht sind, uns zu isolieren, dürfen wir unseren Blick zu Gott heben und uns in unserer wahren Identität sehen. Wir sind geboren, um in dieser Welt aufzustehen – für Gott, für andere und für uns selbst. Sollten alle fünf Säulen in unserem Leben zerfallen, dürfen wir auf Jesu Fundament stehen und mit dem Bewusstsein leben: Wir sind geboren, um aufzufallen! Während andere dich vielleicht missverstehen, übersehen oder hintergehen, bist du von Jesus gesehen, gekannt und geliebt! Über Teufelskreise der Verletzung und Zerstörung hat Gottes Liebe bereits gesiegt! Und wenn du bei anderen nicht beliebt bist, sei dir sicher, dass du von Jesus geliebt bist! Du darfst seine Liebe jeden Tag neu empfangen, um Jesus, dich selbst und andere zu lieben. Denn am Ende des Tages wirst du andere immer so sehr lieben, wie du dich selbst liebst.

Shituations – Die wortwörtlichen Scheißsituationen unseres Lebens

»Dein Krankheitsfall ist besonders schwer und selten, Rebekkah.«

Wie oft hatte ich das von meinen Ärzten schon gehört, aber nie ganz geglaubt. Es litten doch viele Menschen unter schlimmen und noch schlimmeren Krankheiten. Mag ja sein, dass es bei mir auch so war, aber was sollte ich jetzt damit anfangen? Ich fragte mich nie: Warum ich? Wieso sollte ich meine Krankheitsgeschichte mit anderen vergleichen?

Darmerkrankungen sind im wahrsten Sinne des Wortes schwer verdaulich, kacke und ab und zu auch richtig scheiße. Doch die Aussage der Ärzte beschäftigte mich nicht. Für mich zählte nur: Ich wollte Morbus Crohn nicht!

Als ich jedoch 2013 an einem Workshop-Wochenende für Betroffene von chronischen Darmerkrankungen teilnahm, erkannte ich: Die Ärzte hatten recht. Niemand von den anderen Teilnehmenden hatte das durchlebt, was ich erlebt hatte. Die meisten waren noch nie operiert worden, sondern nahmen täglich ein bis zwei Medikamente oder hatten ihre Ernährung umgestellt und verzichteten seitdem auf Gluten oder Laktose. Sogar ihre Kontrolltermine in der Klinik lagen weiter auseinander. Während ich vor Kurzem doch mit Cortison anfangen musste, hatten die anderen nicht annähernd dieselben Probleme. Wir hatten Cortison lange vermieden, doch nachdem wir die letzten Spritzen aufgrund von Nebenwirkungen absetzen mussten, gab es für mich keine anderen Therapiemöglichkeiten mehr. So langsam begann ich, es einzusehen – und alle anderen vermutlich auch, denn mein »Mondgesicht«, durch das Cortison, war nicht mehr zu übersehen: Mein Fall war besonders schwer und selten. Doch als ich im Stuhlkreis saß und hörte, wie sich die meisten über ihre Erkrankungen definierten, sie sogar zu einem Teil von ihnen geworden war, rebellierte alles in mir: Morbus Crohn war kein Teil von mir! Wenn überhaupt war es ein Untermieter, den ich loswerden wollte. Ich konnte die Sicht der anderen damals nicht verstehen, aber ich musste mir nach dem Wochenende eingestehen: Mein Untermieter war sesshafter, lästiger und lauter als die Untermieter der anderen.

Diese Erkenntnis war für mich erst mal schwer zu verdauen. Ich brauchte Zeit, Gespräche mit meinen Eltern und ich musste über die ganze Sache nachdenken. Doch am Ende kam ich immer wieder zum selben Ergebnis: Egal, wie schlimm mein Krankheitsfall auch war: Ich wollte Morbus Crohn nicht! Egal, was die Ärzte sagten, ich glaubte immer noch: Gott ist noch nicht fertig!

Wenn alles Kacke ist …

Doch unser Glaube ist nicht immer mit unserer Realität vereinbar. Drei Monate nach dem Workshop, kurz vor Weihnachten 2013, ging es mir sehr schlecht. Ich konnte nachts oft nicht schlafen, weil ich bis zu fünf Mal in der Nacht auf die Toilette musste und unter starken Schmerzen und krampfartigen Toilettendrängen litt. Die Ärzte machten eine Beckenbodenuntersuchung mit dem Resultat, dass das Endstück des Dickdarms, das 2010 nicht operativ entfernt werden konnte, so eng war, dass ich kurz vor einem Darmverschluss stand. Drei Tage vor Weihnachten musste ich eine weitere Ernährungstherapie beginnen. Doch das war nicht alles.

Meine Eltern waren zur Nachbesprechung im Krankenhaus gewesen und kamen gerade nach Hause. Sie hatten über meine Zukunft und weitere mögliche Schritte gesprochen, während ich daheim, gekrümmt vor Schmerzen, im Bett lag. Als sie mir von der Ernährungstherapie erzählten, verabschiedete ich mich innerlich bereits vom Weihnachtsessen. Doch ich sah ihnen an, dass es noch schlimmere Nachrichten gab.

Mit jedem weiteren Wort, das sie sagten, wurde meine größte Angst wahr: Ich brauchte wieder ein Stoma. Diesmal für mindestens ein Jahr. Ich war fassungslos und brach in Tränen aus. Schluchzend versuchte ich, zu argumentieren, dass das letzte Stoma nicht nur schmerzhaft, sondern auch unnötig war. Es hatte nicht geholfen. Wieso also jetzt?

Meine Eltern weinten auch, versuchten mich zu trösten und erklärten mir, dass es diesmal kein Colostoma, sondern ein doppelläufiges Ileostoma sein würde. Die Ärzte hatten ihnen die beste Chirurgin mit kleinen Händen versprochen, damit nur das kleinste Stück Dünndarm auf meiner Bauchdecke befestigt werden würde. Mein Dünndarm war gesund. Es würde also nicht so schmerzhaft sein und sich auch nicht ausstülpen können wie der Dickdarm.

Das ergab alles Sinn. Aber ich wollte nicht, dass es Sinn ergab. Ich wollte kein Stoma. Ich wollte kein besonders schwerer und besonderer Fall sein. Ich wollte endlich gesund sein.

Wir saßen an diesem Abend noch lange da, weinten und brachten alles vor Jesus: »Jesus, ich hab dir doch gesagt: Alles außer das. Du weißt, dass das mein größter Albtraum ist …« Aber auch wenn ich es nicht wollte, so wusste ich am Ende doch, dass es das Richtige war.

Noch vor den Feiertagen fuhren wir ins Krankenhaus, um die Operation für Januar zu planen. Bevor wir die Chirurgin trafen, sprachen wir noch mal kurz mit meiner Ärztin. Ich weiß nicht, ob sie meine Wut und die dahinter verborgene Trauer bemerkte, aber sie sah mich liebevoll an und meinte: »Rebekkah, es zwingt dich keiner. Du kannst immer noch Nein sagen. Es ist deine Entscheidung!«

Aber wir beide wussten, dass es das nicht war. Das hier war keine Entscheidung. Ein Nein zum Stoma wäre ein Nein zum Überleben. Und ich wollte mehr als das; ich wollte im Glauben leben.

In der Vorbereitung für meine Operation hatten wir viele Gespräche mit Ärzten. Während ich bei einer Untersuchung war, kamen einmal sieben Ärzte auf meine Mum zu. Sie dachte, sie hätten noch weitere medizinische Fragen, doch stattdessen wollten sie wissen, wie wir als Familie trotz all dieser schlechten Nachrichten unsere Hoffnung und Freude bewahrten.

Meine Mum sagte: »Das ist einfach. Es ist Jesus. Sehen Sie, Sie können alles tun, was Sie tun können, und dafür sind wir dankbar. Aber nur Gott kann tun, was er tun wird und kann.«

Daraufhin drehte sich eine Ärztin zu ihren Kollegen um und sagte: »Seht ihr, ich wusste, es hat etwas mit Gott zu tun!«

Sie hatte recht. Es hatte alles mit Gott zu tun.

Wenn meine Mum und ich während der stationären Krankenhausaufenthalte Lobpreislieder sangen, Spiele spielten oder zusammen lachten, schien es paradox zum Schmerz, Leid und der gewissen Hoffnungslosigkeit. Aber es war kein naiver Optimismus, mit dem wir versuchten, die hässliche Realität zu beschönigen. Es war auch kein Fatalismus, der als Erklärungsansatz für brutale Schicksalsschläge diente. Es war Glaube! Glaube, der das ermöglichte, was menschlich paradox und unmöglich zu sein scheint: dem Leid dieser Welt in die Augen zu schauen und gleichzeitig Jesu Gesicht zu sehen; chronisch krank zu sein und auf übernatürliche Heilung und Wunder zu vertrauen; medizinische Hilfe in

Anspruch zu nehmen und dabei Gott sein ganzes Leben zu geben. Es war Glaube, der mir ermöglichte, zu vertrauen, dass für Gott nichts unmöglich ist!

Es war Glaube! Glaube, der das ermöglichte, was menschlich paradox und unmöglich zu sein scheint.

Als ich mich für die Operation entschied, war ich ehrlich. Meine Eltern ermutigten mich immer, nicht nur zu glauben, sondern auch zu trauern, zu weinen, mal zu schreien oder wütend zu sein. Ich durfte ehrlich sein, denn ich wusste, Jesus beschönigt weder das Hässliche noch verharmlost er das Schlechte. Glaube verleugnet weder das, was widersprüchlich ist – Hoffnung und Freude inmitten der Hoffnungslosigkeit –, noch das, was menschlich natürlich ist – Tränen und Wut inmitten der Hoffnungslosigkeit. Glaube befähigt uns, das Übernatürliche zu tun – zu beten, zu hoffen, zu leben –, statt nur das, was natürlich erscheint – zu verzweifeln, zu hadern, zu »überleben«. Und dabei glaubte ich an Wunder, an die natürlichen Auswirkungen von Gottes Königreich, einer Manifestation des Übernatürlichen im Natürlichen, des Geistlichen im Weltlichen.

So oft betete ich: »Gott, jetzt wäre ein guter Zeitpunkt für ein Wunder!« Aber auch ein Wunder hätte meinen Glauben nur noch stärken (nicht ersetzen) können, denn ich glaubte bereits an Jesus als Person, an den, der er ist, und nicht nur an das, was er tut. Mein Glaube war ein Fundament, keine Krücke, *»[…] eine feste Zuversicht auf das, was man hofft, eine Überzeugung von Tatsachen, die man nicht sieht«* (Hebräer 11,1b; SCHL). Wenn Jesus mein Vorbild war, *»[…] der im Blick auf die vor ihm liegende Freude das Kreuz erduldet, die Schande gering geachtet und sich zur Rechten des Thrones Gottes gesetzt hat«* (Hebräer 12,2; ZB), dann konnte ich der hässlichen Realität einer weiteren Operation in die Augen sehen, ohne den Glauben an ein gutes Ende zu verlieren.

**Damals wie heute will ich im Glauben leben.
Im Vertrauen darauf, dass Gott alles tut, was er tun kann,
während ich alles tue, was ich tun kann.**

Damals wie heute will ich im Glauben leben. Im Vertrauen darauf, dass Gott alles tut, was er tun kann, während ich alles tue, was ich tun kann. Und so tat ich voller Glauben, was ich tun konnte, und bekam am 27. Januar 2014 mein doppelläufiges Ileostoma, einen lästigen Untermieter, der nun auf meiner Dachterrasse aka meiner Bauchdecke saß.

Shituations

Als ich zum ersten Mal von einem künstlichen Darmausgang hörte, war ein Ileostoma meine größte Angst. Diese Operation gehörte für mich zu einer der Situationen, die man lieber vergessen oder umgehen möchte.

Du kennst solche Situationen bestimmt auch – mit oder ohne Stoma. Unangenehme, peinliche Situationen, die man am liebsten aus dem Gedächtnis aller Beteiligten streichen würde, oder auch Scheißsituationen, die man am liebsten die Toilette herunterspülen möchte – dort, wo sie hingehören. Entschuldige die vulgäre Sprache, aber es gibt einfach *Shituations*, Situationen in unserem Leben, die nicht nur unangenehm oder peinlich, sondern schlichtweg kacke sind. Denn dabei meine ich nicht die metaphorischen Situationen, die kacke genug sind, ohne irgendwelche Ausscheidungen zu involvieren, sondern die wortwörtlichen *Shituations* eben.

Als ich das Ileostoma bekam, war mir noch nicht klar, wie kacke manche Situationen werden würden. Doch manchmal stand ich morgens um 4.30 Uhr auf, nicht, weil ich als High-Performerin den frühen Morgen liebe und gerne aufstehe, bevor der Rest der Welt aufwacht, sondern weil mein Ileostoma schon wieder ausgelaufen war.

Falls du noch nie ein Stoma live gesehen hast, es sieht nicht aus wie bei Google – zumindest nicht bei mir. Für den künstlichen Darmausgang hatten die Ärzte einen Teil meines Dünndarms auf der Bauchdecke fixiert, sodass dieser quasi den Anus ersetzte. Der Stuhlgang, der aus dem Darm kam, wurde in einem Plastikbeutel, dem sogenannten Stomabeutel, aufgefangen.

Noch bevor ich damals wusste, wie dieses Stoma am Bauch kleben bleibt, kam eine Dame vom Gesundheitsteam ins Krankenhaus und erklärte mir, dass der Beutel durch eine Honigplatte auf meiner Bauchdecke fixiert wird. Das hat zwei Vorteile: Zum einen kann man die Größe des Lochs auf der Honigplatte so ausschneiden, dass sie perfekt an die Größe des Darms angepasst werden kann, zum anderen ist die Honigplatte schonend für die Haut und ermöglicht, dass man sich sportlich frei bewegen kann.

Als ich das Ileostoma nach der Operation sah, war ich positiv überrascht. Es war deutlich kleiner als gedacht. Ich konnte normale, wenn auch nicht supereng anliegende Klamotten tragen, wechselte mein Stoma täglich allein unter der Dusche und faltete den Beutel so zusammen, dass ich das Ende des Beutels in meinen Hosenbund stecken konnte. Und das Schönste war, dass diese Erfahrung nicht annähernd mit meiner ersten Erfahrung vom Colostoma 2010 vergleichbar war.

Doch aus einem Jahr mit Stoma wurden zwei, drei, vier … mittlerweile neun Jahre. Ich habe das Stoma nun schon sehr lange, und ich werde es auch für immer behalten. Am Ende des Buches wirst du verstehen, warum. Diese Jahre haben mich viel über *Shituations* gelehrt. Ich habe vor allem gelernt, dass wir mit jeder Erfahrung dazulernen. Jede Erfahrung birgt Erfolgserlebnisse, wenn wir es schaffen, daraus zu lernen. Im Umkehrschluss bedeutet das leider, dass wir bis zum Erfolg Herausforderungen oder auch Fehlern begegnen werden, egal, ob es die eigenen oder die anderer sind. Wir können nicht alle Herausforderungen oder Fehler vermeiden und nicht jede *Shituation* umgehen. Aber wir entscheiden, ob wir lernen, mit dem Mist umzugehen oder ihn zu umgehen. Letzteres empfehle ich nur bei Hundehaufen auf der Straße.

Shituations sind von vielen Menschen, die ein Stoma haben, Teil ihres Lebens, und leider involvieren sie im wahrsten Sinne des Wortes mehr Scheiße, als den meisten lieb ist. Vor allem zu Beginn.

Wie ich bereits sagte, lief mein Ileostoma manchmal aus, weil die Honigplatte undicht war. Tagsüber konnte ich die *Shituation* schneller erkennen und kontrollieren. Doch wie so oft im Leben ereignen sich die meisten *Shituations* im Dunkeln, zu den unpassendsten Zeiten, wenn keiner hinsieht und ich beispielsweise nachts schlief. Um das Ganze noch unangenehmer zu machen, machen *Shituations* keine Ausnahmen. Ich erlebte sie nicht nur im eigenen Bett daheim, sondern auch, wenn ich im Urlaub ein Hotelzimmer mit jemandem teilte.

Ich erinnere mich noch daran, wie mein Paps und ich 2017, als ich neunzehn Jahre alt war, eine Vater-Tochter-Tour nach Amsterdam gemacht haben. Er hatte mir diese Reise zum achtzehnten Geburtstag geschenkt, und nach gesundheitlichen Komplikationen konnte ich nun endlich wieder reisen. Es war wunderschön, auch wenn es am ersten Tag regnete. Wir saßen im trockenen Hotelzimmer und lachten uns über die Menschen schlapp, die im strömenden Regen mit dem Fahrrad fuhren und gleichzeitig versuchten, ihre vom Wind geknickten und somit ziemlich sinnfreien Regenschirme nicht zu verlieren. Wir aßen leckeren Kuchen in gemütlichen Cafés, gingen shoppen, besuchten das Anne-Frank-Haus, das Rijksmuseum und machten eine Bootsfahrt auf dem Kanal. Es wäre alles wunderschön gewesen, wäre es in der zweiten Nacht nicht zu der *Shituation* gekommen.

Mein Stoma lief aus. Mitten in der Nacht wurde ich aufgrund der Feuchtigkeit um meinen Bauch und des unangenehmen Geruchs in der Nase wach. Ich versuchte, meinen Paps nicht zu wecken und nicht an das Gesicht der Reinigungskraft zu denken, wenn ich ihr am nächsten Tag die Bettwäsche überreichen würde. Erst mal musste ich mit der *Shituation* umgehen, wie Jesus betonte: *»Deshalb sorgt euch nicht um morgen, denn jeder Tag bringt seine eigenen Belastungen. Die Sorgen von heute sind für heute genug«* (Matthäus 6,34). Oder die *Shituations*.

Also richtete ich mich vorsichtig im Bett auf und stand langsam auf. Während ich mein beschmutztes, nasses T-Shirt unten zuhielt, damit sich die *Shituation* nicht auch noch verteilte, ging ich vorsichtig ins Bad. Dort hatte ich alles, was ich für einen Wechsel des Stomabeutels brauchte: Windeltüten, um den alten Beutel geruchsfrei zu entsorgen, frische Kompressen, um alles zu säubern, ein Pflasterentfernerspray, um Rückstände der Honigplatte von meiner Haut zu entfernen, und ein Pulver, das ich um den Dünndarm auf der Bauchdecke verteilte, sodass die Haut heil und gesund blieb.

Während ich in der Dusche wie sonst auch (nur nicht um 4.30 Uhr) meinen Stomabeutel wechselte, wurde mein Paps wach, sah das Bett und kümmerte sich um die beschmutzte Bettwäsche. Als ich aus dem Bad kam, saß er mit seinem einfühlsamen Blick da und fragte, wie sonst meine Mum, warum ich ihn nicht geweckt hätte.

Ich wusste, dass meine Eltern mir jederzeit gerne halfen, aber mir fiel es schwer, diese Hilfe anzunehmen. Ich war keine zwölf Jahre mehr wie beim Colostoma, als ich den Darm auf meiner

Bauchdecke weder ansehen noch berühren konnte. Damals war es weniger problematisch für mich gewesen, Hilfe anzunehmen, aber heute war ich zwanzig Jahre alt, in Amsterdam mit meinem Paps und fühlte mich wie ein bedürftiges Baby. Ich wollte andere nicht immer mit »in die Scheiße hineinreiten« und an meiner *Shituation* beteiligen. Abgesehen davon gehörte ich zu den Frauen, die gerne alles im Griff haben. Doch offensichtlich hatte ich das nicht.

Es gibt Zeiten in unserem Leben, die schlichtweg kacke sind, aber wir dürfen lernen, damit umzugehen. So durfte ich lernen, Hilfe anzunehmen, auch wenn mich oftmals der Gedanke zurückhielt, dass es nicht die Schuld der anderen war. Und auch wenn es genauso wenig meine Schuld war, so war es doch meine *Shituation*, und ich schämte mich dafür. Denn dort, wo Schuld keinen Platz hat, ist Scham meist nicht weit.

Während Schuld uns überführt, uns hilft, zwischen Richtig und Falsch zu unterscheiden, und uns an unsere Werte erinnert, indem sie sagt: »Du hast einen Fehler gemacht«, greift Scham unsere Identität an und sagt: »Du bist der Fehler.« Ich glaube, genau deswegen schämte ich mich. Ich sehnte mich danach, alles im Griff zu haben, und versuchte, zu kontrollieren, was ich konnte, denn durch Morbus Crohn hatte ich bereits die Kontrolle über meinen Körper verloren. Da konnte ich nicht auch noch die Kontrolle über andere Dinge verlieren.

Jahrelang war ich abhängig von Ärzten, Krankenschwestern und Pflegern und meinen Eltern. Wie konnte ich da noch mehr Hilfe annehmen? Ein Teil von mir strebte nach Kontrolle. Und wenn ich sie verlor, schämte ich mich, denn in diesen Momenten verlor ich einen Teil meiner Identität, das, was ich von mir erwartete: dass ich alles im Griff hatte.

Ich ging mit mir oft hart ins Gericht, bis Gott mir offenbarte: »Mit Kontrolle hast du nichts im Griff. Kontrolle hilft dir nicht, mit Situationen umzugehen, weil sie in Angst verwurzelt ist und du so Situationen und Hilfe umgehst. Es ist Liebe, die dir hilft, mit Situationen umzugehen und Hilfe anzunehmen.«

Kontrolle ist eine Illusion. Sie gaukelt dir vor, dass du etwas hast, was du nie haben wirst: absolute Sicherheit. Erst als ich das verstand, lernte ich, mit *Shituations* umzugehen, statt sie zu umgehen. So paradox es auch klingt: Erst als ich aufhörte, alles zu kontrollieren, lernte ich beispielsweise, wo gewisse Fehler lagen, die ich vermeiden konnte. Ich lernte, dass es nicht ratsam ist, den Bauchbereich neben der Honigplatte einzucremen oder zu spät vorm Schlafengehen zu essen, und habe seitdem keine nächtlichen 4.30-Uhr-*Shituations* mehr. Als ich nicht mehr alles im Griff haben musste und losließ, konnte ich besser empfangen. Und plötzlich war es, als ob Gott mir zeigte, wo wirklich Fehler lagen, die sich vermeiden ließen. Noch heute lerne ich, Kontrolle abzugeben, nach Hilfe zu fragen und sie anzunehmen. Es liegt so viel Schönheit im Loslassen und Empfangen. Wir dürfen Hilfe annehmen und uns bei Gott fallen lassen.

Wir können *Shituations* nie komplett kontrollieren, doch wir können bestimmte Tabuthemen und die damit einhergehende Scham adressieren. Bei manchen Themen ist noch zu viel Scham im Spiel, wenn wir in der Gesellschaft darüber sprechen. Mir ist bewusst, dass meine plastischen Schilderungen in diesem Kapitel unangenehme Gefühle beim Lesen auslösen können. Dabei ist es menschlich. Kein Mensch erlebt nur die schönen Seiten des Lebens. Doch wenn wir lernen, mit den schwierigen Seiten umzugehen, können wir auch die schönen Seiten darin entdecken.

Das Ausmaß der *Shituations* und die *Shituation* selbst mag variieren, aber jeder Mensch erlebt irgendwann unkontrollierbare Situationen, die schlichtweg kacke sind. Ob das nun wortwörtliche oder metaphorische *Shituations* sind. Wir alle kennen Situationen, die wir am liebsten aus dem Gedächtnis aller Beteiligten streichen würden – inklusive unserem eigenen. Doch selbst wenn sich niemand mehr daran erinnert, sich die Situation verändert und wir es überstanden haben, so bleibt die Scham oftmals hartnäckiger kleben als so mancher andere Mist. Und wenn wir in Scham leben, bezahlen wir einen hohen Preis. Einen Preis, den Jesus bereits am Kreuz für uns bezahlte. So wie ich lernen durfte, von meinen Eltern Hilfe anzunehmen, dürfen wir lernen, seine Vergebung für unsere Sünde anzunehmen. Vergebung, die den höheren Standard der Heiligkeit in uns wiederherstellt und uns nicht an den niedrigsten Punkt unserer Sünde und Fehler fesselt. Wir sind nicht unsere Fehler, sondern Gottes Söhne und Töchter. Wir sind nie allein, wir haben den Heiligen Geist, der in uns lebt, an Jesu Worte und Wahrheiten erinnert und uns alles lehrt (vgl. Johannes 14,26) – auch mit *Shituations* umzugehen.

L(i)ebe – Take the risk or lose the chance

Tagtäglich treffen wir Entscheidungen. Das fängt bei alltäglichen Fragen an: Was ziehe ich an? Wofür gebe ich mein Geld aus? In welche Freundschaften investiere ich mich? Der einen Person fällt das leichter, der anderen schwerer, und trotzdem wachsen wir alle an unseren Entscheidungen. Als Teenager fiel mir beispielsweise die Kleiderauswahl schwerer als heute. Nach dem Abitur fiel mir die Frage nach der Berufswahl schwerer als im Studium. Doch warum fallen uns manche Entscheidungen so viel schwerer als andere? Und warum sagt das oft nichts über den Erfolg der Entscheidung aus?

Wir dürfen Vergebung annehmen, die den höheren Standard der Heiligkeit in uns wiederherstellt und uns nicht an den niedrigsten Punkt unserer Sünde und Fehler fesselt.

Die Entscheidung für das Ileostoma 2014 mit siebzehn Jahren fiel mir damals schwer, und doch war es im Nachhinein die beste Entscheidung. Zum ersten Mal in meinem Leben hatte ich weniger Beschwerden. Ich musste seltener zur Toilette und konnte so ohne ständige Toilettensuche unterwegs sein, durfte mehr essen als zuvor (auch wenn ich durch das Stoma auf manches verzichten musste und heute noch muss), und es schien so, als ob der Dickdarm sich endlich erholen konnte.

Doch nach ein paar Monaten hatte ich Schmerzen beim Schlucken. Die Ärzte machten eine Magen-Darm-Spiegelung und es stellte sich heraus, dass Bereiche meines Magens, Dünndarms und meiner Speiseröhre mit Morbus Crohn befallen waren und der Dickdarm leider nicht, wie erhofft, zur Ruhe gekommen war. Das erklärte meine Schluckbeschwerden und machte das Zunehmen wieder schwerer.

Doch die Ärzte machten sich vielmehr Sorgen um mein Leben, denn ohne Dünndarm kann man als Mensch nicht leben. Der Verlauf war bisher so untypisch, dass niemand von uns wusste, wann es wieder kippen könnte, und doch waren alle Therapiemöglichkeiten (medizinisch, holistisch, pflanzlich) ausgeschöpft, die anderen Patienten schon geholfen hatten. Es gab keine Schmerzmittel zur Linderung der Schluckbeschwerden. Es gab keine Aussichten auf neue Medikamente und nichts, das meinen untypischen Morbus-Crohn-Verlauf hätte erklären können. Nach neun Jahren, in denen erbbedingte Faktoren wie meine Gene untersucht worden waren, gab es weder Hinweise auf einen Gendefekt noch auf andere Faktoren. Doch wenn die Entzündung nicht bald zur Ruhe kommen würde, befürchteten die Ärzte, dass sich Krebszellen aus dem dauerhaft entzündeten Gewebe entwickeln könnten.

Mittlerweile war mein Fall international bekannt. Meine Ärzte waren im regelmäßigen Austausch mit anderen Fachleuten in Boston, Tel Aviv und London. Dort hatte man von einer neuen Therapie gehört, die bisher noch nicht oft ausprobiert worden war. Aber es war ein neuer Lösungsansatz, den die Ärzte mit uns besprechen wollten.

Am 3. Juli 2014 trafen wir zum ersten Mal meinen zukünftig behandelnden Arzt. Ich erinnere mich noch ganz genau an diesen Tag. Es war ein warmer Sommertag, ich wurde von der Schule befreit und meine Eltern und ich fuhren vormittags in die Kinderklinik. Das Wartezimmer war fast leer.

Als wir aufgerufen wurden und man uns in das Zimmer führte, saß mein Arzt bereits am Tisch. Er hatte eine freundliche, positive

Ausstrahlung, trug Sportschuhe und war Oberarzt der LAF-Station, dort, wo Stammzellentransplantationen durchgeführt wurden. Er erklärte uns detailliert, was eine Stammzellentransplantation war und dass sie meistens bei Menschen mit Leukämie, aber auch bei solchen mit Gendefekt oder Immunschwächeerkrankungen durchgeführt werden.

Eine Stammzellentransplantation tauscht letztendlich das Immunsystem aus und ist deshalb ein Therapieansatz für Immunschwächeerkrankungen wie Morbus Crohn. Allerdings, so erklärte uns der Arzt, gebe es bislang weltweit nur fünf andere Jugendliche mit schweren Fällen von Morbus Crohn, die eine allogene Stammzellentransplantation, also die Stammzellen einer Spenderin bzw. eines Spenders, bekommen hätten. Das waren nur wenige Erfahrungswerte, aber wenn es funktionierte, hatte man die Chance, komplett gesund zu sein.

Als ich das hörte, schöpfte ich große Hoffnungen: Endlich gab es einen Weg, um komplett geheilt zu werden.

Doch der Arzt erklärte uns auch die Risiken: »Vor jeder Stammzellentransplantation erfolgt eine Chemo, die das eigene Immunsystem zerstört. Man hat also erst mal kein Immunsystem, das Viren, Bakterien oder Ähnliches abwehren kann. Eine bloße Erkältung kann tödlich sein, weshalb man über diesen Zeitraum isoliert ist, bis die Stammzellen der spendenden Person über eine Infusion verabreicht werden, sich im Körper ansiedeln und dann ein neues Immunsystem bilden. Neben dem risikoreichen Zeitraum ohne Immunsystem ist das größte Risiko jedoch, dass das neue Immunsystem den Körper als fremd wahrnimmt, attackiert und abstößt.« Es gab Wege, das in den Griff zu bekommen, aber falls das nicht gelingt, würde man sterben.

Nach einer kleinen Pause ergänzte meine Ärztin, die beim Gespräch mit dabei war: »Selbst nach einer erfolgreichen Stammzellentransplantation gibt es das Risiko, dass die neuen Stammzellen zu keiner Verbesserung, sondern einer Verschlechterung des bisherigen Krankheitsbildes führen können.«

Der Arzt nickte.

Doch ich hatte Hoffnung.

Während er alles ausführlich erklärte, immer wieder spezifisch auf mich einging und Raum für Zwischenfragen ließ, sah ich meine Eltern wie ein Kind an, das gerade erfahren hatte, dass es das beste Geschenk der Welt zu Weihnachten bekommen könnte. Etwas in mir (ich konnte es damals nicht klar benennen) spürte: Das war Gottes Geschenk an mich, die Art und Weise, wie er mich heilen würde. Das war die Lösung!

Ich sah meine Eltern an. Mein Dad konnte seine Tränen nicht zurückhalten und weinte. Dann weinte auch meine Mum. Und dann ich. Ich wusste genau, was sie dachten. Es war risikoreicher als alles andere zuvor. Sie wollten mich nicht verlieren, und ich wollte sie auch nicht verlieren. Und trotzdem fiel mir diese Entscheidung leichter als alle anderen bisher. Meine Antwort war klar: »Ja!«

Am »Überleben« oder Leben?

Auf dem Heimweg sprachen wir noch mal zu dritt über das, was gerade passiert war. Ich konnte es einerseits nicht glauben und doch war meine Entscheidung klar. Ich hatte alles gehört, was der Arzt gesagt hatte. Aber je mehr er über mein Leben sprach, desto mehr wurde mir bewusst: Die Chance, zu leben, war mir das Risiko wert, zu sterben. Denn ich hatte bisher nicht gelebt, sondern überlebt. Ich hatte keine Lebensqualität, sondern Jahre voller Schmerzen, Leiden, Enttäuschung – Quantität. Die Entscheidung für die Stammzellentransplantation fiel mir nicht nur leicht, weil ich in meinem Herzen diese Zuversicht hatte, dass es das Richtige war, sondern weil ich nicht »viel« zu verlieren hatte.

Meine Eltern hörten mir ruhig zu, als ich ihnen erklärte, wie entscheidend für mich der Ausgangspunkt meiner Entscheidung war. »Wenn man viel besitzt, kann man viel verlieren – das Risiko überwiegt. Doch ich habe nicht viel zu verlieren – die Chance überwiegt. Ich habe lange genug überlebt, um zu wissen, dass ich so nicht mehr leben will.«

Meinem Paps kamen wieder die Tränen.

Es waren keine einfachen Worte, die ich unüberlegt dahersagte. Die letzten Jahre hatten meine Eltern oft hautnah miterlebt, wie unerwartet und risikoreich das Leben sein kann. Sie sahen mich als Geschenk, kein Projekt, das sie mitgestalteten, kein Leben, dem sie ihre Pläne überstülpten. Denn ich war nicht nur ihr Kind, sondern primär Gottes Kind – ein anvertrautes Geschenk an sie. Und sie wussten, dass auch mein Herz schwer war, wenn ich an sie dachte und sie so sah. Ich wollte sie nicht frühzeitig verlassen oder verlieren. Aber ich wusste, dass ich bei dieser Entscheidung nicht verlieren konnte.

»Denn für mich ist Christus das Leben, und das Sterben ein Gewinn« (Philipper 1,21; SCHL). Die Worte von Paulus waren auch meine Worte. Sie brachten es auf den Punkt. Jesus war und ist der Grund, warum ich überlebte. Nicht mein Überleben, sondern er selbst war mein Leben, und zu sterben würde nur bedeuten, dass ich im Himmel mit ihm weiterlebte. Die Entscheidung war leicht, denn ich wollte leben – auf Erden nach einer erfolgreichen Stammzellentransplantation oder im Himmel, falls das Risiko überwog und meine Reise hier endete. Ich wollte einfach nicht mehr nur überleben. Und diese Stammzellentransplantation war endlich meine zweite Chance auf ein neues, gesundes Leben.

Zutrauen oder anvertrauen?

Meine Entscheidung war innerlich so gut wie gefallen. Trotzdem bekamen wir Bedenkzeit und wir mussten schließlich auch noch meiner Schwester Jõ und dem Rest der Familie Bescheid geben. Meine Eltern wollten Freunde um Gebet bitten, und auch ich wollte meine beste Freundin Laura anrufen und mit ihr beten.

Jesus war und ist der Grund, warum ich überlebte. Nicht mein Überleben, sondern er selbst war mein Leben, und zu sterben würde nur bedeuten, dass ich im Himmel mit ihm weiterlebte.

Daheim angekommen, ging ich in mein Zimmer und konnte es noch nicht ganz glauben. Ich setzte mich aufs Bett, nahm mein Tagebuch heraus, starrte aus dem Fenster in den Himmel und fing plötzlich an zu weinen. Tränen der Freude und Trauer vermischten sich. Konnte es wirklich sein, dass fast zehn Jahre des Überlebens nun auf diese eine Chance des Lebens hinausliefen? Hatten wir all diese Jahre um ein Immunsystem gekämpft, damit wir es jetzt einfach austauschen konnten? »Ist das dein Wille, Papa, oder meiner?« Ich stellte Gott diese Frage, schrieb meine Gedanken auf und versuchte noch mal, alles nüchtern abzuwägen.

Auch in den folgenden Tagen dachte ich immer wieder darüber nach, machte mir die Risiken bewusst: den schlimmeren Krankheitsverlauf oder den möglichen Tod. Doch je länger ich darüber nachdachte, desto mehr wurde mir klar, dass die Entscheidung gegen die Stammzellentransplantation dieselbe Gefahr in sich trug wie die Entscheidung dafür. Ich wusste: Beide Entscheidungen könnten die gleichen Folgen haben.

Aber jede Entscheidung für etwas erfordert, dass man etwas anderes ablehnt. Mein Ja für etwas war auch ein Nein gegen etwas. Und selbst wenn wir Entscheidungen vermeiden, entscheiden wir uns in diesem Moment für die Vermeidung. Keine Entscheidung ist auch eine Entscheidung. Ich musste mich nicht nur für ein neues Immunsystem, sondern auch gegen mein eigenes Immunsystem entscheiden. Aber Gott sei Dank nicht allein.

Rückblickend sehe ich, wie klar der Heilige Geist zu mir sprach und mir nicht nur eine tiefe Zuversicht und Einsicht gab, sondern auch eine rationale Erklärung, die ich den Ärzten gegenüber aussprach.

Beim nächsten Treffen mit ihnen erklärte ich, warum ich mich dafür entschieden hatte: »Wir kennen die Ursache für Morbus Crohn nicht. Ist es genetisch, wäre eine Stammzellentransplantation genau richtig. Aber wenn nicht, kann mir kein Medikament ermöglichen, was mir eine Stammzellentransplantation geben kann: komplette Gesundheit statt Remission, die Chance zu leben, statt zu überleben.«

Das konnten die Ärzte nicht verneinen, und trotzdem waren sie nicht so zuversichtlich wie ich.

Ich musste an Mose denken, der Gott in einem brennenden Dornbusch begegnet war. Als Gott ihm den Auftrag gab, die Israeliten aus der Sklaverei in Ägypten zu befreien, stellte Mose ihm die Frage, die wir uns selbst oft aus Unsicherheit und Angst stellen: *»Wer bin ich, dass ich zum Pharao gehen und die Israeliten aus Ägypten führen sollte?«* (2. Mose 3,11a).

Vielleicht dachte Mose daran, dass er einst ein Prinz im Haus des Pharaos gewesen war, der als Mörder aus Ägypten hatte fliehen müssen. Aber Gott rief weder den Prinzen noch den Mörder, er rief Mose beim Namen und antwortete: *»Ich bin, der ich immer bin«* (2. Mose 3,14b).

Gott verlangte von mir nicht, dass ich mir alles zutraute, sondern dass ich ihm vertraute.

Gott sprach Mose seine Identität zu, nicht indem er Moses Frage beantwortete, sondern indem er ihm offenbarte, wer er ist: »*Ich bin, der ich immer bin.*« Im Gegensatz zu unseren Entscheidungen, Gedanken, Gefühlen verändert sich Gott nicht. Er war, ist und wird für immer derselbe sein. Deswegen wusste ich: Gott verlangte von mir nicht, dass ich mir alles zutraute, sondern dass ich ihm vertraute.

Ich glaube, Gott erwartet von niemandem, dass er sich alles zutraut, weder von mir noch von dir, weder von unseren Eltern noch in meinem Fall von meinen Ärzten, denn er weiß, dass er Gott ist und wir seine Kinder.

L(i)ebe – Die Chance unter vielen Risiken

Eines der größten Geschenke, das Gott uns gab, ist die freie Wahl. Wir dürfen frei entscheiden, weil auch er frei entscheidet. Alles, was er tut, ist von Freiheit und Liebe gekennzeichnet. Als Gott seinen einzigen Sohn für uns gab, tat er es aus Liebe und Freiheit. Genau deshalb musste sich auch Jesus aus freien Stücken für den Tod entscheiden. Jesus sagte: »*Niemand kann es [mein Leben] mir nehmen. Ich gebe es freiwillig hin. Ich habe die Macht, es hinzugeben, und ich habe die Macht, es wieder zu nehmen. Denn mein Vater hat mir diesen Auftrag gegeben*« (Johannes 10,18).[5] Als Jesus im Garten Gethsemane aus Todesangst Blut schwitzte, sagte er: »*[…] doch nicht mein, sondern dein Wille geschehe!*« (Lukas 22,42; LUT 2017).

Diese bekannten Worte Jesu haben so viel Gewicht, denn inmitten der Todesangst entschied er sich für dich und mich. Jesus entschied sich zu sterben, damit wir geistlich gesehen ewig leben.

Jesus ist der Beweis, dass Freiheit ein Akt der Liebe und Liebe in Aktion ist. Er starb nicht nur, weil er uns liebt, sondern weil er Liebe ist. Jesus ist die vollkommene Liebe, die alle Angst vertreibt (vgl. 1. Johannes 4,18). Eine Liebe, die uns befreit. Eine Liebe, die uns zum Leben mit ihm vereint.

Wir haben tagtäglich die freie Wahl, uns zu entscheiden. Doch oftmals sind uns unsere Entscheidungen gar nicht bewusst. Oft wissen wir gar nicht, dass wir eine Wahl zwischen A und B haben, bis wir davon hören. Erst in dem Moment, als mir von der Stammzellentransplantation erzählt wurde, wurde mir klar: Ich will nicht mehr überleben, sondern leben. Ich entschied mich für Plan B und gegen Plan A. Ich habe mich gefragt, ob du diese bewusste Entscheidung auch schon getroffen hast.

Was auch immer dein A oder B ist, vielleicht hängt dein Leben nicht an einem seidenen Faden, aber du sehnst dich trotzdem nach Leben. Du willst nicht mehr nur dahinleben oder irgendwie »überleben«, sondern wissen, was es heißt, wirklich zu leben. Dann will ich dir sagen, du hast die freie Wahl – nicht nur, weil du geboren bist, sondern weil Jesus für uns gestorben und auferstanden ist. Er ruft uns zu einem Leben in Fülle und wir dürfen uns frei dafür oder dagegen entscheiden. Dabei will ich dich ermutigen: Wir alle haben die freie Wahl und dürfen und sollen uns bewusst entscheiden. Denn wenn wir das nicht tun, verpassen wir unter Umständen die Chance, zu leben und zu lieben, weil wir das Risiko eingehen, zu »überleben« und halbherzig zu lieben.

Ich glaube, die Fülle an Leben und das Ausmaß an Liebe hängt damit zusammen, ob wir das Risiko eingehen, die Chance zu ergreifen. Denn das Leben ist nicht nur eine Aneinanderreihung von täglichen Entscheidungen. Egal, wie schwer oder leicht unser Leben bisher war und wie schwer oder leicht eine Entscheidung sein mag, Jesus verlässt uns nicht. Er ist da, ob wir stolpern, fallen oder am Boden der Tatsachen aufprallen. Er hilft uns, die Chance unter vielen Risiken und das geistliche Leben im irdischen Tod zu sehen. Und er ermutigt uns von ganzem Herzen, zu lieben und zu leben – *all in* zu l(i)eben!

The impatient patient

Endlich ist meine Zeit gekommen!, dachte ich nach meinem Erstgespräch zur Stammzellentransplantation. *Bald kann ich wirklich leben und anderen davon erzählen. Womöglich erkennen sie dadurch sogar endlich den Ernst der Lage und können mich besser verstehen.*

Ich konnte es kaum abwarten, aber ich musste erst mal wieder warten – was sonst. Seit Jahren verbrachte ich meine Zeit in Krankenhäusern, Wartezimmern und an anderen Orten, an denen man sonst so gerne Zeit verbringt (#ironie). Allerdings wurde ich meinem Titel als Patientin einfach nicht gerecht. Ganz im Gegenteil. Ich fragte mich oft, wer auf die glorreiche Idee gekommen war, kranke Menschen so zu nennen. Ich konnte es bildlich vor mir sehen, wie sie sich (wer auch immer sie waren) während des Findungsprozesses fragten: »Wie nennen wir Menschen, die viel leiden und Schmerzen erdulden müssen, ohne dass es negativ klingt?« Vermutlich diskutierten sie so lange hin und her, bis endlich eine Person aus der Runde die rettende Idee hatte: *»Let's call them patients. After all they have to be very patient«* (deutsch: »Lass sie uns Patienten nennen, immerhin müssen sie sehr geduldig sein«). Wow! Dieser Titel hat fast etwas Spottendes, als ob man sicherstellen wollte, dass Patienten schon aufgrund ihrer Definition nie vergessen, dass Geduld nun ihre Tugend und Warten ihre neue Aufgabe ist – so fühlte es sich zumindest für mich manchmal an.

Während ich im Wartezimmer saß, fiel mir auf, wie schlecht ich im Patientsein war. *Sie sollten mich nicht Patientin nennen,* dachte ich, ich hatte diesen Titel wirklich nicht verdient. Ich war nicht gut im Warten. Nein, ich war sogar wirklich schlecht darin. Schmunzelnd saß ich da, als mir ein weiterer Gedanke kam: *Ich schätze, man weiß, dass man für etwas anderes gemacht ist, wenn der Titel nicht passt. Wenn Geduld nicht meine Stärke ist, brauche ich vielleicht einfach einen anderen Titel. Ich bin kein patient (engl. geduldig), sondern eher ein impatient (engl. ungeduldig). Die ungeduldige Patientin.* Und Gott sei Dank wurde dieser *impatient* gerade endlich in das Behandlungszimmer gerufen.

Backstage

Nachdem ich den Ärzten mein Ja zur Stammzellentransplantation gegeben hatte, fing der Prozess der Spendersuche an. Diese Person musste einige Kriterien erfüllen. Sie musste beispielsweise die passende Blutgruppe haben, im besten Fall 10 von 10 Markern passend zu meinem Zellmuster aufweisen, sollte idealerweise einen gesunden Lebensstil führen, etwa gleich alt sein und aus demselben Land kommen. Wie lange die Suche dauern würde, konnte niemand sagen. Wir mussten warten. Denn erst nachdem man die passende Person gefunden hatte, konnte man mit den Voruntersuchungen für die Stammzellentransplantation beginnen, um die Ergebnisse nach der Transplantation mit den aktuellen Werten davor zu vergleichen. Und erst danach konnte man auch den Termin zur Stammzellentransplantation festlegen. Es schien noch ein langer Weg dorthin, und der Weg war definitiv nicht mein Ziel. Auch wenn man das immer so schön sagt.

Immerhin hatte ich in der Zwischenzeit (neben dem Warten) Aufgaben zu erledigen. Ich sollte mich körperlich und psychisch, so gut es ging, auf das Vorhaben vorbereiten. Um möglichen Nebenwirkungen der Chemotherapie standhalten zu können, musste ich zunehmen, leichten Sport treiben, und ich bekam eine Immunsuppression gespritzt, die sonst viele Krebskranke bekommen.

Ich hatte auch zum ersten Mal etwas mehr mit meiner Psychologin, Frau Bohata, zu tun, die meinen Fall seit ungefähr zwei Jahren begleitete. Ich musste sie nicht treffen, konnte aber, wenn ich es wollte. Meine Kontrolltermine im Krankenhaus waren in dieser Vorbereitungszeit enger getaktet und im Anschluss an die Arzttermine sah ich sie oft. Sie sprach mit mir über Themen wie »Umgang mit Risiken«, »Sterbevorbereitung« und »Abschied«, um mich auf alles vorzubereiten.

Dieselben Themen besprach ich (meist im Voraus) mit Jesus und meiner Familie. Ich fühlte mich geistlich gut vorbereitet, meine Familie und ich beteten zusammen, hatten gemeinsame Lobpreiszeiten und sprachen ehrlich über alles, was unser Herz beschäftigte.

Die Sommerferien vergingen wie im Flug. Ich arbeitete meine To-do-Liste für die Zeit vor der Stammzellentransplantation ab, und im Familienurlaub ließen wir es uns noch mal so richtig gut gehen. Bis auf die starken Nebenwirkungen der Immunsuppression fühlte ich mich gut vorbereitet. Aber der Anruf mit der passenden Spenderin bzw. dem passenden Spender blieb weiter aus.

Im September kam ich in die Oberstufe und wartete täglich auf den erlösenden Anruf. Doch er kam nicht. Ich musste geduldig warten und konnte es nicht abwarten. Hinzu kam, dass niemand aus meiner Klasse, bis auf zwei Freundinnen, wusste, was mich erwartete. Ich fühlte mich so, als ob mein ganzes Leben hinter einem Vorhang stattfand. Ich wartete auf den nächsten Akt (die Stammzellentransplantation), wenn sich der Vorhang öffnen würde. Dann könnte ich endlich Teil des Stücks (des Lebens) sein und andere könnten in den Backstage-Bereich (des Überlebens) blicken. Denn während sich das Leben auf der Bühne des Lebens abspielte und ich hinter meinem Vorhang immer wieder mitbekam, was sich dort tat, fühlte ich mich im Backstage-Bereich gefangen. Dabei war das Warten im Backstage-Bereich erstaunlicherweise noch schlimmer als im Wartezimmer. Denn im Wartezimmer bekam ich immerhin nicht mit, was sich auf der Bühne tat. Das Wartezimmer war eine Welt für sich, eine Welt für Menschen wie mich.

Im Wartezimmer

Über die Jahre kam ich dahinter, dass viele Begriffe ihren Sinn und Zweck erfüllen. So wie der Begriff Geduld im Begriff Patient bzw. Patientin steckt, hat auch das Wartezimmer nur einen Zweck: das Warten. Und ironischerweise wurde ich besser im Warten, je mehr Zeit verging. Denn im Wartezimmer konnte ich immerhin auf verschiedenste Weise warten. Ich konnte warten, indem ich ein Buch las, Musik hörte, Tagebuch schrieb, DVDs schaute oder mit meiner Mum redete und Karten spielte. Mit der Zeit war mir die Welt des Wartezimmers vertraut. Ich saß oft da, sah mir die verschiedenen Menschen an – *impatients*, *patients*, alt, jung, männlich, weiblich – und dachte mir oft: *Auch wenn ich dich nicht persönlich kenne und nicht weiß, wie unterschiedlich wir sind, haben wir doch eine Sache gemeinsam: das Warten.*

Egal, wie viele Wartezimmer ich auch gesehen hatte, ich wusste, diese Wartezimmer hatten noch viel mehr gesehen: Trauer und Trost, schlechte Nachrichten und gute Neuigkeiten, Einsamkeit und Zweisamkeit. Unabhängig davon, was all die Patienten erwartete oder was sie erwarteten, sie konnten nur geduldig auf ihren Aufruf ins Behandlungszimmer warten. Doch wie lange das dauern würde, konnte oft niemand sagen. Es blieb abzuwarten.

Am 24. September 2014 bekamen wir als Familie endlich eine DVD mit Informationen über den Ablauf einer Stammzellentransplantation. Und beim nächsten Treffen mit den Ärzten erzählte uns meine Ärztin von einem Kongress Mitte Oktober, den sie besuchen wolle, um den bestmöglichen Verlauf zu garantieren.

Endlich tut sich etwas!, dachte ich und musste vor Erleichterung weinen. Doch zugleich machte sich Enttäuschung in mir breit, denn sie wollten vorher den Effekt der Immunsuppression auf meinen Körper untersuchen. Wieder warten.

November 2014, kurz nach meinem siebzehnten Geburtstag, war es dann endlich so weit: Ich war auf die Stammzellentransplantation vorbereitet. Ich hatte endlich zugenommen, sodass die Mediziner zufrieden waren – auch wenn ich immer noch untergewichtig war. Ich hatte die Untersuchung zur Immunsuppression hinter mir und es gab zwei Personen, die für eine Spende infrage kamen. Jetzt konnte es endlich losgehen!

Doch als ich nach der Untersuchung aus der Narkose aufwachte, hatten meine Ärzte andere gute Neuigkeiten: Die Immunsuppression hatte ihre Wirkung gezeigt und nun überdachten sie noch mal die ganze Entscheidung zur Stammzellentransplantation.

Ich konnte es nicht glauben. Nach all den Jahren sollte ausgerechnet jetzt ein Medikament wirken? Ich weinte vor Wut. Sie können mir dieses Geschenk der Transplantation doch jetzt nicht rauben. »Wir wissen doch gar nicht, wie lange das Medikament wirkt«, rief ich. »Ich will die Stammzellentransplantation trotzdem!«

Aber ich blickte nur in fragende Gesichter. Sie verstanden mich nicht. Sie wussten nicht, wie es war, all die Jahre auf Heilung zu hoffen, und erwarteten scheinbar eher, dass ich mich, jetzt wo Heilung in Aussicht war, mit einer Remission zufriedengeben würde.

Aber nicht mit mir! Die Ungewissheit über die Zukunft würde ständig die Gegenwart dominieren. Ich konnte und wollte das nicht mehr. Nicht jetzt, wo es eine Alternative gab.

Geduldsprobe – Don't waste the waiting

Joyce Meyer sagte einmal: »Geduld ist nicht nur die Fähigkeit, warten zu können, sondern auch die Fähigkeit, sich eine gute Haltung zu wahren, während man wartet.«[6]

Die vergangenen Monate waren eine reine Geduldsprobe für mich gewesen. Ich hatte nicht nur äußerlich in Wartezimmern gewartet, sondern auch innerlich. Und hätte es eine Auszeichnung für den ungeduldigsten *impatient* gegeben, hätte ich gewonnen. Doch langsam merkte ich, wie viel Energie es mich kostete, ungeduldig zu warten. Also beschloss ich irgendwann, dass ich, wenn ich schon warten musste, sehr wohl auch lernen konnte, mir dabei eine gute Einstellung zu bewahren. Also arbeitete ich daran. Ich nahm mir Jakobus 5,7-8 zu Herzen und versuchte, damit mein Herz zu stärken.

> Liebe Brüder, habt Geduld, während ihr auf die Wiederkehr des Herrn wartet! Denkt an die Bauern, die im Herbst und im Frühling eifrig nach Regen Ausschau halten. Geduldig warten sie darauf, dass die Ernte heranreift. Auch ihr müsst geduldig sein. Und seid zuversichtlich, denn das Kommen des Herrn steht kurz bevor!

Ich las Hebräer 11 und dachte: *Wenn andere Glaubenszeugen, wie Noah, Abraham, Josef und Rahab, Gottes Zeitplan vertrauen konnten, ohne die Erfüllung all seiner Versprechen selbst mitzuerleben, kann ich auch lernen, Gottes Zeitplan zu vertrauen und abzuwarten.* Und wie ich es lernte.

Über ein Jahr lang hatte ich immer wieder die Gelegenheit, mich in Geduld zu üben und meine innere Einstellung zu bewahren. Ein ganzes Jahr lang traf ich mich mit meinen Ärzten, die mich immer wieder fragten, ob ich mir wirklich sicher sei.

Aber meine Entscheidung stand fest: Ich wollte es immer noch.

Trotzdem hakten sie nach, trafen sich mit anderen Experten und tauschten sich über meinen Fall aus. Alle zögerten. Zwei von drei internationalen Koryphäen rieten sogar von dem Vorhaben ab. Die Fakten sprachen dagegen. Von den fünf Patienten, die mit Morbus Crohn eine Stammzellentransplantation bekommen hatten, war erst vor Kurzem der zweite Patient in den USA gestorben. Nur ein Arzt wunderte sich über meine beharrliche Zuversicht und meinte: »Wenn Sie es möchten, versuchen Sie es.«

Es war nicht so, dass ich die Risiken und Nebenwirkungen nicht verstand. Es war, wie gesagt, ein Jahr vergangen, seit ich zum ersten Mal von der Möglichkeit einer Stammzellentransplantation gehört hatte, und ich war gut vorbereitet. Ich hatte mich mit Chancen und Risiken, Leben und Tod auseinandergesetzt. Aber im Juli 2015 wurde ich langsam müde, mich immer wieder neu durchzukämpfen und zu verteidigen.

Ich sitze zwar im Behandlungszimmer, aber ich bin immer noch im Wartezimmer, dachte ich, als ich gemeinsam mit meinen Eltern meiner Ärztin und meiner Psychologin gegenübersaß.

Meine Ärztin betonte erneut die Risiken und Nebenwirkungen, aber ich konnte es nicht mehr hören.

Ich schaute sie an und sagte irgendwann: »Das Problem ist doch nicht, dass jemand anderes an der Stammzellentransplantation vor Kurzem gestorben ist, sondern dass ich in euren Augen zu gesund für diese Therapie bin.«

Meine Ärztin war sichtlich emotional berührt.

Während ich gegen die Tränen ankämpfte, sprach ich weiter: »Ich weiß, dass es nur wieder eine Frage der Zeit ist, bis das Medikament nach einem Jahr in seiner Wirkung nachlässt (übrigens ist genau das eingetreten). Und dann? Dann haben wir meinen Vorteil verspielt, dass ich gesünder, fitter und besser, als ich es vermutlich je sein könnte, auf diese Stammzellentransplantation vorbereitet bin. Ihr seht die Risiken und alles, was schiefgehen kann. Aber ich sehe meine Chance und den möglichen medizinischen Durchbruch für andere. Das könnte auch eure Chance sein.« Ich war von der Klarheit meiner Worte selbst überrascht.

Sie widersprach mir nicht.

Aber ich wollte hören, ob das wirklich der Grund für all das Zögern der Ärzte war.

Als ich meine Ärztin fragte, sagte sie schlicht: Ja. Doch sie versicherte mir, dass sie meine Worte an die Ethikkommission und alle anderen Ärzte am runden Tisch weitergeben würde.

Und endlich kam der entscheidende Tag: Auch die medizinischen Fachleute gaben ihr Ja.

Wenn deine Zeit gekommen ist …

Manchmal kann sich unser Leben wie eine Reihe von Wartezimmern anfühlen. Allein beim Thema Beziehungen können sich die Wartezimmer aneinanderreihen: Manche Singles warten auf die richtige Partnerin bzw. den richtigen Partner, Vergebene warten auf ihre Verlobung, Verlobte warten auf ihre Ehe und Verheiratete warten auf das erste Kind. Ich kenne das Warten und die Versuchung, sein Leben lang auf das Leben zu warten. Ich weiß, wie es sich anfühlt, im Wartezimmer sitzen zu bleiben und sich und Gott zu fragen: »How long O Lord« – Herr, wie lange noch, wie es im Lied von Brian Doerksen heißt.[7] Oder David, der in Psalm 13 Gott dieselbe Frage entgegenschrei(b)t.

Manchmal scheint das Leben aus mehr Wartezimmern als Behandlungszimmern zu bestehen. Aber wir können als »Patienten« mehr tun, als nur passiv darauf zu warten, dass wir aufgerufen werden und unsere Zeit gekommen ist. Wir dürfen nicht vergessen, dass Gott auch im Warten aktiv ist. Er hört nie auf, zu arbeiten (vgl. Johannes 5,17). Und er ermutigt uns, ebenfalls aktiv zu warten. Denn auch wenn wir als *patients* und *impatients* viel erdulden und uns oft gedulden müssen, müssen wir nicht alles passiv hinnehmen.

Denn die persönliche innere Haltung kommt immer mit ans Licht – im Backstagebereich und im Rampenlicht!

Das Jahr zwischen meinem Ja zur Stammzellentransplantation und dem Ja der Mediziner war wie ein langes Wartezimmer. Aber ich durfte lernen, was es heißt, aktiv zu warten: nicht aufgeben, beharrlich weiterkämpfen und sich körperlich, psychisch und geistlich weiter vorbereiten. Ich durfte Geduld lernen, indem ich mehr als genug (und doch die richtige Anzahl an) Geduldsproben hatte, um sie zu üben.

Auch heute arbeite ich immer wieder daran, mir meine innere Haltung zu bewahren. Denn ich habe gelernt: Nach dem Wartezimmer kommt das Behandlungszimmer und dort heißt es: »Vorhang auf! Jetzt ist deine Zeit. Jetzt zeigt sich, wie gut du vorbereitet bist.« Denn die persönliche innere Haltung kommt immer mit ans Licht – im Backstagebereich und im Rampenlicht!

Wenige Wochen später war es wirklich so weit. Meine Ärztin und der Oberarzt der LAF-Station riefen mich an. Sie hatten den perfekten Spender gefunden – den dritten, denn es hatte ja bereits vor einem Jahr zwei Menschen gegeben, die infrage gekommen wären. Dieser Spender hatte das passende Blutbild, erfüllte 10 von 10 Markern, kam aus der Nähe von München und war nur drei Jahre älter als ich. Besser ging es wirklich nicht. Oder doch: Denn jetzt waren alle zuversichtlich!

Das erste Mal

Mit siebzehn Jahren war ich das erste Mal verliebt, war das erste Mal in einer Beziehung und das erste Mal getrennt. Mit siebzehn Jahren habe ich mich das erste Mal bei meinen Ärzten durchgesetzt, wollte das erste Mal wirklich leben und war das erste Mal bereit, zu sterben. Mit siebzehn Jahren fühlte ich mich zum ersten Mal von anderen gehört, denn als ich von der Stammzellentransplantation erzählte, haben viele zum ersten Mal wirklich hin- und zugehört. Mit siebzehn Jahren war ich zum ersten Mal im Kinderwunschzentrum ohne Kinderwunsch, um mich auf die möglichen Folgen der Chemotherapie vorzubereiten. Mit siebzehn Jahren ließ ich mir zum ersten Mal meine Haare etappenweise ganz kurz schneiden. Von Long Bob bis Kurzhaarschnitt war alles dabei, denn wenn ich meine Haare verlieren würde, war jetzt die Zeit, einen »schlechten Haarschnitt« zu riskieren. Mit siebzehn Jahren war ich das erste Mal »zelten«: auf einer christlichen Freizeit mit meiner Familie im Wohnmobil und auf der LAF-Station während meiner Stammzellentransplantation.

In diesem Jahr gab es viele erste Male. Nach dem offiziellen Ja meiner Ärzte und der Ethikkommission kam am 24. Juli 2015 der offizielle Brief mit allen Terminen zur Transplantation. Am 4. August 2015 folgte das Aufklärungsgespräch und dann war es an der Zeit, auch andere aufzuklären.

Zum ersten Mal erzählten wir meinen Freunden, Schulkameraden, Lehrern, der Gemeinde meiner Eltern und Freunden der Familie: »Rebekkah bekommt eine allogene Stammzellentransplantation.«

Die Reaktionen waren unterschiedlich, denn für viele war es auch ihr erstes Mal, dass sie so etwas mitbekamen. Doch die beste

Reaktion war und ist für mich nach wie vor: eine Reaktion. Egal, ob sie mitfühlend, ermutigend oder unbeholfen ist – jede Reaktion zeigt, dass man nicht allein ist.

Nachdem ich das erste Mal in einem Wohnmobil gecampt hatte, folgten die ersten Termine im Krankenhaus. Mein ganzer Körper wurde durchgecheckt und mir wurde ein zentraler Venenzugang, ein Hickman-Katheter (kurz: Hicky), gelegt. Ich war nun offiziell vorbereitet, sodass nach vielen »ersten Malen« auch »vorerst letzte Male« folgten. Ich besuchte zum letzten Mal meine beste Freundin Laura, war das letzte Mal im öffentlichen Verkehr unterwegs, war das letzte Mal mit meiner Familie im Restaurant, das letzte Mal im Kino, das letzte Mal Klavierspielen im Wohnzimmer, das letzte Mal in der Gemeinde, umgeben von vielen Menschen. Und am letzten Abend vor meiner Krankenhausaufnahme umarmte ich zum letzten Mal meine Familie.

Zeit, zu »zelten«

Am 7. September 2015 war mein Aufnahmetag. Es war Zeit, zu »zelten«, wie wir es immer nannten, und ich war bereit.

Meine Mum und ich fuhren mit vollgepackten Koffern in die Stadt. Als wir auf der LAF-Station in der Kinderklinik ankamen, wurden wir freundlich empfangen. Zum ersten Mal lagen eine gewisse Vorfreude, eine Vision, ein gemeinsames Ziel in der Luft. Zum ersten Mal traf ich eine der netten LAF-Krankenschwestern, Steffi, die für mich hauptsächlich zuständig war. Sie nahm uns freundlich in Empfang und wir folgten ihr durch eine schwere Glastür auf die LAF-Station, die vier Räume hatte, die vom Flur abgingen.

Alle Räume hatten eine verdunkelte Glastür, durch die man in den jeweiligen Vorraum kam, der unter anderem für den Aufenthalt von Familie und Freunden gedacht war. Hier befanden sich eine kleine Sitzecke, ein Waschbecken mit Spiegel und ein Extra-WC. Meine Familie würde in diesem Raum in den nächsten sechs Wochen viel Zeit verbringen. Sie würden mich unterhalten, mit mir beten, Lobpreis machen und immer ein Auge auf mich haben, während ich im »Zelt«, dem Zimmer für Patienten, war. Das »Zelt« war vom Vorraum durch eine Glaswand mit Fenstern und einer Tür getrennt. Vom »Zelt« aus würde ich nicht nur meine Familie und meine Freunde sehen, sondern auch meine Ärzte, die Pfleger und Krankenschwestern, wie sie mich mit Monitoren vom Vorraum aus überwachen und mir über verschiedene Geräte meine Chemotherapie, Medikamente und am Tag X die Stammzellen meines Spenders verabreichen würden. Die Raumaufteilung war gut durchdacht, denn durch die Monitore und Geräte im Vorraum konnten sie im Notfall schnell eingreifen. Wären alle Geräte im Patientenzimmer gewesen (wie es sonst im Krankenhaus üblich ist), hätten sich alle, die das »Zelt« betreten wollten, zuerst von Kopf bis Fuß mit sterilem Kittel, Haube, Maske, Hand- und Fußschuhen einkleiden müssen.

Als der Oberarzt mir das »Zelt« zum ersten Mal erklärte, wurde mir schnell klar, warum man dieses Zimmer »Zelt« nannte. »Isolationszelle« oder »deine kleine Glaswelt« haben nicht denselben Touch. Und außerdem hatte dieser Ort tatsächlich etwas mit Individualreisen und Zelten in der Wildnis gemeinsam: Man war für Wochen von der Außenwelt abgeschottet, nur für sich, isoliert. Während Abstand und Isolation vor Corona für die meisten Fremdwörter waren, gehören diese Wörter für Transplantationspatienten wie mich für mindestens sechs Wochen zum Alltag. Doch im Gegensatz zum Zelten war dieses »Zelt« um einiges komfortabler eingerichtet.

Rechts an der Wand stand mein großes Bett. Direkt gegenüber davon befand sich eine freie Wand mit einem großen Spiegel, an der ich meine laminierten Fotos und Lichterketten aufhängte. Ich hatte eine kleine Dachgaube, die viel Tageslicht reinließ, einen roten Sessel mit Tisch, an dem ich schon bald mit meiner Tante meine Seminararbeit schreiben würde, und ein Fahrrad-Ergometer, um nicht alle Muskeln zu verlieren, die ich mir gerade erst mühsam antrainiert hatte. Doch das war nicht alles.

Links von meinem Bett hatte ich ein Nachtkästchen und rechts davon eine Kommode und einen Toilettenstuhl. Ja, es ist genau das, wonach es klingt: ein Stuhl mit einem Loch und darunter einer austauschbaren Schüssel, in die man sein Geschäft erledigen konnte. Was jetzt nicht wirklich attraktiv klingt, war jedoch eigentlich sehr praktisch. Durch vorherige Krankenhausaufenthalte kannte ich den Toilettenstuhl bereits und hatte ihn wortwörtlich in schwer verdaulichen Zeiten zu schätzen gelernt. Und diesmal gab es sogar einen Vorhang davor – Upgrade! Doch das war nicht die einzige Besonderheit.

Der Oberarzt erklärte mir beim ersten Durchgang, dass die LAF-Station ihren Namen von dem berühmten Lüftungssystem, dem »Laminar-Air-Flow-System«, habe und dass dieses Lüftungssystem eine Besonderheit der Transplantationsstation in dieser Kinderklinik sei. Sie reinigt in jedem »Zelt« die Luft, reguliert die Temperatur und schützt dadurch die Transplantationspatienten in den Wochen ohne Immunsystem. Alles schien perfekt. Und heute war es wirklich so weit: Ich zog in mein »Zelt« ein.

Isoliert, aber nicht einsam!

Als wir in meinem Zimmer ankamen, erklärte mir meine Krankenschwester Steffi, dass sie mich gleich zum Baden abholen würde.

Ich starrte meine Mum an, und die lachte. Den ganzen Vormittag hatte ich damit verbracht, zu baden, Haare zu waschen, hatte eine Gesichtsmaske gemacht, mich eingecremt … Dabei hatte ich ganz vergessen, dass in der Klinik ein Bad mit desinfizierender Jodlösung auf mich warten würde, bevor ich überhaupt in das »Zelt« einziehen konnte. *Das war echt für die Katz!,* dachte ich nur, als ich in das braune Badewasser starrte.

Meine viel zu großen Klamotten hatten wir schon vor Wochen abgegeben, damit man sie zur Desinfektion kochen (nicht waschen) konnte – meist liefen die Kleidungsstücke durch das Kochen ein. Nach meinem Bad stand ich nun also da: Mit meinen frisch gekochten Klamotten, Schutzkittel, Mundschutz, Hand- und Hausschuhen war ich offiziell desinfiziert, keimfrei, von allem Wellness-Luxus befreit und fürs »Zelten« bereit.

Nachdem meine Krankenschwester meine Mum und mich zurück ins Zimmer geführt hatte, schleuste sie mich in das »Zelt« ein. Meine Omi war beim Einzug auch mit dabei. Als die Glastür ins Schloss fiel, war es erst mal komisch meine Mum und meine Omi durch eine Glaswand zu sehen. So nah und doch so fern! Aber das komische Gefühl verschwand, als wir miteinander redeten. Um 17 Uhr wurde mein Hicky an die Geräte angeschlossen, meine Omi verabschiedete sich und meine Mum kleidete sich ein, um mit mir im »Zelt« alle Bilder und Lichterketten aufzuhängen. Plötzlich schien es, als seien die Seiten vertauscht worden, und der leere Vorraum war nun der isolierte Teil der Welt.

Am nächsten Tag sollte ich zum ersten Mal die intensive Chemotherapie erhalten. Es war der erste Tag von neun. In dieser Zeit war mein Alltag im »Zelt« oft gleich – auch wenn das Programm je nach Gemüt, körperlicher Verfassung und plötzlichen Nebenwirkungen variierte. Manches blieb trotzdem konstant: wie die tägliche Blutabnahme um 7 Uhr morgens und meine Wasch- und Cremeroutine.

Meine Mum war jeden Tag, so früh es ging, da und half mir bei alldem. Während sie sich fürs »Zelt« einkleidete, brachte eine Krankenschwester eine Schüssel mit warmem Wasser und Seife und zog die Jalousien an der Glaswand zu, sodass wir mehr Privatsphäre hatten. Bevor sie ging, zeigte sie uns noch die richtige Reihenfolge beim Waschvorgang mit einer Schüssel: Wir fingen mit Gesicht, Armen, Händen, Dekolleté an und gingen zu Beinen, Füßen, Zehen und Intimbereich über, während ich auf einer Unterlage stand. Zuletzt wechselte ich mein Stoma und cremte mich dann mit einer fettenden Creme ein.

Das gesamte Prozedere nahm viel Zeit in Anspruch, aber die Ärzte betonten, wie wichtig es sei: »Die Haut ist unser größtes Organ und ein Großteil der Medikamente und Chemotherapie wird darüber ausgeschieden.«

Das ergab Sinn für mich. Trotzdem hatten die wenigsten Patienten Lust darauf. Über die kommenden Tage hinweg verstand ich auch, warum: Mit der Chemotherapie wurde alles zunehmend anstrengender. Doch ich war entschieden, es durchzuziehen. Als ich erfuhr, dass es die Möglichkeit gab, den Wasch- und Cremevorgang abends zu wiederholen, war ich mit dabei. Immerhin hatte ich bereits als Kind mit hochgehaltenen Armen und gespreizten Fingern im Sandkasten gesessen, als ob ich meinen Eltern zurufen wollte: »Holt mich hier raus!«

Nach dem Waschen frühstückte ich. Das Essen auf der LAF-Station war viel besser, als man es sonst von Krankenhausessen kennt. Es gab sogar eine eigene Küche auf der Station, falls ich mal Heißhunger auf bestimmte Gerichte meiner Mum oder Omi bekommen sollte.

Manchmal hatte ich bereits zum Frühstück Besuch, andere Male einfach gute Gespräche mit meiner Mum oder den LAF-Krankenschwestern. Innerhalb weniger Tage fiel mir auf, dass sie ihrem Titel wirklich alle Ehre machten. Über die Jahre hinweg waren mir viele Krankenschwestern von anderen Stationen ans Herz gewachsen, die mich auch auf der LAF-Station besuchten. Doch die LAF-Krankenschwestern waren wortwörtlich »Schwestern für Kranke«. Viele waren nur drei bis zehn Jahre älter als ich, und wir quatschten oft noch bis in die Nacht hinein. Die tiefen Gespräche mit meiner Mum, meiner Familie, den Ärzten und Krankenschwestern und Pflegern waren wahre Schätze des Alltags für mich.

Auch die Ärzte, die jeden Tag zur Visite vorbeikamen, nahmen sich viel Zeit. Sie erkundigten sich ganzheitlich nach mir, gingen auf alle Fragen ein und erzählten auch aus ihrem Leben das ein oder andere Detail. Sogar meine Ärzte von der anderen Station schauten in den kommenden Wochen öfter mal vorbei und erkundigten sich regelmäßig nach mir. Ich war isoliert, aber nicht einsam. Ironischerweise war ich in der Isolation anderen Menschen näher als draußen, denn dort war ich zwar unter vielen Menschen, aber dennoch oft einsam und allein.

Nach dem Frühstück machte ich oft noch meine Pilatesübungen vor dem Spiegel, hatte Physiotherapie und ab 10 Uhr floss die erste Chemotherapie über mehrere Stunden hinweg in meinen Körper. Anfangs spürte ich keine Nebenwirkungen, doch gegen 15 Uhr bekam ich Kopf-, Gelenk- und Rückenschmerzen. Ungefähr eine Stunde später hatte ich Fieber: erst Schüttelfrost und dann Schweißausbrüche.

Über die nächsten neun Tage hinweg hatte ich immer wieder Fieber, Husten und sogar Gedächtnislücken.

Meine Ärztin erklärte uns, dass Nebenwirkungen, wie Gedächtnislücken, manchmal durch die Gabe von Medikamenten kamen, die man neben der Chemotherapie zur Prophylaxe verabreichte.

Auch wenn das in meinen Ohren beruhigend klang, machte es meinen Alltag doch oft unvorhersehbar.

Während meine Tante mich zum Chemostart mittags besuchte und putzmunter erlebte, kamen mein Paps und meine Schwester nachmittags und erlebten, wie fertig ich aufgrund all der Nebenwirkungen war. Die Sache mit dem Besuch war auch schon in den letzten Jahren nie einfach für mich gewesen. Oftmals hatte ich Besuch von Freunden abgelehnt, da ich nie genau sagen konnte, wann ich mich fit genug dafür fühlte. Bei meiner engsten Familie war das jedoch anders: Hier konnte ich einfach sein: putzmunter oder bedrückt, gesprächig oder still, mit Nebenwirkungen oder ohne. Sie waren einfach für mich da.

In den folgenden Chemotagen kam mich meine Familie viel besuchen. Manchmal fuhr mein Paps mit meiner Mum morgens rein und erledigte im Vorraum seine Arbeit, während meine Mum mir beim Waschen half. Ein anderes Mal kam mein Paps erst nachmittags mit meiner Schwester zu Besuch. Wir hatten Momente, in denen wir lachten, und solche, in denen wir weinten. Wir hatten tiefe Gespräche oder erzählten uns einfach gegenseitig von unserem Alltag. Wenn ich zu müde war, schleuste sich meine Schwester mit Maske, Haube, Schutzkittel, Hand- und Hausschuhen ein und wir schauten zusammen einen Film. Oder meine Eltern und meine Schwester spielten im Vorraum Karten. Dabei hatten sie immer ein Auge und Ohr bei mir, und ich schlief in meinem »Zelt« ruhig ein – in dem Wissen, dass sie einfach da waren.

Es ist möglich, isoliert und nicht einsam zu sein.

Meist fuhr meine Familie gegen 21 Uhr nach meinem zweiten Wasch- und Cremeprozedere heim. Wenn ich allein war, schrieb ich oft noch Tagebuch und hielt alles darin fest. Oft war ich aber auch zu müde dafür, dann schleuste sich mein Paps, bevor sie sich auf den Heimweg machten, noch in mein »Zelt« ein und schrieb auf, was ich ihm diktierte.

Das Schreiben war für mich in dieser Zeit besonders wichtig. Es war zu meinem *safe place* geworden. Einem Ort, an dem ich frei sein konnte und Gott mir begegnete. Während des Schreibens zeigte er mir oft Dinge, die ich zuvor zwar gesehen, aber nicht bewusst wahrgenommen hatte. Er reflektierte mich, berührte mein Herz, ermutigte mich, Fragen zu stellen, und offenbarte mir auch sein Herz. Beim Schreiben fühlte ich mich Gott, aber auch anderen nah. Menschen, die ich nicht kannte, aber von denen ich im Herzen ahnte, dass es für sie – wie für mich – wichtig war, dass ich meine Geschichte für sie festhielt. Eine Geschichte, die ich nun mithilfe dieser Tagebucheinträge aufschreibe, um sie zu teilen. Und weiterzugeben: Es ist möglich, isoliert und nicht einsam zu sein.

Zweisamkeit statt Einsamkeit

Seit Corona wissen vermutlich alle, was es heißt, isoliert zu sein, auch wenn Isolation vermutlich bei jedem Menschen unterschiedlich ausgesehen hat: Vielleicht war es das erste Mal, dass du wieder daheim bei der Familie eingezogen bist. Du warst isoliert, aber nicht allein. Möglicherweise warst du das erste Mal isoliert, allein, aber okay damit. Aber vielleicht warst du auch zum ersten Mal isoliert, allein und einsam. Die Isolation durch den Lockdown führte zu einem Lockdown deines Herzens, und du isoliertest dich selbst. Und auch damit bist du nicht allein.

Mir war viele Jahre lang nicht bewusst, dass für mich die Isolation im »Zelt« nur bedingt ungewohnt gewesen war. Bereits in der Schulzeit war es für mich okay gewesen, allein zu sein – allerdings nicht einsam. Erst Jahre später merkte ich, was die körperliche Isolation mit meinem Herzen getan und das jahrelange Überleben mit meinem Leben gemacht hatte. Gott zeigte mir an einem Punkt in meinem Leben, wie schnell wir uns oftmals an Situationen anpassen. Es ist gleichzeitig unsere Stärke und unsere Schwäche als Menschen, dass wir uns an Ungewohntes wie Isolation und das Tragen eines Mund-Nasen-Schutzes gewöhnen. Doch: Es geht nicht spurlos an unserem Herzen vorbei.

Denn als Gott im Garten Eden nach Adam rief: »Wo bist du?« (1. Mose 3,9), rief er Adam aus der Isolation zur Intimität mit ihm.

Ich weiß nicht, was du bereits erlebt oder welche Erfahrungen du in der Pandemie gemacht hast. Aber vielleicht hast du auch Mauern um dein Herz herumgebaut, so wie ich damals. Vielleicht hast du eine Maske getragen, im wahrsten Sinne des Wortes oder aber im übertragenen Sinne, nur um Unsicherheiten zu verstecken und Schmerz zu ertragen. Vielleicht hast du dich gefragt: »Gott, wo bist du?«, während Gott nach dir rief: »Wo bist du?« – nicht als Anklage, sondern Einladung in die Zweisamkeit statt Einsamkeit. Denn als Gott im Garten Eden nach Adam rief: »*Wo bist du?*« (1. Mose 3,9), rief er Adam aus der Isolation zur Intimität mit ihm.

Zeiten der Unsicherheit und Isolation können unser Herz mit Mauern, Masken und Fassaden zurücklassen. Aber Gott ruft uns aus unserem Versteck heraus. Wir müssen uns nicht isolieren oder Schwächen kompensieren, indem wir Masken tragen. Er lädt uns in seine Gegenwart ein, um unser Herz zu heilen und uns von Mauern, Masken und Fassaden zu befreien. Es ist Zeit. Zeit für eine Identität, die Unsicherheit vertreibt! Zeit für Zweisamkeit statt Einsamkeit!

Colition – Meine, deine und seine Welt

Während meiner Zeit im »Zelt« fühlte ich mich wie in meiner eigenen Welt. Ich hatte hier meinen Alltag, meine Familie, meine »Schwestern für Kranke«, meine Pfleger, Ärzte. Und doch gab es auch Leute, die mich an die Schmerzen aus meiner Schulzeit erinnerten – und das nicht nur, weil sie schulisch tätig waren.

Vor der Stammzellentransplantation hatte ich mich dafür entschieden, die zwölfte Klasse und das Abitur in diesem Schuljahr zu machen. Durch eine Organisation hatte ich die Möglichkeit bekommen, während der Zeit im Krankenhaus unterrichtet zu werden, und für die Zeit daheim waren viele Lehrer meines Gymnasiums bereit, mich einzeln zu unterrichten. Im Frühjahr würde ich zurück in die Schule gehen und somit mein Abi im Sommer mit allen anderen machen können. Es war alles organisiert und bisher lief auch alles nach Plan.

Wenn die Ärzte zur Visite kamen, waren sie oft beeindruckt, dass ich trotz der intensiven Chemotherapie und ihrer Nebenwirkungen in meinem roten Sessel an meiner Seminararbeit saß.

Auch ich war beeindruckt, vor allem aber Gott dankbar. Denn es war nicht selbstverständlich, sondern eine Gebetserhörung, ein Segen.

Ich hatte schon einige Lehrer in meiner Zeit im Krankenhaus kennengelernt und mit den meisten kam ich wirklich gut zurecht. Der 23. September 2015 sollte ursprünglich ein weiterer »normaler« Tag im »Zelt« werden, aber wie du dir bereits denken kannst, würde ich diesen Tag nicht mit dir teilen, wenn es nur ein weiterer Tag wäre.

Ich hatte am Vortag eine schlechte Nachricht erhalten und wachte später als sonst auf. Als ich meine Augen öffnete, saß meine Mum bereits mit Snezi, einer guten Freundin der Familie, im Vorraum. Als Snezi sah, dass ich aufgewacht war, lächelte sie mich an, während ich, noch ganz verschlafen, zurücklächelte. Ich hatte sie schon so lange nicht mehr gesehen, und es war schön, zu hören, was sie von der Außenwelt – der Welt da draußen – und ihrem Alltag so erzählte. Wir redeten, bis meine Mathelehrerin, die ich heute zum ersten Mal traf, den Vorraum betrat.

Ich freute mich, sie kennenzulernen, weil ich in Mathe schon immer am schlechtesten war. Für mich war der Einzelunterricht im Krankenhaus nämlich die Möglichkeit, alle Fragen loszuwerden, die ich wahrscheinlich schon vor drei Jahren hätte stellen sollen, um damit meine Chancen im Abitur zu verbessern.

Wie die anderen Lehrer betrat sie den Vorraum und fragte zuerst nach meinem gesundheitlichen Zustand, um zu wissen, ob ich für den heutigen Unterricht überhaupt fit genug sei.

Beim ersten Treffen war es üblich, dass nach einem kurzen Kennenlernen der Unterricht folgte. Die meisten Lehrer wollten wissen, was ich hätte, und waren überrascht, zu hören, dass es keine Krebsart wie zum Beispiel Leukämie war, denn sie assoziierten – wie viele Menschen – eine Stammzellentransplantation mit Krebs.

Das konnte ich gut verstehen und es überraschte mich nicht. Schließlich wusste ich, dass es bisher weltweit nur eine Handvoll Morbus-Crohn-Patienten in meinem Alter gab, die eine Stammzellentransplantation bekommen hatten.

So wie jedes Mal erzählte ich auch dieses Mal, dass ich nun schon seit elf Jahren unter einem besonders schweren und seltenen

Verlauf von Morbus Crohn litte und daher eine Stammzellentransplantation bekäme. Daraufhin sagte meine Mathelehrerin: »Ach, dann ist ja klar, warum es dir besser als anderen Patienten geht … Du hast ja keinen Krebs.«

Es klang so salopp und abwertend, dass ich zuerst dachte, da kommt gleich noch was wie: So war das nicht gemeint … Doch es kam nichts.

Sie meinte es ernst.

Schock, Schmerz und Sekunden der Sprachlosigkeit machten sich in mir breit. Ich dachte, ich wäre auf alles im »Zelt« vorbereitet, aber an diesem Tag lernte ich: Auf manche Aussagen von Menschen kann man sich nicht vorbereiten.

Sprachlos – Mit nichts zu vergleichen

Was vielleicht extrem klingt, war die Reaktion eines Herzens, das jahrelang von Menschen übersehen worden war. Es war nicht der Kommentar der Mathelehrerin an sich, der mich traf. Es war die Tatsache, dass er sich in die Reihe der vorhergehenden Kommentare einreihte und mir wieder das Gefühl gab, dass mein Kampf nichts wert war.

Über die Jahre hinweg habe ich immer wieder die Erfahrung gemacht, dass die Schmerzen meiner chronischen Krankheit nicht mit dem Herzschmerz vergleichbar waren, den mir Menschen zum Teil zufügten. Ich wusste rational, dass wir von Gott für Gemeinschaft, Beziehung und Menschen geschaffen sind. Doch in solchen Momenten fühlte sich diese Tatsache eher wie ein schlechter Witz an: mehr Fluch als Segen.

Zu den schlimmsten Schmerzen, die ich erlebte, gehörten Verletzungen durch Menschen. Menschen, die ich einmal geliebt hatte.

Menschen, die ich in meine Welt gelassen hatte. Menschen, mit denen ich bereits gelacht, geweint, Leben geteilt hatte. Aber auch Menschen, die aus einer anderen Welt kamen. Menschen, die bis auf einen einzigen Augenblick sonst nichts mit mir zu tun hatten. Sicher, man kann nicht ohne andere Menschen leben, aber zu diesem Zeitpunkt konnte ich auch nur schwer mit ihnen leben. Wie auch?

Nach dem Matheunterricht saß ich da. Tränen der Trauer und Wut kullerten mein Gesicht herunter, während mein Herz immer schwerer wurde. *Sie hat recht!,* dachte ich, *ich habe keinen Krebs. Mir geht es besser als den anderen Patienten. Ich habe noch nicht mal meine Haare durch die Chemotherapie verloren.* Jetzt konnte ich die Tränen nicht mehr zurückhalten. Schluchzend saß ich da, als mir der panische Gedanke kam: *Gott, was ist, wenn ich meine Haare nicht verliere? Glauben andere dann überhaupt, dass ich eine Stammzellentransplantation hatte? Oder würden sie den Schmerz der letzten Jahre herunterspielen?* Ich verstand die Welt nicht mehr. Wieso konnte sich die Mathelehrerin nicht einfach für mich freuen? Immerhin war es doch toll, dass es mir verhältnismäßig gut ging.

Gedanken rasten mir durch den Kopf und immer mehr Erinnerungen an die vielen Kommentare aus meiner Schulzeit kamen in mir hoch. Der Ausspruch der Mathelehrerin war nur ein weiterer Kommentar. Aber einer zu viel. Ich konnte nicht mehr.

Als meine Mum erfuhr, was passiert war, versuchte sie, mich zu beruhigen, aber es tat so weh. Jahre an Tränen, Herzschmerz und Enttäuschung flossen aus mir heraus. Wieso konnte niemand mit mir mitfühlen? Wieso konnte niemand meinen Schmerz sehen und die Schwere dieser Krankheit verstehen? Tränenverschmiert sah ich meine Mum an und schrie: »Wieso muss alles ein blöder Wettbewerb sein? Ist ihnen ihr Schönheitswettbewerb nicht genug? Befinden wir uns jetzt tatsächlich im Wettbewerb der Krankheiten? Muss ich erst an Krebs erkranken, damit andere den Schmerz und das Leid der letzten elf Jahre meines Lebens ernst nehmen? Waren elf Jahre an Schmerz und Leid, ganz egal, warum, nicht schlimm genug?« Müde und kraftlos sackte ich in meinem Bett zusammen. Wie krank war diese Welt? Da war ich ja noch ganz gesund.

Meine Mum fühlte und litt mit und sprach mir Mut und Hoffnung zu.

Doch nach diesem Vorfall schien es offiziell: Ich konnte die Welt meiner Mathelehrerin nicht verstehen – und sie meine nicht. Es prallten zwei Welten aufeinander und es kam an diesem Tag zum Wettkampf statt zur Zusammenarbeit. Ich konnte verstehen, dass viele Menschen – in allen Bereichen ihres Lebens – nach vergleichbaren Werten suchten, um etwas einzuschätzen und richtig zu beurteilen. Aber auf ihrer Suche nach Information, nach Orientierung und Sicherheit verpassten sie die Gelegenheit, Liebe und Mitleid in ihrem Herzen für andere zu finden.

Als ich mich langsam wieder beruhigte, ging mir eine Frage nicht mehr aus dem Kopf: Was muss geschehen, damit Menschen andere Menschen wirklich sehen, anstatt dauernd nur zu versuchen, sie aus ihrer Sicht zu verstehen?

Als ich an diesem Tag die Worte der Mathelehrerin hörte, schluckte ich Schock, Wut, Trauer und den Schmerz alter, aufgerissener Wunden erst mal herunter. Ich erzählte ihr von den gesundheitlichen Herausforderungen und versuchte ihr zu erklären, dass die Ärzte und ich genau deswegen so überrascht von meinem positiven Zustand waren.

Doch dann fing sie an, meine gesundheitlichen Herausforderungen mit ihrem schwierigen Umzug nach München zu vergleichen.

Und plötzlich wurde mir klar: Solange man sich mit anderen vergleicht und die eigenen Umstände denen von anderen Menschen gegenüberstellt, sucht man nach Verlierern und Gewinnern, nach »schlimmer« und »besser«. Vieles in dieser Welt ist aber nicht vergleichbar. Doch dadurch durfte ich an diesem Tag begreifen: Ich konnte diese Mathelehrerin von meiner Welt aus auch nicht erreichen.

Zwei Welten – Marta und Maria

Ich glaube, wir können die Welt anderer Menschen erst verstehen, wenn wir unser Bedürfnis hinter vielen Vergleichen aufgeben: das Bedürfnis nach »Sicherheit im Wissen«. Solange wir aus unserer Welt heraus versuchen, die Welt anderer zu verstehen, werden wir nicht nur Facetten verpassen oder missverstehen, sondern auch die Menschen in ihrer Welt übersehen. Egal, wie unterschiedlich unsere Welten auch sein mögen, als Christen haben wir den Vorteil, dass unsere Welt Teil von seiner Welt ist.

Wenn ich die Bibel lese, dann sehe ich, wie Jesus Menschen individuell in ihrer Welt erreichte, und das von seiner Welt ausgehend. In der Geschichte von Lazarus begegnete Jesus zum Beispiel ganz unterschiedlichen Menschen in unterschiedlichen Welten: seinen Jüngern, Marta, Maria und Lazarus.

Mit Marta, Maria und Lazarus war er eng befreundet und liebte sie von Herzen. Doch als Jesus von Lazarus erfuhr, dass er krank war (vgl. Johannes 11,3), und ihn aus der Ferne mit nur einem Wort hätte heilen können, sagte er stattdessen: *»Lazarus' Krankheit wird nicht zum Tode führen; sie dient vielmehr der Verherrlichung Gottes. Der Sohn Gottes wird durch sie verherrlicht werden«* (Johannes 11,4). Jesus blieb vor Ort, und erst als Lazarus offiziell für tot erklärt worden war, ging er zu seiner Familie. Als Maria und Marta davon hörten, blieb Maria zu Hause, und Marta lief Jesus entgegen. Sie sagt zu ihm: *»Herr, wärst du hier gewesen, wäre mein Bruder nicht* *gestorben. Aber auch so weiß ich, Gott wird dir alles geben, was auch immer du ihn bittest«* (Johannes 11,21-22).

Jesus tut immer das, was am besten ist, auch wenn das Beste aus menschlicher Sicht verwirrend, herzzerreißend und unverständlich ist.

Martas Glaube beeindruckt mich, denn sie hätte es auch bei der ersten Aussage belassen können. Ihr Bruder war todkrank, Jesus hätte ihn sofort heilen können. Jesus sagte: *»Lazarus' Krankheit wird nicht zum Tode führen.«* Allerdings starb Lazarus. Aus menschlicher Sicht hätte es für Maria und Marta also genügend Gründe gegeben, verletzt, enttäuscht und verzweifelt gewesen zu sein, womöglich sogar Jesu Handlungen, seine Freundschaft oder Liebe infrage zu stellen.

Doch Jesus ging das Risiko ein, missverstanden zu werden, und machte dabei deutlich, dass wahre Freundschaft und Liebe das Wohl anderer Menschen sogar über deren eigene Meinung stellt. Jesus tut immer das, was am besten ist, auch wenn das Beste aus menschlicher Sicht verwirrend, herzzerreißend und unverständlich ist. Denn seine Welt ist nicht vergleichbar mit unserer Welt. Er sieht das vollkommene Bild und doch übersieht er unsere Welt nicht. Er geht individuell auf deine und meine Welt ein. So wie er auf Marta und Maria, zwei komplett unterschiedliche Frauen, nach dem Tod ihres Bruders einging.

Als Marta Jesus mit Glauben begegnete, antwortete Jesus mit der Offenbarung seiner Macht und Herrlichkeit:

> Ich bin die Auferstehung und das Leben. Wer an mich glaubt, wird leben, auch wenn er stirbt. Er wird ewig leben, weil er an mich geglaubt hat, und niemals sterben.

Er begegnete Martas Glauben mit Glauben. Er hörte ihre Worte und die darin enthaltene Frage nach Gottes Handeln und beantwortete sie.

Anders war es bei Maria. Als sie Jesus begegnete, fiel sie ihm zu Füßen und sagte zwar dasselbe wie Marta zu Beginn: *»Herr, wärst du hier gewesen, wäre mein Bruder nicht gestorben!«* (Johannes 11,32b). Doch Maria weinte. Und auch Jesus weinte. Obwohl Jesus wusste, wie die Geschichte enden würde, obwohl er Marta gerade erst gesagt hatte, dass er die Auferstehung und das ewige Leben sei, umging oder beschleunigte er Marias Trauerprozess nicht. Er nahm jede menschliche Emotion wahr und würdigte sie. Er weinte um Lazarus. Und er weinte mit seiner Schwester. Er begegnete Marias Trauer mit Trauer. Denn Jesus verglich Marias und Martas Welten nicht.

Er vergleicht weder Schönheit noch Krankheit, weder unsere schlimmsten Fehler noch unsere größten Erfolge. Er vergleicht weder untereinander noch miteinander. Jesus begegnet jedem Menschen dort, wo er gerade ist, denn er hat alles bereits erlebt. Er weiß nicht nur, was uns bewegt, sondern ist selbst von tiefem Mitleid ergriffen. Jesus fühlt nicht nur mit, sondern leidet mit. Er ist nicht distanziert, sondern mittendrin. Als mir das klar wurde, dachte ich an all die Male zurück, wo ich gesagt hatte: »Ich will kein Mitleid.« Und doch ist es – entgegen unserer populären Ansicht – nicht Empathie oder Mitgefühl, sondern ehrlich gemeintes Mitleid, das unsere Herzen erreicht.

Ich konnte die Welt meiner Mathelehrerin nicht von meiner Welt aus erreichen und sie meine nicht aus ihrer. Doch das mussten wir auch gar nicht. Egal, wie unterschiedlich unsere Welten auch waren: Jesus litt mit – in meiner und ihrer Welt. Und durch seine

Welt – Jesu Perspektive, die Eingebung des Heiligen Geistes, seinen Herzschlag in mir – konnte ich ihr Herz beim nächsten Treffen erreichen, ganz unabhängig davon, ob sie meine Perspektive oder mein Herz teilte oder nicht. Aus meiner Welt heraus wäre es nicht möglich gewesen, aber aus Jesu Welt. So durfte ich ihr mitfühlend in ihrer Welt begegnen, auch wenn sie nicht dasselbe für mich tun konnte. Und ich will dich dazu ermutigen, dasselbe zu tun.

**Jesus fühlt nicht nur mit, sondern leidet mit.
Er ist nicht distanziert, sondern mittendrin.**

Wenn wir nicht wissen, wie wir reagieren sollen, dürfen wir wie Jesus Glauben mit Glauben und Trauer mit Trauer begegnen. Wir müssen Schmerz und Trauer nicht hinter einer Fassade verstecken oder mit biblischen Wahrheiten verkleiden. Wir können mehr als mitfühlen: Wir können wie Jesus mitleiden. Wir können und müssen den Prozess nicht beschleunigen oder umgehen. Es ist genug, wenn Menschen anderen Menschen begegnen und sie dort, wo sie sind, ernst und wahrnehmen. Es ist genug, wenn Menschen andere Menschen ehrlich lieben. Es ist genug, sich mit den Fröhlichen zu freuen und mit den Weinenden zu weinen (vgl. Römer 12,15).

Vergib ihnen, denn sie wissen nicht, was sie tun

Doch um mit anderen mitzuleiden, müssen wir frei sein. Ich war nach dem Gespräch mit meiner Mathelehrerin zuerst nicht frei, sondern einfach nur verletzt und traurig. Später zu verletzt, um traurig zu sein. Und dann wütend. Doch irgendwann kam der Punkt, an dem ich zu müde war, um wütend zu sein. Und genau in diesem Moment wurde ich daran erinnert, was Jesus gesagt hatte, als er am Kreuz hing: »*Vater, vergib ihnen, denn sie wissen nicht, was sie tun!*« (Lukas 23,34; SCHL). Nachdem Menschen ihn verspottet, geschlagen und ausgepeitscht hatten und er stundenlang für uns gelitten hatte, entschied sich Jesus zu vergeben.

Ich wollte auch vergeben. Doch es schien so schwer. *Vergebung kostet so viel!*, dachte ich, während ich im Krankenhausbett lag und mir die Isolationsscheibe zum ersten Mal wie eine Schutzwand vor der Welt da draußen erschien.

Doch im selben Augenblick spürte ich, wie Gott zu mir sprach: »Ja, Vergebung kostet. Es kostete mich meinen Sohn. Es kostete Jesus sein Leben. Es kostet dich deinen Stolz, deinen Willen und deine Emotionen. Vergebung kostet, aber Unvergebenheit kostet viel mehr, denn sie führt zu Bitterkeit und Unfreiheit.«

Plötzlich wurde mir wieder klar, dass Jesus bereits alles getragen hatte. Der Schmerz war tief, aber seine Vergebung reichte noch tiefer. Ich las den Vers noch einmal, gefühlt zum ersten Mal: »*[…] denn sie wissen nicht, was sie tun!*« Dieser Teil stach hervor wie nie zuvor. Jesus vergab allen Menschen: noch bevor sie ihn darum baten, noch bevor sie sich entschuldigten, noch bevor sie Reue zeigten. Er vergab denen, die ihn ans Kreuz geschlagen hatten, denen, die nicht gewusst hatten, was sie da taten. Und er vergibt heute. Denen, die nicht wissen, was sie anderen mit ihrer Unwissenheit antun, denen, die beabsichtigt oder unbeabsichtigt verletzen. Er vergibt uns, die wir ihn durch unsere Sünde ans Kreuz geschlagen haben.

Es war, als ob Jesus mich ermutigte: »Rebekkah, vergib ihnen, denn sie wissen nicht, was sie tun oder dir in diesem Moment antun. Und selbst wenn sie es wissen, vergib ihnen trotzdem, denn Vergebung ist für dich und andere gleichermaßen da: damit du dir nicht den Schmerz der Unvergebenheit und anderen den Schmerz deiner Wunden antust.«

An diesem Tag wurde mir bewusst: Vergebung reicht nicht nur tiefer als der Schmerz, sondern auch weiter, nämlich dann, wenn ich weitergebe, was Jesus mir bereits gegeben hat. Ich entschied mich zu vergeben. Und ich wusste, es würde noch viele dieser Tage geben. Tage, an denen ich anderen vergebe, weil Jesus mir vergab, und Tage, an denen ich die Vergebung anderer bedarf. Tage, an denen ich über andere und mich selbst aussprechen würde: »Ich vergebe dir. Kannst du mir vergeben? Wenn es das Einzige ist, was zwischen uns bleibt, lass es Vergebung sein, die befreit.«

Breathtaking – Atemberaubend

Heute ist der Tag!, schoss es mir durch den Kopf, als ich am 17. September 2015 aufwachte. Heute war Tag X, der Tag meiner Stammzellentransplantation, der Tag, der als zweiter Geburtstag in meine Geschichte eingehen würde.

Ich war früher wach als sonst, hatte eine schlechte Nacht hinter mir, doch nichts konnte mir heute meine Freude rauben. Während ich noch an die Decke starrte, spürte ich, wie die Aufregung in mir hochkroch. Ich konnte es kaum glauben. »Gott, heute ist der Tag!«, sagte ich. »Heute ist der Tag, an dem ich mein neues Leben erhalte.« Allein bei diesem Gedanken füllten sich meine Augen mit Freudentränen. Was für ein Tag!

Als meine Eltern hereinkamen, sah ich in ihren Gesichtern dieselbe Freude. Sie strahlten mich an. Und ich strahlte einfach nur zurück. Wir verbrachten den Vormittag mit der morgendlichen Routine, meine Mum schleuste sich ins »Zelt« zum Waschen und Cremen ein, während mein Paps mir vom Vorraum aus Nachrichten von vielen Menschen vorlas, die heute mit mir mitfieberten und für mich beteten. Auch mein Handy vibrierte mit Nachrichten, die mir meine Freunde schickten.

Ich konnte meine Dankbarkeit gar nicht beschreiben. Meine Ärzte, Pfleger und Krankenschwestern kamen im Laufe des Vormittags immer wieder herein und steckten mich mit noch mehr Vorfreude an, denn auch sie wussten, was für ein bedeutender Tag es war.

Während sie den Vorraum für die Stammzellentransplantation am Nachmittag herrichteten, sah ich mich um und wusste: Auch wenn heute »nur« meine Eltern, meine Ärzte und die Pfleger und Krankenschwestern live mit dabei waren, so fühlte es sich doch an, als wenn mein Zimmer mit über hundert Leuten gefüllt war – Menschen, die heute auf ihre Art und Weise mit dabei waren. Ich fühlte mich im Gebet getragen, und als ich später mit meinen Eltern für meinen Spender betete, hoffte ich, dass er sich genauso von uns getragen fühlte.

Den ganzen Vormittag über war ich unglaublich aufgeregt, obwohl die Stammzellentransplantation ziemlich unspektakulär aussah. Während ich im Bett saß und frühstückte, wurden meinem Spender gerade die Stammzellen aus seinem Knochenmark entnommen. Tage vorher hatte meine Omi noch die Idee gehabt, dass ich ihm einen Brief schreiben könnte, den mein Arzt ihm zukommen lassen würde. Ich fragte mich, ob er ihn schon erhalten oder gelesen hatte. Ich wollte unbedingt, dass er jetzt schon wusste, wie dankbar ich ihm war.

Während es Zeit fürs Mittagessen war, wurden meine neuen Stammzellen im Labor aufbereitet und dann per Kurier, gekühlt und auf direktem Weg, zu mir transportiert. Gespannt warteten wir alle auf die Nachricht, dass es endlich so weit war. Denn niemand wusste die genaue Uhrzeit.

Erst kurz vor 15 Uhr kam mein Arzt herein und sagte uns, dass der Kurier nun zu mir unterwegs sei.

Schwester Steffi hängte mir noch die letzten Medikamente an, die für den Zeitraum vor und während der Transplantation vorgesehen waren, um gegen eine Abstoßreaktion meines Körpers vorzubeugen.

Um 15.06 Uhr wurde dann der erste von insgesamt drei roten Beuteln mit den Stammzellen meines Spenders angehängt. Langsam, wie eine Bluttransfusion, floss der Inhalt in meinen Körper. Es sah wirklich ziemlich unspektakulär aus. Doch in Wahrheit war es eher surreal, dass etwas so Spektakuläres so langweilig aussehen konnte.

Mein Arzt und Schwester Steffi standen noch eine Weile da, bis er mit den Worten »15.07 Uhr« die offizielle Uhrzeit bekannt gab, zu der die Stammzellen in meinem Körper angekommen waren.

»15.07 Uhr«, wiederholten meine Eltern und schauten mich sichtlich gerührt an. »Am 5. November 1997 wurdest du um 15.07 Uhr geboren«, sagte mein Paps.

Ich konnte es selbst kaum glauben: Jetzt war es wirklich surreal. Freudentränen füllten meine Augen und auch mein Arzt und Schwester Steffi waren ergriffen. Was für ein Moment! Am 5. November 1997 wurde ich um 15.07 Uhr geboren, doch am 15. September 2015 wurde ich um 15.07 Uhr erneut geboren. Zur selben Uhrzeit, siebzehn Jahre und zehn Monate später, bekam ich mein neues Leben.

Rare air – Atemberaubende Momente

Die schönsten Momente beschreiben wir oft mit einem Wort: atemberaubend. Momente wie eine unerwartete Beförderung, die Geburt eines Kindes, ein Sonnenaufgang, Zweisamkeit, Stille am Morgen oder die Berührung durch den Heiligen Geist. Atemberaubend. Dabei sind es Momente, in denen wir oft aufleben, uns so lebendig fühlen, dass wir kaum glauben können, was wir gerade erleben. Sie sind atemberaubend, weil sie uns förmlich die Luft zum Atmen nehmen – zu schön, um es mit Worten zu beschreiben, und zu hoch, um es rational zu begreifen.

Für mich war der 17. September 2015 um 15.07 Uhr einer der atemberaubendsten Momente meines Lebens. Selbst als ich nach zwei Stunden die ersten Standardnebenwirkungen wie Bluthochdruck bekam und extrem müde wurde, war es das schönste Wunder, zu wissen, dass mein Körper nach elf Jahren endlich das tat, was »normal« war – normal in Anführungsstrichen, weil dieser Moment nach all den Jahren alles andere als normal war. Es war ein Wunder. Wie krass ist es, dass wir heutzutage die Möglichkeit haben, einer Person Blut und Stammzellen zu entnehmen, um einer anderen Person damit das kostbarste Geschenk, nämlich Leben, zu geben? Ich konnte es immer noch nicht wirklich fassen, was für ein Geschenk diese Stammzellentransplantation war. Doch im Laufe der Jahre wurde mir durch diese Erfahrung umso bewusster, wie viel krasser Jesu Geschenk an uns war.

Durch die Stammzellen bekam ich die Chance zu leben. Doch durch Jesus bekommen wir, du und ich, die Chance, nie zu sterben und für immer zu leben.

Während mir eine Chemotherapie mein altes (Über)leben genommen hatte und mir die Stammzellen des Spenders nun neues Leben gaben, gab Jesus sein Leben, damit wir ewig leben. Er hat den Tod auf die unwahrscheinlichste Art und Weise besiegt, indem er starb und damit dem Teufel seine mächtigste Waffe nahm: die Macht des Todes (vgl. Hebräer 2,14). Jesus starb für uns am Kreuz, um alles, was uns von ihm trennen könnte, von uns zu trennen. Doch der Sieg liegt nicht in Jesu Sterben. Jeder kann sterben. Wir müssen nur lange genug warten und es trifft uns alle. Sein Sieg lag in der Auferstehung. Während unser altes, vergängliches Leben mit Jesus am Kreuz stirbt, dürfen wir durch seine Auferstehung zu neuem, ewigem Leben auferstehen. Durch die Stammzellen bekam ich die Chance zu leben. Doch durch Jesus bekommen wir, du und ich, die Chance, nie zu sterben und für immer zu leben. Durch Jesus sind wir quasi unsterblich – denn wenn wir ihn annehmen, werden wir leben, selbst wenn wir sterben. Heute und in alle Ewigkeit.

Die spektakulärsten Momente werden nach außen hin immer unspektakulär aussehen, wenn wir die tiefe Bedeutung der Botschaft nicht verstehen. Jesus starb nicht nur, und ich bekam nicht nur eine weitere Infusion. In beiden Fällen ist die tiefe, atemberaubende Bedeutung, dass einem Menschen etwas geschenkt wird, was er niemals verdienen kann: Leben. Die Chance, neu geboren zu werden, neu aufzuleben, in Fülle zu leben. Atemberaubende Momente wie Ostern oder der 17. September 2015 sind Tage, an denen ich mich daran erinnere, wie kostbar es ist zu leben.

Ich freute mich auf das Leben. Ich freute mich darauf, das erste Mal auf dem Krankenhausgelände spazieren zu gehen, nach Hause zu kommen und wieder in die Schule zu gehen. *Jetzt wird alles anders werden,* dachte ich. Und es kam anders. Ganz anders als gedacht.

Sieben Tage nach der Stammzellentransplantation wachte ich morgens mit einem Kissen voller Haare auf, sodass mein Paps sie mir noch am selben Tag abrasierte. Aber die Glatze war für mich halb so schlimm. Die Krankenschwestern meinten sogar: »Es steht dir!«

Viel schlimmer waren für mich die Nebenwirkungen, die hinzukamen. Hitzewallungen, leichter Husten, Juckreiz, rötliche Stellen auf meiner Haut und vor allem die ständige Übelkeit machten mir echt zu schaffen. Jeden Tag stellte ich den Ärzten bei der Visite gefühlt ein neues Symptom vor.

Doch sie beruhigten mich: »Die Blutwerte sind normal und die neuen Stammzellen müssen sich erst noch in deinem Körper zurechtfinden. Es ist zu früh, um sich Sorgen zu machen.«

Also versuchte ich, mein mulmiges Gefühl von meiner Übelkeit zu unterscheiden.

Am 1. Oktober 2015 hatte ich leicht Fieber, was für das Anwachsen der Stammzellen in meinem Körper sprach. Das war ein gutes Zeichen und ein großer Erfolg – auch wenn die Nebenwirkungen weiterhin meine Sicht dafür versperrten.

Meine LAF-Ärztin meinte, dass wir jetzt nur noch darauf warten müssten, dass meine Leukozyten auf 1000 stiegen. Dann könne man die Tür von meinem »Zelt« zum Vorraum wieder öffnen, und ich könnte im Vorraum oder auf dem Krankenhausgelände spazieren und irgendwann nach Hause gehen.

Doch innerlich fühlte ich mich für keine dieser Sachen bereit. Ich wollte mich freuen, aber es machte sich stattdessen immer mehr Angst in mir breit.

Am 7. Oktober 2015 war es dann so weit. Meine Leukozyten waren auf 1100 gestiegen. Die Krankenschwestern hatten eine rote Sportmatte als »roten Teppich« vor meine Tür gelegt. Sie öffneten die Tür zum Vorraum, spielten von Andreas Bourani »Auf uns«, und zum ersten Mal nach viereinhalb Wochen fiel ich meiner Familie wieder in die Arme. Alles sprach für ein neues Leben. Alles schien gut zu gehen. Doch ich musste mich weiterhin mehrmals die Woche übergeben und viel hinlegen.

> Ich war froh, dass es mir anfangs so gut ging. Doch es irritierte mich, dass es mir zum Schluss jetzt so schlecht ging. Hätte ich die Wahl gehabt, hätte ich die Nebenwirkungen lieber mittendrin statt jetzt gehabt.

Das schrieb ich am 15. Oktober 2015 in mein Tagebuch. Ich hatte die Chance auf ein neues Leben, doch bisher hatte ich noch nicht die Chance gehabt, darin zu leben. Stattdessen war es am 17. Oktober 2015 so weit, Abschied zu nehmen, denn ich durfte nach Hause gehen, aber zum ersten Mal wollte ich nicht gehen. Allein beim Gedanken daran kamen mir die Tränen.

Meine LAF-Ärzte, die Pfleger und Krankenschwestern, meine Familie, sie alle machten mir Mut. Die Psychoonkologin der LAF-Station, Frau Buchbauer, versicherte mir, dass ich jederzeit zu ihr kommen könne. Die nächsten Wochen würde ich für meine wöchentlichen Untersuchungen sowieso auf die Station nebenan kommen. Sie versuchte mir Mut zu machen, und ich versuchte, durchzuatmen.

Vielleicht habe ich einfach Angst, Abschied zu nehmen, dachte ich. *Immerhin nehme ich viele tolle Erinnerungen mit.* Erinnerungen an die Zeit, als die Krankenschwestern mir ihre Dirndl zeigten, bevor sie aufs Oktoberfest gingen, an nächtliche Gespräche, an herzförmige Gurken zum Abendbrot … und natürlich an eine meiner ersten Nächte: Als die Schwester nachts in mein Zimmer lief und panisch nach mir rief, weil mein Puls nachts so niedrig war, dass keiner wusste, ob ich wirklich nur schlief, denn im Schlaf geht mein Puls auf unter 40. Die letzten sechs Wochen waren intensiv gewesen – voller atemberaubender Momente. Doch während uns die schönsten Momente aufgrund ihrer Schönheit förmlich die Luft zum Atmen nehmen, gibt es Momente, die uns aufgrund ihrer Schwere wortwörtlich den Atem rauben. Momente, die so schlimm sind, dass wir innerlich oder wortwörtlich daran ersticken.

Goodbye – Abschied nehmen

Es war Zeit für mich, Abschied zu nehmen. Doch niemand hatte damit gerechnet, dass drei Monate später ein erneuter Abschied bevorstehen würde.

Am 29. Januar 2016 kam ich aufgrund starker Schmerzen ins Krankenhaus und aus einer Endoskopie wurde schnell eine Notoperation. Ich erkläre später im Buch noch genauer, wie es dazu kam. Doch trotz der Operation stieg mein Entzündungswert weiter auf über 40 (im gesunden Zustand liegt dieser bei unter 0,5). An diesem Abend sollte ich noch mal operiert werden und niemand wusste, wie es ausgehen würde. Meine ganze Familie versammelte sich, um von mir Abschied zu nehmen.

Meine Mum wusste, dass es mir wirklich schlecht ging. Denn wenn es ernst wurde, schwieg ich. Ich hatte unvorstellbare Schmerzen. Auf meinem Handy schrieb ich in die Notizen mein Testament und meine letzten Worte an meine Familie. Meinen engsten Freunden, meiner Omi und meiner Tante schickte ich eine letzte Nachricht. Denn auch wenn es mir das Herz brach, wusste ich, dass meine Zeit gekommen war.

Die Ärzte und Krankenschwestern hatten mich auf ein Einzelzimmer verlegt, um mir und meiner Familie mehr Privatsphäre zu geben. Mein Opa war extra noch ins Krankenhaus gefahren, um mich ein letztes Mal zu sehen.

Und dann war es Zeit, an diesem Abend Abschied zu nehmen. Ich sah meine Schwester an und konnte es nicht glauben: Ich würde sie nie aufwachsen sehen. Doch ich sagte ihr nur, wie sehr ich sie liebe und vermissen würde. Ich sah meine Eltern an ... wie soll man sich von seinen Eltern verabschieden? Ich konnte nicht anders, als immer und immer wieder zu sagen, wie sehr ich sie liebe. Ich konnte und wollte nicht anders Abschied nehmen.

Bevor es in den Operationssaal ging, standen sie alle um mein Bett herum.

Meine Mum sagte, dass ich mir keine Sorgen machen solle. Seufzen. Tränen. Dann sprach sie weiter: »Rebekkah, wenn du Jesu Hand siehst, darfst du sie nehmen. Wir werden dich sehr vermissen, aber du darfst loslassen … Wir lassen dich los, Rebekkah! Wir lieben dich!«

Der Schmerz, der Abschied und der Frieden an diesem Abend waren unbeschreiblich. Mein Opa stand mittlerweile draußen im Flur. Meine Schwester umarmte mich vorsichtig. Mein Paps küsste meine Stirn zum letzten Mal.

Dann war es Zeit, in den Operationssaal zu fahren. Meine Mum begleitete mich – wie all die Jahre zuvor auch. Doch weil es schon so spät war, durfte meine Mum dieses Mal nicht mit hinein. *Aber das gemeinsame Singen im Operationssaal ist seit Jahren unsere Tradition. Die Ärzte haben bei mir immer eine Ausnahme gemacht,* dachte ich. Fast wollte ich etwas sagen, als mir die Krankenschwester zuvorkam: »Wir halten die Türen auf den Gängen auf, damit ihr zusammen singen könnt.«

Als ich auf dem OP-Tisch lag, waren mein Arzt und die Narkoseärztin bereits da. Zum letzten Mal stimmte meine Mum das Lied »The sun is rising« von Britt Nicole an und ich sang mit, bis das Narkosemittel in meine Blutbahnen lief und ich einschlief.

IN LIMBO – ZWISCHEN LEBEN UND TOD

Like childbirth pain brings life

Drei Wochen waren seit jener Nacht vergangen, in der ich Abschied nahm. Nach einer siebenstündigen Notoperation wurde ich zwei Tage später in ein künstliches Koma verlegt. Doch ich erinnerte mich nicht daran.

Seitdem ich aufgewacht war, hatte ich viele Fragen und machte Aussagen, die meiner Familie und meinen Ärzten zeigten, dass mir die Erinnerungen an die Zeit vor dem Koma fehlten. Obwohl ich alles vorher miterlebt hatte, hatte mein Gehirn vieles davon vergessen. Es war, als ob mir andere von meinem Leben erzählten. Dabei wusste niemand, was ich wirklich wusste oder nicht – nicht mal ich. So kam es in den ersten Tagen dazu, dass andere etwas vor mir erwähnten und ich Flashbacks bekam oder aus Angst und Schock in Tränen ausbrach.

Ich weiß noch, wie mein Paps mir seinen Facebook-Post zeigte. Er hatte andere zum Gebet aufgerufen, als meine Organe gerade nacheinander versagten. Als er von der Reaktion auf den Post erzählte, erwähnte er das künstliche Koma.

Ich starrte ihn erschrocken an. »Ich war in einem künstlichen Koma?«, fragte ich.

Er nickte: »Ja.«

Wieso ist mir das nicht klar?, dachte ich.

Je mehr ich über die Tage erfuhr, desto mehr Fragen hatte ich. Doch eine Frage wurde immer lauter: die Frage nach dem Warum. Ich konnte diese Frage niemandem stellen, denn ich wusste nicht, ob ich für die Antwort bereit war. Was ist, wenn es keine Antwort oder nach der Antwort nur weitere Fragen geben würde?

»Warum, Gott?« war keine Verständnisfrage, sondern eine Frage, die mit so viel Schmerz, Leid, Kummer, Sehnsucht und Trauer verbunden war, dass ich versuchte, sie zu verdrängen. Es schien keinen guten Grund dafür zu geben, sich dieser Frage zu stellen. Doch selbst wenn es einen gegeben hätte, war ich körperlich so schwach, dass Weinen für mich zu schmerzhaft und Sprechen sehr schwierig und anstrengend für mich war. Doch die Frage ließ mich nicht los.

Irgendwann wurde sie so laut, dass ich dachte: *Was ist, wenn ich sie Gott stelle?* Aber etwas in mir konterte: *Was dann? Unabhängig von der Antwort kann niemand die Zeit zurückdrehen oder ungeschehen machen, was passiert ist.* Der Gedanke wurde leiser und ich dachte: *Zu Recht! Wozu soll ich mich dieser Frage stellen, wenn sie den Ausgang nicht verändert?*

Am dritten Tag war ich nicht mehr nur traurig, sondern wütend. Hier lag ich nun auf der Intensivstation und mir ging es schlechter als je zuvor. Ich wollte mich keiner Frage stellen, aber alles in mir schrie: »Gott, wie konntest du das zulassen? Wie konntest du meine Familie und mich das hier durchmachen lassen? Wie um alles in der Welt soll das hier dich verehren?«

Seit dem Moment im Auto mit meiner Mum, als ich acht Jahre alt gewesen war und vor der Ampel gesagt hatte: »Was wäre, wenn ich diese Krankheit habe, damit andere geheilt werden?«, war mir klar, dass Gott verherrlicht werden würde, dass er zeigen würde, wer er ist: der Gott, der Wunder tut und seine Kinder nie vergisst. Er brauchte nicht das Schlechte, sondern er gebrauchte das Schlechte. Davon war ich fest überzeugt. Doch mittlerweile war ich zweiundsiebzig Stunden am Stück wach. Ich konnte aufgrund der Halluzinationen,

Albträume und Medikamente nicht schlafen (auch wenn mir selbst mein schlafloser Zustand nicht bewusst war).

Erst hatte ich pausenlos geredet. Doch heute, am dritten Tag, schwieg ich. Meine Mum wusste, dass das bei mir nichts Gutes hieß. Sie wusste auch, dass ich mit jemandem reden musste – bevor ich es wusste. Als sie mir sagte, dass Frau Buchbauer, die Psychoonkologin der LAF-Station, bald vorbeikommen würde, dachte ich, dass meine Mum vielleicht mit ihr reden wollte.

Aber als sie kam, verließ meine Mum den Raum und sagte: »Ich komm später wieder.«

Frau Buchbauer setzte sich auf den Stuhl neben dem Fenster. Sie begrüßte mich, saß entspannt da und ließ mir den Vortritt.

Ich mochte Frau Buchbauer. Sie erinnerte mich an meine Psychologin Frau Bohata. Sie drängte sich nicht auf, konnte Menschen lesen und hatte den notwendigen Humor, den ich in diesen Zeiten brauchte. Während der Stammzellentransplantation war sie immer wieder bei mir vorbeigekommen und ich wusste, dass sie immer für mich da war. Oft brauchte es nur einen Blick und sie begriff, dass ich gerade ohne sie klarkam, doch diesmal war es anders.

Als sie dasaß, wusste ich nicht, was ich sagen sollte. Das Bedürfnis nach Small Talk kam in mir hoch. Aber das war bei Frau Buchbauer sonst nie nötig gewesen. *Will ich vielleicht nur ablenken oder meine Unsicherheit überspielen?*, kam mir der Gedanke. Ich wusste es nicht, war aber auch viel zu müde für höflichen Small Talk, und erst recht zu müde, um mein Bedürfnis nach Small Talk zu analysieren. Doch als ich sie ansah, begriff ich: Auch das war okay. Sie hätte meine Fassade sowieso durchschaut. Sie wusste, dass ich sie jetzt brauchte. Wir beide wussten es.

Es vergingen einige Minuten, in der wir beide einfach still dasaßen. Doch es war nicht unangenehm, denn die Stille im Raum schien sich draußen, vor dem Krankenhaus, fortzusetzen. Durch das Fenster konnte ich sehen, wie dicke Schneeflocken vom Himmel fielen. *Leise rieselt der Schnee*, kam es mir in den Sinn. Mein Blick wanderte wieder zurück zu Frau Buchbauer. Ihr Gesicht schien jetzt, im Kontrast zur Kälte draußen, noch freundlicher und wärmer zu sein.

Als sie die Stille durchbrach, erfüllten diese Wärme und Vertrautheit den Raum. »Ich freu mich, dich zu sehen, Rebekkah«, sagte sie. »Du und deine Mutter, deine ganze Familie, ihr seid wirklich ein großartiges Team! Ihr habt große Arbeit geleistet!«

Ich schaute weg von ihr. Doch ich konnte nicht anders, ich fing an zu weinen und hörte nicht wieder auf. Sie hatte recht. Ohne meine Familie hätte ich es nicht lebendig herausgeschafft – allein dieser Gedanke brachte weitere Tränen hervor. Sie hatten das nicht verdient. Sie hatten schon so viele Jahre mit mir, für mich und – jetzt – um mich gekämpft. Einzig und allein aus Liebe.

Ich weinte, weil ich sie so sehr liebte. So sehr, dass es mir das Herz zerriss. Und doch war ich trotz Abschied hier. Ich hatte überlebt.

Icebreaker

Tränen. Sie scheinen die Macht der Worte widerzuspiegeln. So wie eine vertraute Stimme, die die Stille durchbricht und das Schweigen beendet, wirken Tränen wie Eisbrecher, die eiserne Herzen zum Schmelzen bringen, bis die Stimme des Herzens wieder erklingt. Tränen scheinen in den schmerzhaftesten Zeiten wie heilsames Öl zu sein. Sie entrosten unserer Zunge, bis wir unsere Stimme wiederfinden. So war es zumindest für mich.

Während meine Tränen flossen, fand ich meine Worte wieder. Ich versuchte, zu beschreiben, was ich dachte und fühlte. Und meine ersten Worte waren: »Es ergibt alles keinen Sinn!« Ich sprach von dem, was nach der Stammzellentransplantation geschehen war. Erneut setzte ich an: »Ich wollte das nicht! Und Gott doch bestimmt auch nicht. Aber ich kann ihn nicht darin sehen. Ich kann weder das Licht am Ende des Tunnels sehen noch den Lichtschalter im Dunkeln finden …« Ich war müde, aber zu frustriert und enttäuscht, um länger zu schweigen.

Während ich sprach, saß Frau Buchbauer da, hörte aufmerksam zu und nickte gelegentlich. Doch als ich laut nach Erklärungen suchte, fragte sie mich, was ich mir davon erhoffte. Sie fragte mich freundlich, doch direkt, warum es einen Sinn ergeben müsste.

Ich musste einen Moment darüber nachdenken und erklärte ihr dann, wie es dazu gekommen war, dass ich mich für die Stammzellentransplantation entschieden hatte: »Sie wissen ja, dass ich an Gott glaube. In meiner Beziehung mit Gott hatte ich noch nie zuvor einen so starken Eindruck wie vor der Stammzellentransplantation. Den Eindruck, dass das meine neue Chance zu leben ist. Aber …« Bevor ich weitersprach, hielt ich kurz inne und fragte mich: *Würde sie das, was ich jetzt erzählen würde, verstehen?* Ich sah ihren mitfühlenden Blick, als ob sie mich einlud, den Gedanken auszusprechen. Also fuhr ich fort: »Ich weiß nicht, woran Sie glauben. Und das mag jetzt fremd klingen. Aber ich glaube, dass Jesus für uns starb, damit wir nicht nur im Himmel, sondern bereits auf Erden für immer mit ihm leben. Ich glaube, es gibt mehr als das, was wir sehen können, und dass Gott die Frage nach mehr, nach Ewigem, in das Herz von jedem Menschen hineingelegt hat, damit wir uns auf die Suche nach ihm begeben. Doch ich glaube auch, dass es einen realen Feind gibt, dass es Gott und seine Engel und den Teufel und Dämonen gibt.« Ich hielt kurz inne, aber sie schien nicht überrascht. »Ich glaube, während Jesus will, dass ich lebe, versucht der Teufel alles, um mich vom Leben abzulenken oder mir dieses Leben zu stehlen.«

Stille. Dann fragte sie mich: »Warum glaubst du das? Wie meinst du das?«

Ich erklärte ihr, was in Epheser 6,12 steht: dass wir in dieser Welt nicht nur gegen Sichtbares, Menschliches, sondern gegen unsichtbare, böse Mächte kämpfen. Ich erklärte ihr noch weitere Dinge, damit sie meine Gedanken nachvollziehen konnte. Ich sagte ihr beispielsweise, dass wir durch den Sündenfall in einer gefallenen Welt leben. Einer Welt, die unter der Herrschaft des Teufels ist, einem gefallenen Engel Gottes, der die Quelle von allem Bösen ist. Doch auch wenn wir in dieser Welt leben und nicht einfach in den Himmel entrückt werden, sobald wir Jesus unser Leben geben, haben wir durch Jesus ein neues Leben. Jesus starb für uns, aber er ist auch wieder auferstanden. Er ist lebendig. Deswegen ist eine persönliche Beziehung mit Jesus so lebensverändernd. Als Gottes Kinder haben wir eine neue Identität und Autorität, wir leben nicht mehr unter der Herrschaft des Feindes, sondern unter der Herrschaft Gottes – eben in der Welt, aber nicht von der Welt. Wir dürfen jetzt schon in Gottes Fülle leben, aber das heißt nicht, dass Kämpfe und Leid spurlos an uns vorbeigehen.

**Wenn ich lebe, heißt das,
dass Gott noch nicht fertig mit mir ist.**

Sie stellte viele Fragen und war neugierig. Irgendwann meinte ich: »Ich bin davon überzeugt, dass das Leben mit Gott unsere erste Berufung neben vielen weiteren ist. Und wenn ich lebe, heißt das, dass Gott noch nicht fertig mit mir ist.« Während ich weitersprach, ging mir plötzlich ein Licht auf: »Ich glaube, der Teufel weiß das auch. Und er versucht alles, um uns von diesem Leben mit Gott zurückzuhalten, abzulenken oder uns das Leben selbst zu stehlen.« Es war, wie wenn ich zu mir selbst »predigte«.

Frau Buchbauer meinte: »Das kann ich jetzt verstehen, aber eine Frage habe ich noch: Was hat der Teufel davon?«

»Ich glaube, dass der Teufel nicht direkt gegen mich, sondern indirekt gegen Gott und sein Reich kämpft. Weil Jesus bereits am Kreuz gesiegt hat, hat er verloren. Das weiß der Teufel genauso wie ich. Weil ich als Kind Gottes zu ihm gehöre, kann der Feind mir nichts anhaben. Er kann mich zum Beispiel nicht schubsen, aber er kann versuchen, mich dazu zu bringen, dass ich von mir aus springe. Ich glaube, sein Ziel ist es nicht, zu gewinnen, sondern dass so viele wie möglich durch seine Angriffe und Ablenkungsstrategien mit ihm verlieren. Er will, dass Christen ihre Fülle, Freude, Liebe, Vision, ihr Feuer im Leben oder Menschen ihre Seele an ihn selbst verlieren. Denn wenn der Feind uns direkt angreift, greift er gleichzeitig immer indirekt Gott und sein Reich an. Und das ist sein Ziel!«

Während sie nachdenklich nickte, lächelte ich zum ersten Mal wieder. Denn durch ihre Fragen hatten sich meine geklärt. Ich wusste wieder, wofür ich kämpfte, mit wem ich kämpfte und dass ich nicht allein kämpfte. Egal, ob ich mich an die Zeit vor dem Koma erinnern konnte oder nicht, Gott hatte mir meine Löwen-Mum, meine Familie, meine Ärzte, Pfleger, Krankenschwestern, Freunde, Beter zur Seite gestellt, die um mich, für mich und ab heute mit mir kämpften.

Bevor sich Frau Buchbauer verabschiedete, sagte sie zu mir: »Rebekkah, wenn ich ehrlich bin, wusste ich nicht, was mich hier erwartet. Als ich dich während des künstlichen Komas besuchte, hatte ich dich noch nie in einem so hoffnungslosen Zustand gesehen. Doch innerhalb der letzten neunzig Minuten hast du dich so aufgerappelt. Ich wusste, dass etwas an dir und deiner Familie anders ist.«

Ich lächelte sie an und sagte: »Vielen Dank für alles!« Ich wusste, dass es Jesus war, der uns anders machte, und betete, dass er ihr wie mir begegnen würde.

Schmerzen, die Leben geben

Ich wusste nicht, warum ich ins künstliche Koma versetzt worden war. Aber ich musste es nicht verstehen, um Gott zu vertrauen.

Nach dem Gespräch erinnerte mich Gott an das, was Frau Buchbauer gesagt hatte: »Warum muss es einen Sinn ergeben?« Es war, als ob er mir dadurch zeigte, dass die Dinge dieser Welt oft keinen Sinn ergeben – zumindest nicht, während wir sie erleben. Egal, wie sehr wir uns nach dem tieferen Sinn sehnen, Dunkelheit, Leid, Schmerz und Zerbrochenheit können und müssen keinen Sinn ergeben. Doch Jesus selbst wird ihnen einen Sinn geben! Davon bin ich überzeugt und ich durfte es erleben!

Während ich aufgrund der Schmerzen oft von Stunde zu Stunde oder von Minute zu Minute lebte und heute nicht mehr genau weiß, wie ich diese Tage überlebt habe, gab es inmitten dieser dunklen, verschwommenen, schmerzhaften Zeiten Lichtblicke – Momente, in denen ich Gott wie nie zuvor erlebte. Er war nahe, so wie er es verspricht: *»Der Herr ist nahe denen, die zerbrochenen Herzens sind, und er hilft denen, die zerschlagenen Geistes sind«* (Psalm 34,19; SCHL). Und er erinnerte mich an Aussagen von mir, wie: »Gott, ich wollte das nicht!«, um mir zu zeigen: »Auch ich wollte das nicht!« In dem Moment wurde mir klar, dass meine Frage nach dem Warum nicht Gottes Wesen entsprach.

Leid, Schmerz und Tod sind nicht Teil von Gottes Vorstellung von Leben in Fülle, sondern unvermeidliche Bestandteile des irdischen Lebens in einer gefallenen Welt. Sie reflektieren nicht, wer Gott ist. Er ist nicht dafür verantwortlich, und trotzdem ist er allmächtig. Leid, Schmerz und Tod sind auf Erden unausweichlich. Sie sind uns garantiert. Es führt kein Weg an ihnen vorbei und doch muss der Teufel immer noch an Gott vorbei. Ich wusste, irgendwann müsste der Feind für alles bezahlen, was er mir hier antat. Doch gerade spürte ich den Schmerz, und es fühlte sich an, als ob ich für das bezahlte, was Jesus bereits am Kreuz bezahlt hatte.

Auch wenn es sich so anfühlt, ist Schmerz kein Hindernis, das uns die Luft zum Atmen nimmt. Schmerz ist das, woraus neues Leben entspringt.

An manchen Tagen schaffte es der Schmerz, meine Sinne einzunehmen und meine Sicht komplett zu vernebeln. Es gab Zeiten, da hatte ich meinen Tiefpunkt erreicht. In diesen Momenten dachte ich: *Ich habe das künstliche Koma zwar überlebt, doch meine erhoffte Chance, zu leben, ist noch weiter vom Leben entfernt als zum Zeitpunkt meines früheren Überlebens.* Inmitten des Schmerzes fiel es mir schwer, das Leben danach zu sehen. Es fühlte sich so an, als ob mir der Schmerz die letzte Luft zum Atmen nähme, sodass meine Mum mich oft daran erinnern musste, durch den Schmerz hindurchzuatmen (und ja, es hilft). Doch Gott hat noch so viel mehr mit unserem Schmerz vor. Er dreht den Spieß um! Auch wenn es sich so anfühlt, ist Schmerz kein Hindernis, das uns die Luft zum Atmen nimmt. Schmerz ist das, woraus neues Leben entspringt.

Dieser Zusammenhang zwischen Schmerz und Leben wird in der Bibel immer wieder beschrieben. Jesus verwendet ein Bild, als er den Schmerz, den wir in dieser Welt zum Teil erleben müssen, mit einem der schlimmsten körperlichen Schmerzen, den diese Welt kennt, vergleicht: Geburtswehen. An mehreren Stellen beschreibt Jesus, dass die Welt so lange in den Wehen liegen wird (vgl. Matthäus 24,8; 1. Thessalonicher 5,3; Offenbarung 12,2), bis er ein zweites Mal zurückkehren wird. In Johannes 16,20-22 sagt Jesus zu seinen Jüngern:

> Ihr werdet weinen und trauern über das, was mit mir geschehen wird, aber die Welt wird sich freuen. Ihr werdet trauern, doch eure Trauer wird sich von einem Augenblick zum anderen in große Freude verwandeln, wenn ihr mich wieder seht. Es wird sein wie bei einer Frau in den Wehen. Wenn ihr Kind erst geboren ist, verblassen die Schmerzen angesichts der Freude, dass ein neuer Mensch zur Welt gekommen ist.

Bevor ich es damals wusste, wusste Gott es bereits: Inmitten meines Schmerzes würde neues Leben entstehen. Ich konnte es nicht wie bei einer Schwangerschaft spüren oder sehen. Doch Gottes Versprechen bleibt auch für uns bestehen: Aus Schmerz wird Leben entstehen! Aus dieser Welt werden Söhne und Töchter Gottes hervorgehen. Wie eine vertraute Stimme, die die Stille durchbricht und das Schweigen beendet, wie Tränen, die eiserne Herzen wie heilsames Öl durchdringen, gilt unsere Berufung, Gottes Ruf, zu jeder Zeit: Wir sind das Leben, das aus dem Schmerz dieser Welt hervorgeht. Wir sind Salz und Licht, das andere heilt und aus der Finsternis befreit.

Ich wusste damals noch nicht, wie wichtig diese Offenbarung für mein Leben werden würde, doch zu jenem Zeitpunkt war dieses Versprechen Grund genug, dass ich weiterkämpfte. Und das musste ich. Denn es würden weitere Kämpfe folgen, angefangen mit dem Kampf, mich daran zu erinnern, was passiert war.

Vom Traum zum Trauma

Für mich wurde es wichtig, zu verstehen, was zum künstlichen Koma geführt hatte. Und so erzählte meine Mum mir nach und nach alles. Denn ich erinnerte mich nach wie vor an kaum etwas.

»Erinnerst du dich noch daran, wie du nach der Stammzellentransplantation nach Hause kamst?«, fragte mich meine Mum.

Ich sah sie fragend an. Ich hatte wissen wollen, was passiert war, doch der Zeitraum zwischen der Entlassung und dem künstlichen Koma war wie verschwommen. Ich schüttelte den Kopf.

»Die ersten Wochen ging es dir richtig dreckig. Jeden Tag hast du achtzehn Tabletten nehmen müssen. Tabletten, die auch andere Transplantationspatienten bekommen.«

Ich erinnerte mich wieder: Meine Mum hatte sich eine Routine überlegt. Der Tag fing um 7 Uhr morgens an. Ich wurde zum ersten Mal geweckt, musste frühstücken und dreißig Minuten später die erste Tablette einnehmen. Danach schlief ich weiter. Um 9.30 Uhr wurde ich dann für weitere drei Tabletten geweckt. Und um 11.30 Uhr musste ich dann aufstehen, mich waschen und eincremen. Alles war wahnsinnig anstrengend. Essen, Duschen, Anziehen – es war wirklich eine Qual und raubte mir Kraft, die ich damals gar nicht hatte. Ich wollte nur schlafen und der ständigen Übelkeit, dem Erbrechen und der Appetitlosigkeit entfliehen. So erschöpft wie damals war ich gefühlt noch nie.

»Nach ein paar Wochen ging es dir besser«, erzählte meine Mum weiter. »Zweimal die Woche sind wir zur Kontrolle ins Krankenhaus gefahren. Ab November bekamst du alle paar Wochen

Immunglobuline in der Onkologischen Tagesklinik und irgendwann warst du nur noch einmal die Woche zur Kontrolle da. In dieser Zeit haben dich die Lehrer von deiner Schule daheim besucht, um dich zu unterrichten. Kannst du dich daran erinnern?«

Ich dachte angestrengt nach. »Nur an Ausschnitte«, sagte ich zögernd. Ich erinnerte mich an die Kontrollbesuche in der Onkologischen Tagesklinik. Anfangs war das nur eine weitere Anstrengung, aber mit der Zeit wurde es besser. Die Immunglobuline – Antikörper, die über drei Stunden als Infusion in meinen Körper flossen – halfen mit der Zeit. Ich erinnerte mich, dass meine Mum oder mein Paps mich begleiteten. Wenn wir Glück hatten, ergatterten wir vor Ort den roten Sessel. Die Onkologische Tagesklinik hatte viele Sitzmöglichkeiten, doch der rote Sessel war am besten. Er stand in einer Ecke im großen Saal, wo viele andere Transplantationspatienten ihre Infusion bekamen. Und zwischen dem normalen Wahnsinn von Masken, Nierenschalen, Wechselklamotten, Mützen zur Bedeckung der Glatzen, Geräuschen der Maschinen und dem Weinen mancher Kinder konnte man in diesem Sessel gut schlafen. Auch wenn ich Nebenwirkungen hatte, lief im Großen und Ganzen alles nach Plan. Die Blutergebnisse zeigten jedes Mal, dass die Anzahl meiner Leukozyten und Thrombozyten angestiegen war, und auch der Unterricht zu Hause machte mir Spaß. Umso schwerer fiel mir die Entscheidung Ende November, das Abitur um ein Jahr zu verschieben. Das war nicht mein Plan gewesen …

Meine Mum sah meinen nachdenklichen Blick. Doch als ich gedanklich nicht weiterkam, fragte ich: »Und dann?«

»Dann hattest du leider Nebenwirkungen. Du hast den Winter insgesamt gut überstanden, kamst zu Kräften, fingst zu Hause mit deinen Work-outs an und kamst mehr bei dir an. Aber die Nebenwirkungen wie Kopfschmerzen, Migräne-Anfälle, Hitzewallungen, Kreislaufprobleme und Hautausschläge hattest du immer wieder –

selbst nachdem die Hautausschläge mit Cortison behandelt worden waren. Wir fragten uns, ob das alles wirklich noch normal war, und machten uns Gedanken darüber.«

»Ja«, sagte ich zögerlich. »Ich erinnere mich wieder.« Ich wusste bis dahin nicht, dass Cortison nicht nur der Grund für ein »Mondgesicht« sein kann, sondern auch für schlaflose Nächte. Damals fühlte ich mich wie das Duracell-Häschen aus der Werbung und machte bis 2 Uhr morgens oft noch irgendwas Produktives in meinem Zimmer, während die anderen schon lange schliefen.

»Die meisten Nebenwirkungen verschwanden relativ schnell wieder«, erzählte meine Mum weiter. »Zwei Tage nach Weihnachten hattest du offiziell den hundertsten Tag nach der Stammzellentransplantation erreicht. Die Tabletten wurden langsam reduziert, doch ab Mitte Januar ging es dir gar nicht gut. Du musstest viel aufstoßen, hattest selten Appetit, viel Luft im Bauch, irgendwann diese starken Bauchschmerzen und erneut Hautausschläge. Ich weiß noch, wie du zwei Mal nachts vor Bauchkrämpfen aufgewacht bist. Ich gab dir Schmerzmittel, aber es half nicht wirklich.«

Ich erinnerte mich. Mein ganzer Oberkörper tat so weh, dass ich von diesen Schmerzen aufgewacht bin. Ich machte das Licht an, weil mein Körper so warm war, und legte die Bettdecke zur Seite. Doch plötzlich sah ich kleine rote Punkte, die nicht mehr nur auf meinen Beinen, sondern auch auf meinen Armen und Füßen waren. Nachts ist alles schlimmer als tagsüber, doch ich hatte wirklich Angst: Was ist, wenn es nie mehr weggeht und nichts mehr nach Plan läuft?

Als wir am 22. Januar 2016 – nur wenige Tage nach dem letzten Kontrolltermin – wieder im Krankenhaus waren, erzählten wir von den Bauchkrämpfen, -schmerzen und Hautausschlägen.

Mein Arzt beruhigte uns, die Blutwerte seien in Ordnung und manche Patienten zeigten länger Nebenwirkungen. Doch falls etwas vor dem nächsten Kontrolltermin am Montag wäre, könnten wir jederzeit in die Klinik kommen. Er machte uns beiden Mut, und bevor wir nach Hause fuhren, sagte er noch mit einem Augenzwinkern zu mir: »Und, Rebekkah, bitte mach weniger Sport. Das sollte in deinem Fall auch helfen.«

»Danach waren wir beide erleichtert«, sagte meine Mum. »Wir wussten, dass wir jede Sekunde wieder ins Krankenhaus fahren konnten. Aber als es dir am Wochenende schlechter ging, fragte ich dich, ob wir reinfahren sollten.« Sie machte eine kurze Pause und ihr Blick wirkte traurig. »Du sagtest damals: ›Nein, es geht‹, aber ich hatte große Bedenken und war fest davon überzeugt, dass es nicht ging. Ich wollte dir Raum geben, selbst zu entscheiden, denn du hattest so viel durchgemacht, dass ich nicht wollte, dass du nur aufgrund meines Gefühls wieder ins Krankenhaus musstest.« Sie schwieg.

Wie schwer musste diese Entscheidung für meine Mum gewesen sein, dachte ich.

Doch dann sah sie mich an und ergänzte: »Ehrlich gesagt, war ich selbst unsicher, ob mein Gefühl richtig war. Ich wusste ja, du würdest es mir ehrlich sagen. Also warteten wir bis Montag.«

Bis heute erinnere ich mich nur an Bruchteile von dem, was in den letzten Tagen im Januar passiert ist. Ich erinnere mich an den Schmerz und daran, dass ich Sport machte, um meine Verdauung zu unterstützen. Manchmal war der Sport auch das Einzige, was mich vom Schmerz ablenkte. Aber auch wenn ich den Rat meines Arztes ernst nahm und mit dem Sport erst einmal aussetzte, dachte ich im Nachhinein, dass ich zu spät auf seinen Rat, zu spät auf meinen Körper gehört hatte. Ich machte mir Vorwürfe, doch Monate später würden mir die Ärzte erklären, dass ich die Schmerzen der letzten Jahre so gewohnt gewesen war, dass mein Körper sie zu diesem Zeitpunkt schon nicht mehr richtig wahrgenommen und die entsprechenden Signale nicht mehr weitergegeben hat. Ich konnte das Ausmaß der Schmerzen nicht mehr richtig einschätzen – selbst wenn ich es gewollt hätte. Genau das machte es so gefährlich.

Am Montag, den 25. Januar 2016, war meiner Mum schnell klar, dass die Lage ernst war: »Du hast dich auf der Autofahrt ins Krankenhaus mehrmals übergeben, und ich konnte anhand der Farbe des Erbrochenen sehen, dass etwas nicht stimmte. Du hattest so starke Schmerzen, dass du nicht mehr gehen konntest. In der Klinik musste ich schnell einen Rollstuhl für dich finden, und ich versuchte, dich, so schnell es ging, auf die LAF-Station zu bringen.«

Auch ich erinnerte mich daran. Schon das kleinste Ruckeln auf den Krankenhausfluren war schmerzhaft gewesen. Und als Schwester Anja uns in der Onkologischen Tagesklinik sah, weinte sie. Jeder schien zu wissen, wie ernst die Lage war, während ich vor Schmerzen nichts mehr richtig wahrnahm und nur noch gekrümmt dasaß.

Wir hatten sofort einen Ultraschalltermin und danach eine Röntgenaufnahme. So schnell war selten etwas frei.

Kurze Zeit später erreichte uns die Hiobsbotschaft: »Es ist großflächig freie Flüssigkeit in deinem Dünndarm zu sehen. Wir vermuten, dass du eine Stenose im Dünndarm hast.«

Mit diesen Worten schien meine Welt unterzugehen. Es tat alles so weh, dass ich mich nicht aufregen konnte, doch meine Gedanken rasten: *Ich bin vom Stoma abhängig. Ich kann keine Verengung haben. Ohne Dünndarm kann man nicht leben.* Die Worte der Ärzte gingen nicht spurlos an mir vorbei, aber der Schmerz nahm mich noch mehr ein.

Ich blieb stationär im Krankenhaus und bekam schwere Schmerzmittel. Damit konnte ich immerhin schlafen, bevor am nächsten Tag die Magen-Darm-Prognose mit Kontrastmittel stattfinden würde.

Vom Kontrastmittel wurde mir immer schlecht, aber diesmal war es besonders schlimm, denn zu der freien Flüssigkeit im Darm kam jetzt noch mehr Flüssigkeit hinzu. Außerdem wollten die Ärzte das MRT ohne Stomabeutel machen. Die Sauerei war dementsprechend groß, meine Müdigkeit größer, doch meine Tränen unter der Dusche danach am größten. »Ich kann nicht mehr!«, seufzte ich leise vor mich hin, als ich vor Schmerzen gekrümmt auf dem Stuhl in der Klinikdusche saß.

Meine Mum hob meine Arme und Beine zum Waschen an, denn ich konnte sie vor Schmerzen nicht mehr anheben. Nach der Dusche zog sie mich an, setzte mich in den Rollstuhl und half mir im Zimmer ins Bett. Wie ein Kleinkind, das nach dem Weinen vor Erschöpfung einschläft, schlief auch ich nach weiteren Schmerzmitteln ein.

»Die Dünndarmschlingen auf dem MRT sehen gut aus«, hatten sie meiner Mum in der Zwischenzeit gesagt.

Doch weil keiner verstand, woher die starken Schmerzen und der erhöhte Entzündungswert von 5 kamen, war für 14 Uhr eine weitere Röntgenaufnahme geplant. Kurz davor wurde ich geweckt und konnte mich vor Schmerzen wieder nicht bewegen. Die Ärzte konnten mir keine weiteren Schmerzmittel mehr geben, der Abstand zwischen den Gaben war bereits immer kleiner geworden. Also fuhr mich ein Pfleger im Bett zur Radiologie. Zum Glück wurde die Untersuchung dieses Mal mit Stomabeutel gemacht.

Zurück im Zimmer konnten sie mir wieder Schmerzmittel geben, und ich fiel in einen tiefen Schlaf. Als ich wach wurde, sah ich meine Mum. Sie weinte. *Die Ärzte sind in der Zwischenzeit wohl schon da gewesen,* dachte ich. *Was haben sie meiner Mum gesagt?*

Als ich sie mit müder Stimme fragte, sagte sie: »Auf den Aufnahmen haben sie keine Engstellen gesehen. Aber dahinter liegt der Dickdarm und sie vermuten, dass sich aufgrund der Stammzellentransplantation neue Darmbakterien entwickelt haben, die für die Flüssigkeit verantwortlich sind.«

Das war ein Problem, denn ich hatte vor der Stammzellentransplantation entzündetes und vernarbtes Dickdarmgewebe gehabt, sogenannte Engstellen. Wir wussten alle, dass die neuen Stammzellen nur entzündetes – kein vernarbtes – Gewebe regenerieren können. Aber niemand hatte damit gerechnet, dass dabei Flüssigkeit entstehen würde, die durch die Engstellen nicht mehr entweichen könnte. Das war das Problem.

»Immerhin ergibt das Sinn«, sagte ich und war irgendwie erleichtert.

Meine Mum drückte meine Hand und lächelte mich an, vermutlich erleichtert, dass ich durch die Nachricht nicht am Boden zerstört war. Doch sie kannte im Gegensatz zu mir den weiteren Plan: »Für morgen ist eine Endoskopie geplant, um die Flüssigkeit abzusaugen. Davor brauchen sie wieder ein CT, damit sie für die Endoskopie eine Art Landkarte vom Dickdarm haben.«

Das machte jetzt auch nichts mehr mit mir. Nichts lief nach Plan, doch ich wusste: Gottes Versprechen steht! Auch wenn nach der Endoskopie jegliche Erleichterung weg war.

Durchbrüche mal anders

Nach der Endoskopie wurde ich direkt auf die Intensivstation verlegt. Als ich dort aufwachte, wusste ich zuerst gar nicht, wo ich war. Es war bereits dämmrig. *Komisch, die Endoskopie ist doch schon mittags gewesen,* dachte ich. Ich scannte den Raum und sah meine Eltern. Als sich unsere Blicke trafen, lächelten sie mich an.

»Wie geht es dir?«, fragten sie mich.

»Super!«, antwortete ich – bei der Menge an Medikamenten im Blut konnte es einem auch nur gut gehen.

Meine Eltern schienen erleichtert zu sein. Endlich ein Moment ohne Schmerz. Aus Erfahrung wussten sie, dass es keine gute Idee war, direkt nach der Operation mit mir darüber zu reden, was alles passiert war. Das würde noch früh genug geschehen.

Als es Abend wurde, mussten meine Eltern gehen. Mein Paps gab mir noch einen Kuss auf die Stirn und meine Mum drückte mich ganz vorsichtig und sagte: »Ich komme morgen so früh wie möglich.« Danach beteten sie noch zusammen für mich und gingen.

Ich schlief schnell ein. Aber als ich eine Nässe spürte, die mir bekannt vorkam (du erinnerst dich: *#shituations*), deckte ich im Halbschlaf meinen Bauch auf und war sofort hellwach. Ich klingelte sofort nach der Schwester. Sie kam und sah mir den Schock an.

»Mein Stoma ist ausgelaufen, aber wo ist mein Stoma?«, rief ich panisch. Ich konnte es nicht sehen, denn mein ganzer Bauch war mit Pflastern zugedeckt.

Während die Krankenschwester die Pflaster vorsichtig entfernte, traute ich meinen Augen nicht: Ich hatte ein Colostoma neben meinem Ileostoma. Aber der Dickdarm war so nah an meinem Dünndarm, dass es fast unmöglich war, einen neuen Stomabeutel zu befestigen.

Während ich die Honigplatte so klein schnitt, bis fast nichts mehr übrig war, erklärte mir die Krankenschwester, dass aus der Endoskopie eine Notoperation geworden war: »Du hattest einen Darmverschluss.« *Deswegen war die Flüssigkeit so großflächig verteilt,* dachte ich.

»Ohne Ileostoma hättest du das nicht überlebt. Sie haben 4 Liter eitrige Flüssigkeit aus deinem Dickdarm entfernt«, fuhr sie fort.

Aus dem Grund war der Dickdarm auch so wulstig gewesen. Das ergab Sinn. Doch was keinen Sinn ergab, war, wo sie den Dickdarm auf dem Bauch befestigt hatten: direkt neben meinem Dünndarm.

Durch den wulstigen Dickdarm ist es unmöglich, einen Stomabeutel über meinen Dünndarm zu kleben!, schoss es mir durch den Kopf, während Stuhl jetzt auch noch auf die frischen Narben lief. Mit verschwommenem Blick schnitt ich die Honigplatte immer kleiner und kleiner, doch es klappte immer noch nicht. Ich fing an zu weinen und versuchte, mich gleich wieder zu beruhigen, da jede Atmung bei einem frisch operierten Bauch wehtat. Wir befestigten den Stomabeutel mit Pflastern, so gut es ging, was jedoch schwer war, da nasse Kompressen auf den Dickdarm gelegt werden mussten, damit die Schwellung zurückgehen konnte. So würde ich in wenigen Stunden vermutlich wieder vor demselben Problem stehen. Die Krankenschwester schaute mich an und sprach das aus, was ich dachte: »Da haben die Chirurgen während der OP wohl nicht dran gedacht … Wir müssen sie morgen bei der Visite fragen, ob sie eine Lösung haben.«

Nach zwei Stunden hatten wir alles gesäubert und gerettet, was zu retten war. Aber ich konnte nicht mehr einschlafen. Dafür war ich zu aufgewühlt.

Über Chirurgen und Metzger – Operative Eingriffe und verbale Angriffe

Am nächsten Tag hatte ich mich etwas beruhigt, schließlich konnte man nichts mehr an der Operation ändern, doch ich wünschte mir eine Lösung.

Als eine Gruppe von Medizinern bei der Visite vor meinem Bett stand, beschrieb ich ihnen das Problem und fragte nach einem Lösungsvorschlag. Der verantwortliche Chirurg erklärte mir, dass die Operation sehr schwierig gewesen sei und dass ich mich bei Stomaproblemen an die Spezialisten im Haus wenden müsse. Doch diese konnten an dem chirurgischen Eingriff nichts mehr ändern, sondern lediglich das Stoma umsorgen – wenn es an der richtigen Stelle angebracht worden wäre. Beide Stomata lagen nur 2 Zentimeter auseinander und das Ileostoma war bereits gestern Nacht ausgelaufen und aktuell nur provisorisch abgeklebt. Wir brauchten eine Lösung, bevor Stuhlgang wieder auf meine Narben lief.

Bevor der verantwortliche Chirurg näher darauf eingehen konnte, mischte sich der Oberarzt der Chirurgie ein: »Du musst die Honigplatte ganz einfach kleiner schneiden.«

Hat er mir nicht zugehört? »Das haben wir versucht«, antwortete ich, so ruhig es ging. »Doch es geht nicht. Deswegen ist das Stoma mit Pflastern provisorisch abgeklebt. Aber das hält im Alltag nicht.«

Doch für weitere Lösungsvorschläge schien er keine Zeit zu haben. Während ich noch antwortete, drehte er sich um und wollte gehen. Als ich zu Ende gesprochen hatte, drehte er sich doch noch einmal um: »So etwas muss ich mir von einer Göre wie dir nicht gefallen lassen. Wir haben alles getan! Du bist hier, oder nicht? Das reicht doch!« Mit diesen Worten ging er zum nächsten Bett.

Ich fühlte mich weder gehört noch ernst genommen. Wut stieg in mir auf. So viel Wut und Hilflosigkeit nach diesem langen Kampf, dass ich – ohne vorher zu überlegen – zu ihm rüberrief: »Wenn man zu inkompetent ist, Kritik anzunehmen, sollte man nicht Chirurg, sondern Metzger werden!«

Schockiert von meinen eigenen Worten, schien die Welt für einen Moment stillzustehen.

Alle Chirurgen und auch alle Krankenschwestern und Pfleger starrten mich an, während ich vor Reue und Erschöpfung zusammenbrach und bitterlich weinte. Sie wussten genauso wie ich, dass bei der Operation ein Fehler passiert war. Doch niemand schien es zugeben zu können, und ich fühlte mich als Patientin hilflos ausgeliefert.

Noch bevor der Oberarzt etwas sagen konnte, kam die Krankenschwester von gestern Nacht auf mich zu, stellte sich schützend vor mich und versuchte mich zu trösten. »Das hast du gut gemacht!«, flüsterte sie mir zu.

Doch ich fühlte mich alles andere als gut. Das, was ich gesagt hatte, war nur der verzweifelte Versuch gewesen, mit meinem Problem gehört und ernst genommen zu werden.

Während die einen meinen Wortwitz feierten und dankbar waren, dass jemand mal ehrlich mit dem unantastbaren Oberarzt gewesen war, wollte ich mich beim Oberarzt entschuldigen.

Auch nachdem ich mich aufrichtig bei ihm entschuldigt hatte, ignorierte er mich. Wir hatten beide einen Fehler gemacht, aber es schien keinen Weg für ein versöhnendes Gespräch zu geben. Er konnte den Fehler beim chirurgischen Eingriff nicht sehen.

Dabei sehnte ich mich nach nichts anderem als einer Entschuldigung. Ich verstand, dass die Operation nicht wie gewünscht verlaufen war. Ich wusste, dass sie ihr Bestes gegeben hatten und trotzdem manchmal Fehler passieren. Denn wir sind Menschen und jeder Mensch macht leider Fehler – der eine mit einem Skalpell, der andere mit Worten, die tiefer schneiden als Messerklingen. Das Entscheidende ist, dass wir unsere Fehler sehen und uns dafür entschuldigen und vergeben können. Denn auch ich hätte die Vergebung des Oberarztes gebraucht.

Über die Jahre hinweg gab es immer wieder Situationen in der Klinik, in denen ich mich als Patientin danach sehnte, mehr gehört und ernst genommen zu werden, und gerne auch mehr Rat und ernst gemeinte Lösungsvorschläge angenommen hätte. Denn wir alle brauchen Menschen. Menschen mit ihren Begabungen, Fähigkeiten und Meinungen, die uns begegnen, ermutigen und ermahnen. Egal, wie gut unser Ruf, wie klein unsere Aufgabe, wie groß die Verantwortung oder wie niedrig die Position ist, wir brauchen

Menschen, die uns zuhören, ernst nehmen und eine zweite Chance geben. Wir brauchen die Freiheit, Fehler zu machen und Fehler zuzugeben, ohne dabei gleich verurteilt zu werden.

»Ich will leben!«

Als ich von der Intensivstation wieder auf die Intern-1 verlegt wurde, kam eine Stomaspezialistin vorbei, um mit mir nach einer Lösung zu suchen, doch ich erinnere mich bis heute an keine Details mehr.

Nach wenigen Stunden wurde ich wieder still, weil die Schmerzen so schlimm waren. Mein Entzündungswert stieg weiter an, für die Ärzte ergab das überhaupt keinen Sinn. Sie hatten während der Operation 4 Liter Flüssigkeit entfernt und alle weitere Flüssigkeit konnte über das Colostoma abfließen. Wir warteten einen weiteren Tag, doch als der Entzündungswert exponentiell in die Höhe schoss, gab es keine Zeit mehr zu verlieren.

»Wir müssen ein zweites Mal operieren.«

Egal, wie gut unser Ruf, wie klein unsere Aufgabe, wie groß die Verantwortung oder wie klein die Position ist, wir brauchen Menschen, die uns zuhören, ernst nehmen und eine zweite Chance geben.

Derselbe Chirurg, der bereits die erste Operation durchgeführt hatte, würde auch diese übernehmen. Vor der zweiten Notoperation kam er in mein Zimmer und meinte: »Ich kann dir nichts versprechen, aber wenn es geht, will ich versuchen, den Fehler auszubessern, und das Colostoma verlegen. Wo müsste der Dickdarm hin, damit genügend Distanz zum Dünndarm besteht?«

Ich zeigte ihm die Stelle und er markierte sie mit einem Stift.

Bei der zweiten Operation, die sieben Stunden dauerte, gab dieser Chirurg wirklich alles. Er durchsuchte alle Darmschlingen und fand ein Loch – ich hatte nach dem Darmverschluss einen Darmdurchbruch. Er entfernte meinen Blinddarm, löste alle Verklebungen und legte alle Organe, die durch vorherige Operationen woanders lagen, an ihren Platz zurück.

Meine Familie wartete die ganze Nacht im Krankenhaus darauf, dass er aus dem Operationssaal kommen würde. Für meine Schwester war es das erste Mal, dass sie live mit dabei war. Als der Professor meiner Familie erzählte, was passiert war, war sie von den Details geschockt. Doch die gute Nachricht war: Ich hatte überlebt und meine Mum durfte mich auf der Intensivstation kurz sehen.

Da die Schmerzmittel schon seit Tagen nicht mehr wirkten und mein Immunsystem nach der Stammzellentransplantation noch nicht voll funktionstüchtig war, wurde ich nach der Operation intubiert. Meine Mum kam die nächsten Tage immer vor der Visite bei mir vorbei und blieb bis spätabends.

Am dritten Tag holte mich das Ärzteteam nachmittags aus der Sedierung. Ich kann mich bis heute nicht daran erinnern, aber laut meiner Mum sagte ich immer wieder: »Mummy, ich liebe dich!« Und dann: »Ich will leben!«

Dieser Satz würde später noch wichtig werden, denn in dieser Nacht schrie ich immer wieder auf. Die Ärzte wussten nicht, was los war, und waren erleichtert, als meine Mum am vierten Tag noch früher als sonst da war.

Sie versuchte, mich mit Gesang zu beruhigen, doch mittlerweile schrie ich seit sechs Stunden immer wieder auf. Das Ärzteteam vermutete, dass das Geschrei eine Nebenwirkung der Sedierung war, doch meine Mum wusste: Irgendwas stimmte nicht!

In diesen sechs Stunden riss ich drei Mal meine Augen auf und sagte: »Mummy, please help me!« Sie bat mich, ihr zu zeigen, wo es wehtat, und einmal schien ich all meine Kraft zusammenzunehmen, um meinen Arm auf meinen unteren Brustbereich zu legen.

Ihr war sofort klar, dass das kein Zufall war. Mittlerweile war auch meine Lieblingsphysiotherapeutin da. Meine Mum und sie baten die Ärzte, die immer noch dachten, dass mein Schreien eine Nebenwirkung der Sedierung war, um ein Röntgenbild. Darauf war zu erkennen, dass beide Lungenflügel fast komplett mit Wasser gefüllt waren.

»Sie hat eine schwere Lungenentzündung und ein Flügel ist bereits am Einstürzen«, erklärten sie meiner Mum, während sie mich auf ein Einzelzimmer der Intensivstation verlegten, das sonst nie – aber heute und für die nächsten drei Wochen – frei war.

Sie hatten mich ins künstliche Koma versetzt. Ich war am »Ertrinken« gewesen und hatte deswegen immer wieder aufgeschrien. Die Ärzte meinten später, dass die letzten sechs Stunden ein kämpferisches Wunder gewesen seien.

Drei Tage und Nächte wusste niemand, ob ich überleben würde. Am zweiten Tag fragten die Ärzte meine Mum, wie sie meinen psychologischen Zustand einschätze – denn sie hatten von meinem Abschied vor der zweiten Notoperation gehört.

Gott sei Dank brauchte meine Mum nichts weiter zu tun, als ehrlich zu sagen: »Rebekkah will leben! Sie hat mir gesagt, sie will leben!«

Nichts lief nach Plan – und das nicht zum ersten Mal! Aber Gott hatte einen Plan! Selbst dann, als sich seine Zusagen wie Absagen anfühlten. Selbst dann, als der erhoffte Durchbruch zu einem Darmverschluss und Darmdurchbruch führte. Ja, selbst dann, als ich nach drei Wochen aufwachte und der Traum erst mal zum Trauma wurde. Es gab Lichtblicke in den dunkelsten Stunden zwischen Tod und Leben. Während ich im Koma lag, gab es Momente, wo all der Druck wegfiel und nur noch Ehrlichkeit blieb.

Auch wenn ich mich nicht daran erinnere, so kam der Chirurg nach der Operation noch mal in mein Zimmer und sagte: »Frau Staudinger, Ihre Tochter hatte recht mit dem Stoma. Ich nehme nicht viele Kinder gedanklich aus dem OP mit nach Hause. Doch Rebekkah nehme ich mit.«

In diesem Moment schlug ich die Augen auf – nur dieses eine Mal, während ich im Koma lag, so als wollte ich sagen: »Ich hab dich gehört und dich gesehen. Danke!«

Es gibt vieles, das wir nicht verstehen. Doch selbst wenn nichts nach Plan läuft, bleiben Gottes Versprechen bestehen. Ich habe in dieser Zeit erkannt, dass es einen Unterschied zwischen Gottes Willen und Gottes Timing für unser Leben gibt. Jesus kennt die Stunden, die wir durchleben. Er kennt den Tod, und er ist das Leben. Er kennt den Schmerz des Karfreitags und sieht am Samstag »dazwischen«, was wir oft nicht sehen: Es wird eine Auferstehung am Ostersonntag geben. In den schlimmsten Jahren, Wochen und Stunden unseres Lebens, wo der Tod näher als das Leben scheint, ist die Auferstehung nicht weit. Gottes Wille bleibt! Und er ist da in der Zwischenzeit!

Es gibt so vieles, das wir hier auf Erden nicht sehen, denn wir können Gottes Perspektive nicht einnehmen. Doch was ich weiß, ist: Ich verdanke dem Team an Chirurgen, Ärzten, Pflegern und Krankenschwestern dieser Kinderklinik mein Leben. Ohne sie würdest du jetzt diese Geschichte nicht lesen.

Grown-up child

Die Ironie ist nicht zu übersehen, dachte ich, als ich nach dem künstlichen Koma langsam wieder in der realen Welt ohne Halluzinationen ankam und endlich die Kraft fand, über vieles nachzudenken. In den Jahren vor der Stammzellentransplantation und dem künstlichen Koma war ich immer Kind und Jugendliche und gleichzeitig »die kleine Erwachsene« gewesen. Der Schmerz über verpasste Chancen war immer noch da. Nie würde ich in meinen Teeniejahren eine ältere Schwester für Jõ sein können. Doch auch Fragen wie »Wer wäre ich heute, wäre diese Krankheit nie gewesen?« beschäftigten mich. Aber diese schob ich zunächst beiseite, denn jetzt war ich erst mal hier – als Erwachsene.

Offiziell war ich kein Kind, keine »kleine Erwachsene«, mehr. Ich war achtzehn Jahre alt, laut Gesetz volljährig und doch zum ersten Mal »das große Kind«. Es schien so, als ob die Stammzellentransplantation wirklich meine zweite Chance war zu leben, denn so wie jedes Leben als Baby im Mutterleib beginnt, war ich jetzt zum ersten Mal ein Kind. Ich wollte nicht mehr überleben, hatte nicht damit gerechnet, fast zu sterben, aber ich hätte auch nicht gedacht, dass ich ausgerechnet jetzt als Erwachsene zum Kleinkind werden würde! Je mehr ich darüber nachdachte, desto mehr dachte ich: *Gott, eigentlich will ich das hier nicht!*

Und doch war ich hier, lag in Windeln gewickelt im Krankenhausbett auf der Intensivstation und war noch nie zuvor in meinem Leben so abhängig von anderen. Schwer vorstellbar nach all den Krankheitsjahren, doch so war es. Ich dachte an all die Male zurück, wo ich innerlich die »kleine, weise Erwachsene« war, wo Eltern und Leute aus der Gemeinde auf mich zugekommen waren und mir gesagt hatten, wie reif ich doch für mein Alter sei. Ja, das mochte sein, aber körperlich war ich immer wieder abhängig und auf andere angewiesen gewesen. Jetzt wieder, mehr denn je. Während ich meine Situation betrachtete, dachte ich mir: *Ich habe doch gelernt Hilfe anzunehmen! Das hier sollte keine große Sache sein.* Aber wem machte ich was vor? Es war eine große Sache, mit achtzehn Jahren in Windeln zu liegen!

Nachdem der Blasenkatheter entfernt worden war, war ich immer noch zu schwach, um mich allein im Bett aufzusetzen, geschweige denn, auf die Toilette zu gehen. Also bekam ich Windeln. Aber ich bekam sie nicht nur angezogen, sondern auch gewechselt. *Ich werde gewickelt!*, schoss es mir durch den Kopf. Mit diesem Gedanken kam ich immer noch nicht klar. Doch so war es. Und ich kann dir sagen, dass es ein Segen ist, dass wir als Erwachsene vergessen haben, wie das als Kleinkind gewesen ist. Manche Erinnerungen brauchen wir nicht, um das Leben zu schätzen. Genauso wie wir nicht alles am eigenen Leib erfahren müssen, um aus den Erfahrungen anderer lernen zu können. Doch wenn wir selbst etwas erleben, dürfen wir mitnehmen, was wir aus dieser Zeit lernen. Ich lernte in dieser Zeit zum Beispiel nicht nur, wie wichtig es ist, dass jedes Kleinkind irgendwann lernt, selbstständig auf die Toilette zu gehen, sondern vor allem, wie wichtig die erste Phase unseres Lebens ist, in der wir einfach Kinder sind.

Während mir die ganze Windelgeschichte furchtbar unangenehm war, waren die Pfleger und Krankenschwestern eine riesige Hilfe. Sie waren es zwar nicht gewohnt, Achtzehnjährige in ihrer Kinderklinik zu haben, aber dafür umso besser darin, damit umzugehen.

Jessica war eine Krankenschwester, die in den kommenden Nächten oft stundenlang bei mir saß, weil ich vor Angst immer wieder in Tränen ausbrach. Ich hatte so viele Albträume, dass ich nicht allein sein konnte.

Und Flo war in einer der ersten Nächte da, als ich im Kopf wieder klarer war. Als ich realisierte, wie unangenehm die ganze Windelsituation war, musste ich weinen. Die Windel musste gewechselt werden und ich war mit dieser Abhängigkeit überfordert – kindlicher ging es nicht mehr. Ich wollte nicht nach den Krankenschwestern und Pflegern rufen, aber auch nicht in dieser Windel liegen – wenn du weißt, was ich meine. Doch während ich mit mir selbst haderte, sah Flo meine Tränen über die Kamera und kam mit seiner entspannten Art herein. Er schaffte es innerhalb weniger Minuten, das Problem ins Lächerliche zu ziehen, ohne über mich herzuziehen. Mit seinem Witz und Charme nahm er mir jegliche Scham, sodass die Lösung kinderleicht schien: Windelwechseln war angesagt.

»Ich kann's allein!«

Die ersten Jahre unseres Lebens sind mitunter die wichtigsten. Viele Fachleute der Psychologie sind sich einig, dass die Bindung, die Grenzen und die Liebe, die wir in den ersten Jahren erleben, uns oft für weitere Beziehungen prägen – zumindest im natürlichen Leben.[8]

Unser Leben fängt gottgewollt mit kompletter Abhängigkeit an.

Ich bin fest davon überzeugt, dass Gott jederzeit übernatürlich eingreifen, Herzen komplett wiederherstellen oder durch Therapie und Menschen wirken kann. Doch der große Einfluss der Bindung erinnert mich immer wieder daran: Unser Leben fängt gottgewollt mit kompletter Abhängigkeit an.

Viele Kinder können es nicht abwarten, erwachsen zu werden, und nur wenige Erwachsene wissen noch, was es heißt, wirklich Kind zu sein. Doch Jesus wünscht sich von uns, egal, in welchem Alter, wie die Kinder zu werden. Es ist sogar elementar wichtig: *»Ich versichere euch: Wenn ihr nicht umkehrt und werdet wie die Kinder, werdet ihr nie ins Himmelreich kommen«* (Matthäus 18,3).

Als Jesus das sagte, sprach er zu erwachsenen Menschen. Er verlangte nicht, dass sie wortwörtlich wieder Kinder werden. Vielmehr war es seine Einladung, ehrlich zu sein, umzukehren, das Geschenk des ewigen Lebens wie ein Kind anzunehmen und dabei ganz Kind Gottes zu werden.

Ich wusste damals nicht, wie wertvoll das Geschenk der Kindheit ist, mit der unser natürliches und geistliches Leben beginnt. Als Kind gab es sicher Momente, wo ich mir gewünscht hatte, einfach ein »normales« Kind zu sein. Doch als ich älter wurde, war es für mich okay, nie Kind gewesen zu sein. Ich vermisste es nicht, weil man nichts vermissen kann, was man nicht wirklich kennt oder selbst erlebt hat. Ich hatte viele Wünsche für mein neues Leben, aber wenn ich über Jesu Worte nachdachte: »Werdet wie die Kinder«, fragte ich mich, ob das denn wirklich notwendig war. Ich hatte viel verloren, aber die Kindheit schien kein Verlust, sondern ein Gewinn zu sein. So wie andere über Kindheit redeten, schien diese Zeit nicht verloren, sondern eher wie ein Vorsprung zu einem reiferen, unabhängigen, selbstbestimmten Leben zu sein. Ich wollte kein Kind sein, die Zeit dafür war eh vorbei.

Ich wollte in Fülle leben; die Abhängigkeit des Überlebens loswerden. Doch jetzt war ich hier, als »großes Kind«, täglich frustriert, weil ich bei den kleinsten Kleinigkeiten merkte: Ich kann's nicht allein! Ich konnte nicht allein stehen, gehen oder mich im Bett umdrehen. Wenn ich dachte, der Weg ins neue Leben nach der Stammzellentransplantation war weit, war der Weg nach dem

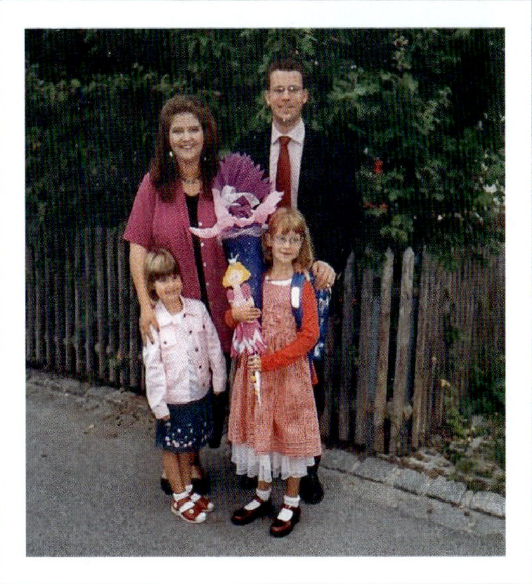

Meine Einschulung September 2005, bevor ich mit Morbus Crohn diagnostiziert wurde

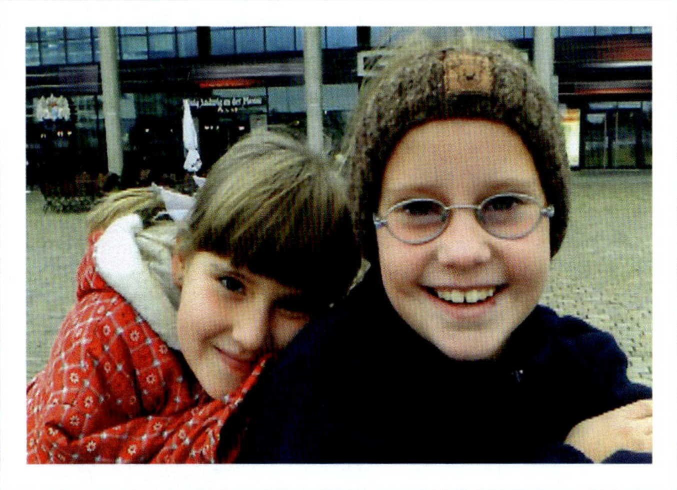

Meine Schwester und ich in München, November 2006

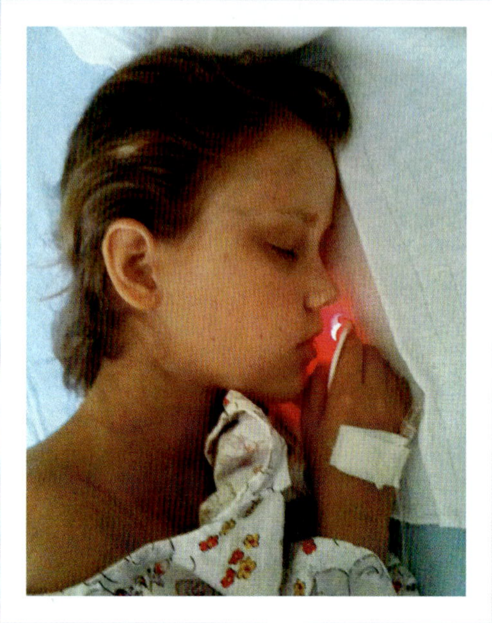

In der Haunerschen Kinderklinik nach einer von vielen Endoskopien, 2010

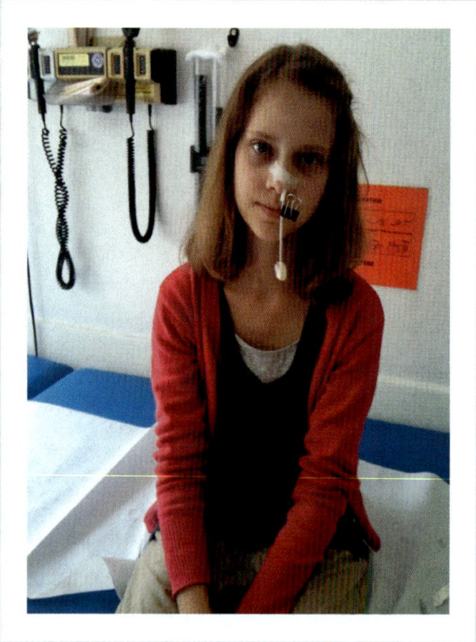

April 2011, als ich meine Magensonde für die Ernährungstherapie bekam

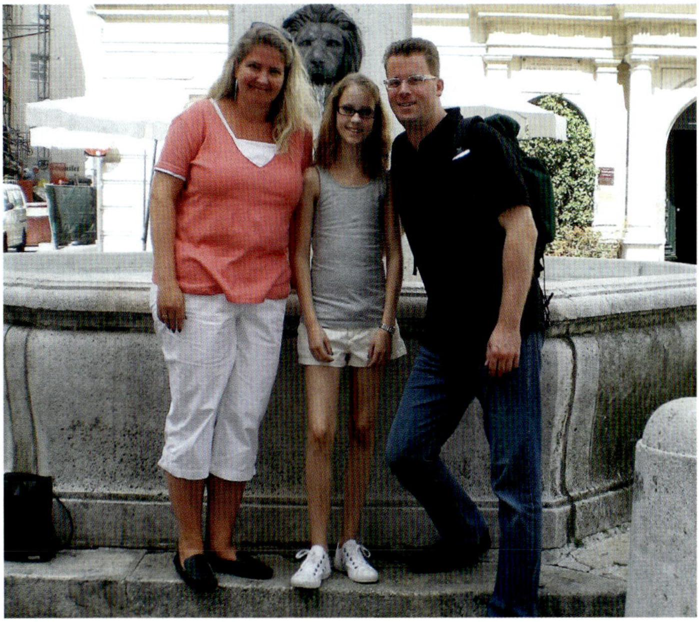

In Wien mit Mummy und Paps August 2011, als ich mindestens 10 Kilogramm untergewichtig war

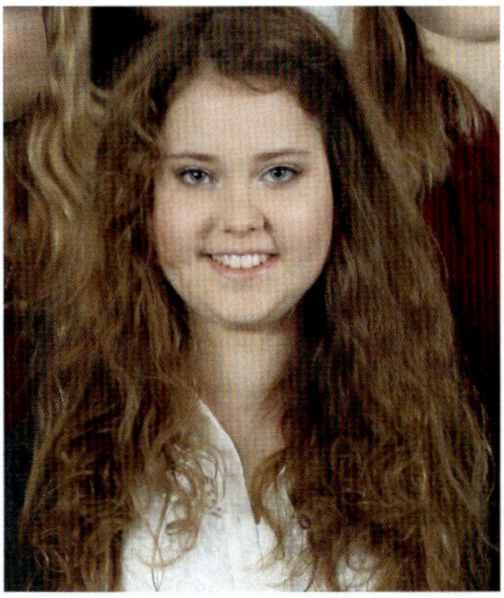

Mein Mondgesicht nach einer längeren Gabe von Cortison, Dezember 2014

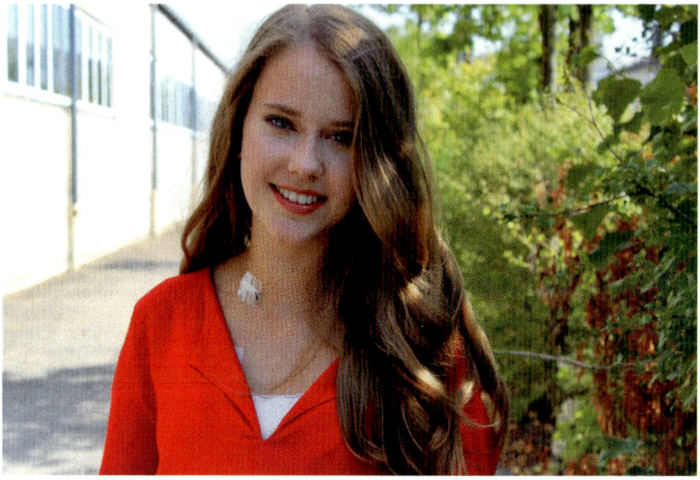

Das letzte Fotoshooting mit langen Haaren
und gelegtem Hickman-Katheter im Sommer vor der
Stammzellentransplantation im September 2015

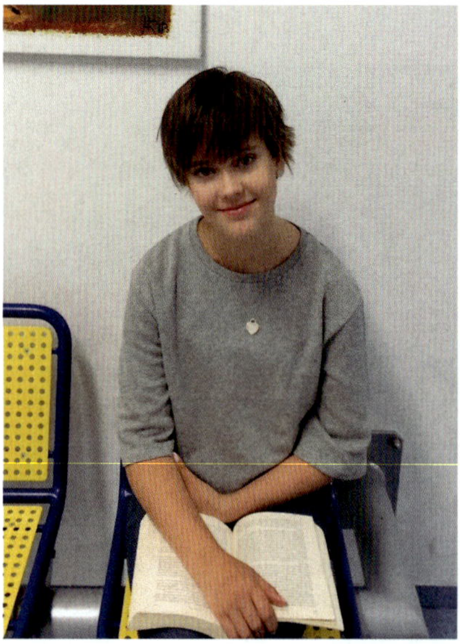

August 2015
im Wartezimmer
für die letzten
Untersuchungen
vor der Stammzellen-
transplantation.

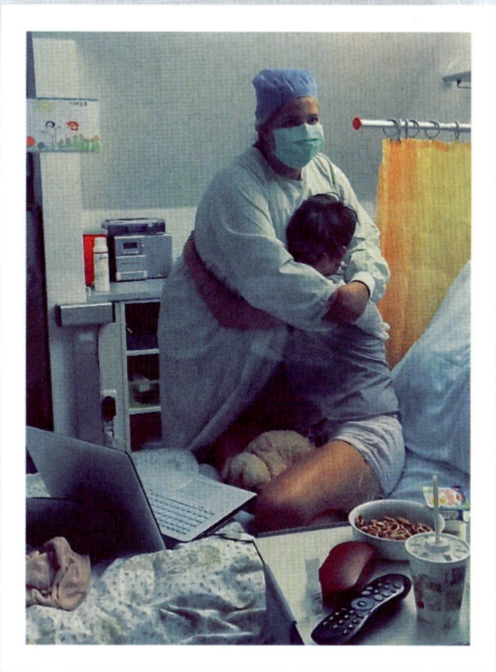

Während der Stammzellentransplantation im »Zelt« mit meiner Mummy, Oktober 2015

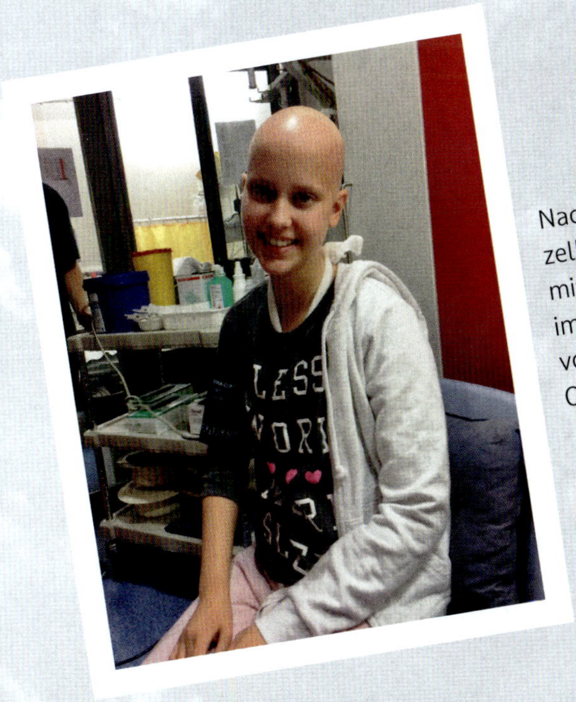

Nach der Stammzellentransplantation mit 1100 Leukos im kleinen Raum vor dem »Zelt«, Oktober 2015

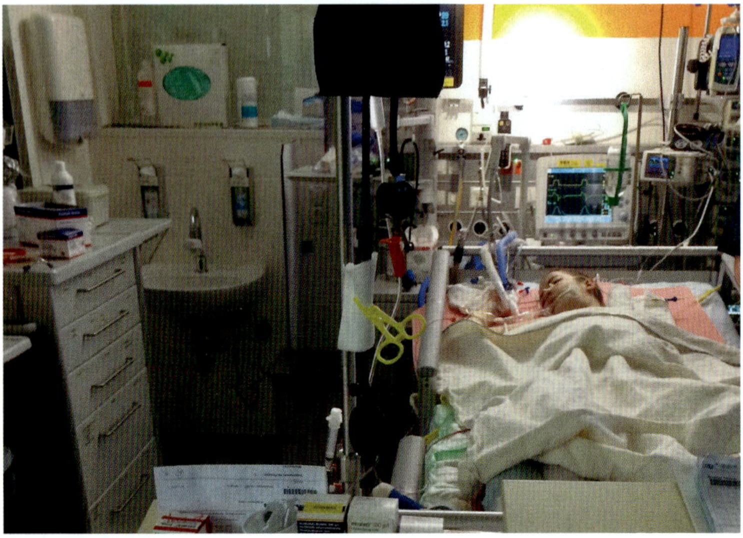

Nach der zweiten Not-OP im künstlichen Koma, Februar 2016

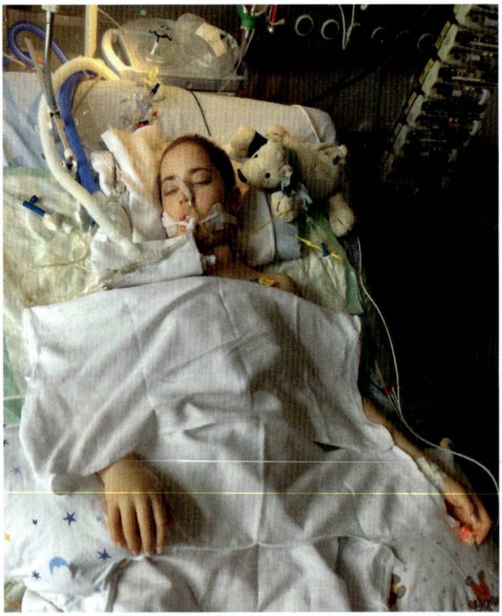

Ich, während des künstlichen Komas,
Februar 2016

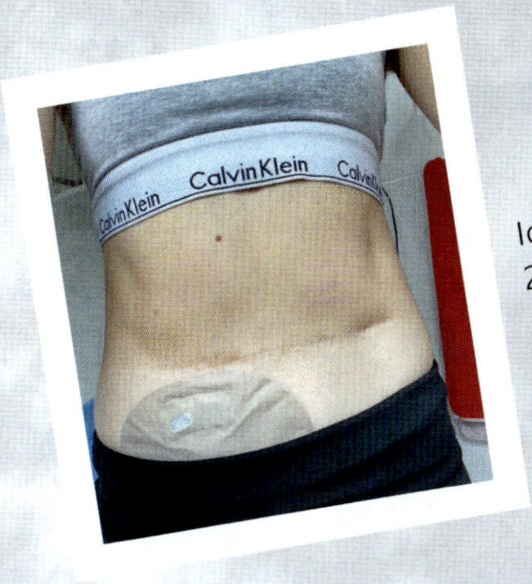

Ich und mein Stoma,
2020

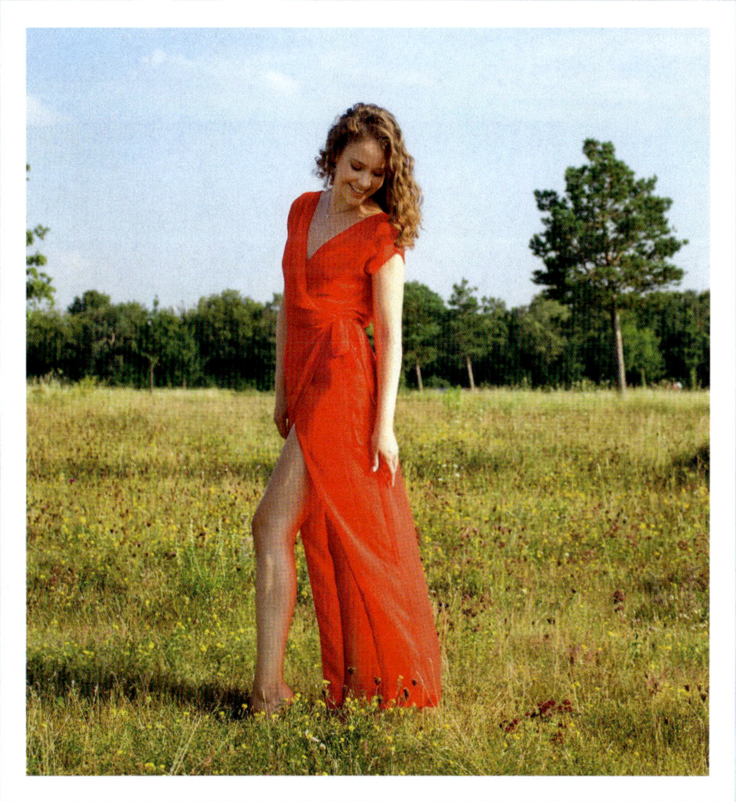

5 Jahre nach der Stammzellentransplantation,
17. September 2020

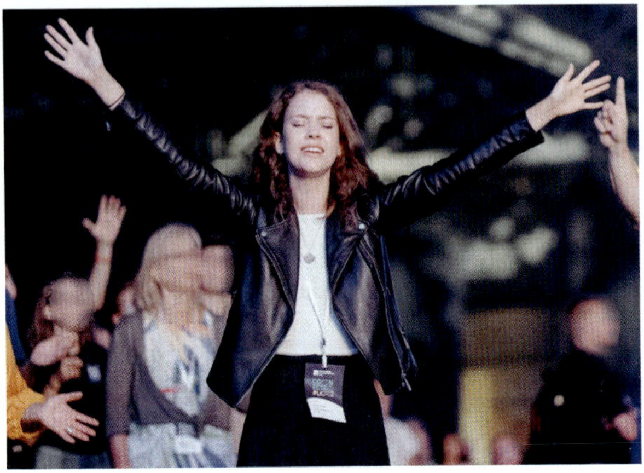

Beim Willow Leitungskongress LK22, August 2022

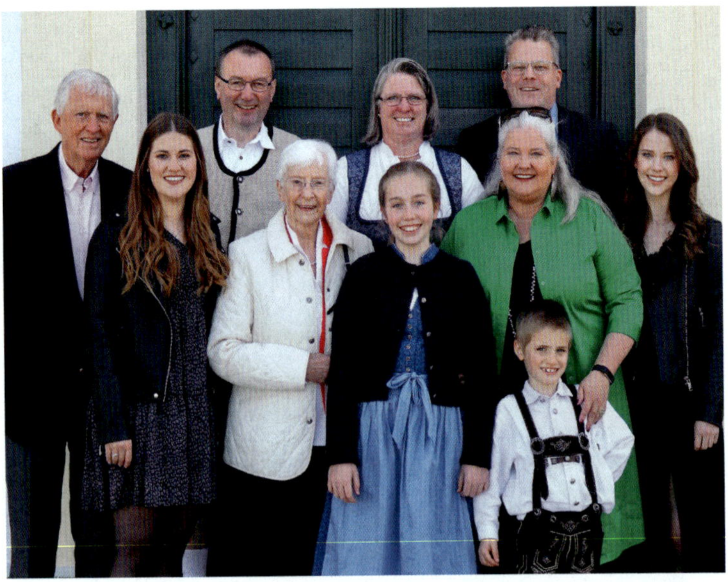

Meine Familie, April 2022 (von links nach rechts): mein Opa John, meine Schwester Jo, mein Onkel Andreas, meine Omi Ursula, meine Tante Nicola, meine Cousine Louisa, mein Cousin William, meine Mummy Kerstin, mein Paps Christian, und ich künstlichen Koma noch weiter. Das künstliche Koma hatte mich weit hinter die Startlinie zurückkatapultiert. Und ironischerweise erlebte ich wie ein Kind immer wieder Trotzphasen, in denen ich jegliche Selbstkontrolle verlor (die Nebenwirkungen der Medikamente halfen dabei nicht). Ich war mit mir unzufrieden. Ich wollte es allein schaffen, doch ich konnte es nicht. Wieder einmal war ich auf Hilfe angewiesen.

»Ich kann's allein!«, schrie eines Tages mein dreijähriger Cousin, als ich ihm beim Schuhebinden helfen wollte. Zwei Jahre waren seit dem künstlichen Koma vergangen und dieser Satz ging mir nach. *Das kommt dir doch bekannt vor,* dachte ich.

Flashbacks führten mich zurück in diese Krankenhauszeit und mein Cousin war wie ein Spiegel. »Ich kann's allein!« Wie oft hatte ich das gesagt und gedacht und es dennoch Kindern wie ihm anders beigebracht?

Ich spürte in meinem Herzen plötzlich eine tiefe Traurigkeit – wie wenn Gott über seine Kinder weint. Als ob er sagen würde: »Viele meiner Kinder haben vergessen, wie schön es ist, Kind zu sein. Sie ermutigen ihre Kinder, Teamplayer zu sein, aber wollen selbst die besten Einzelkämpfer sein. Sie sagen: ›Ich kann's allein‹, doch das ist das, was Kinder in ihrer Trotzphase schreien. Dabei lade ich sie ein, meine Kinder – abhängig von mir – zu sein.«

Demut und Buße bewegten erst Jahre später mein Herz, als ich erkannte: Niemand kann es allein, denn wir wurden (neu) geboren, um Kinder Gottes zu werden und ein Leben lang zu sein. Wir dürfen mündig, selbstständig, frei und reif sein, doch all das fließt aus der Abhängigkeit zu Gott.

In Epheser 4 schreibt Paulus von der Einheit im Geist und der Gemeinde Gottes. Es gibt einen Vers, den ich nicht so schnell vergessen werde. Im Englischen heißt es in Vers 15 (ESV): *»Rather, speaking the truth in love, we are to grow up in every way into him* *who is the head, into Christ.«* Das Wort *grow up* wird im Deutschen mit »aufwachsen, heranwachsen« übersetzt, sodass es heißt: »*[…] wir wollen aufrichtig sein in der Liebe und in allen Stücken hinanwachsen zu ihm, der das Haupt ist, Christus*« (Epheser 4,15; ZB). Doch *growing up* bedeutet im Englischen auch »Erwachsenwerden«.

Ich liebe diese biblische Definition des Erwachsenwerdens. Wenn erwachsen zu werden bedeutet, dass meine Beziehung mit Jesus noch intimer und tiefer wird, möchte ich für den Rest meines Lebens erwachsen werden. Egal, wie alt ich bin, ich möchte Jesus ähnlicher werden, indem ich zu ihm hinwachse. Ich möchte abhängig vom Heiligen Geist leben, denn es ist der Heilige Geist, der Jesus von den Toten auferweckte (vgl. Römer 8,11) und uns an unsere Identität als Kinder Gottes erinnert (vgl. Römer 8,14). In beiden Fällen beginnt dort die Fülle des Lebens. Durch den Heiligen Geist sind wir nicht nur Kinder Gottes, die älter werden, sondern Kinder Gottes, die in jedem Alter die Abhängigkeit vom Vater genießen dürfen.

Der Schatz des Lebens

Es war an der Zeit für mich, Kind zu werden. Doch nach all den Jahren des Überlebens – der erzwungenen Abhängigkeit – brauchte ich viel Zeit, um dieses gottgewollte Geschenk der Kindheit anzunehmen.

Als ich allmählich zu Kräften kam, durfte ich von Windeln auf den Klostuhl wechseln. Wer hätte gedacht, dass ich den jemals vermissen würde! Erschrocken von meinen eigenen Gedanken, lachte ich über diesen Perspektivenwechsel durch ein paar Windeln.

Nach ein paar Tagen auf der Intensivstation wurde ich für weitere drei Tage wieder zurück auf die Intern-1 verlegt, bevor ich endlich nach Hause gehen durfte – langsam und mit vielen Pausen. Doch immerhin konnte ich wieder allein sitzen, stehen und langsam gehen.

Für die Ärzte war es ein Wunder, dass »alles so schnell gegangen war«, während es mir nicht schnell genug ging.

Zu Hause bekam ich nun Physiotherapie. Ich war zwar weiterhin auf viel Hilfe angewiesen, doch allmählich ging es mir gut damit. Mein Bild von Abhängigkeit veränderte sich. Spätestens nachdem ich mir mit meinem Paps zusammen an einem Nachmittag den Film »Dienstags bei Morrie« angesehen hatte.

In diesem Film erfährt ein Journalist, Mitch, dass sein ehemaliger Professor, Morrie, todkrank ist. Er geht ihn dienstags besuchen, um Trost zu spenden, doch lernt stattdessen von einem Sterbenden, was es bedeutet, zu leben. An einer Stelle im Film sagt Morrie in etwa Folgendes: »Am Anfang des Lebens, wenn wir kleine Kinder sind, brauchen wir andere zum Überleben, nicht wahr? Und am Ende des Lebens, wenn du wirst wie ich, dann brauchst du andere zum Überleben, nicht wahr? [...] Aber das Geheimnis ist: Dazwischen brauchen wir andere ebenfalls.«[9] Diese Aussage inspirierte mich. Sofort nahm ich mein Handy und schrieb noch während des Films diese Gedanken auf:

> In den ersten und letzten Jahren unseres Lebens fällt es uns tendenziell leichter, Kind zu sein und Kind zu werden. Doch was machen wir in der Zwischenzeit? Wir streben nach Unabhängigkeit! Es macht keinen Sinn. Nein, wir verpassen sogar den Sinn des Lebens, weil wir nicht in unserer ersten Berufung leben. Wir sind berufen, Kinder Gottes zu sein. In der

Schönheit dieser Intimität zwischen Abba und Kind zu verweilen. Gott weiß, das reicht. Aber wissen wir, dass das reicht?

Wenn ich heute an dieses Zitat von Morrie denke, glaube ich, Jesus lädt uns ein, wie die Kinder zu werden. Niemand bringt uns bei, was es wirklich heißt, Kind zu sein. Stattdessen lehrt man uns, wie wir erwachsen werden. Aber: Gottes Königreich funktioniert umgekehrt. Der Schatz des Lebens liegt nicht im Können, Wollen, Wünschen oder Streben, sondern darin, als Rebe am Weinstock zu kleben – in Jesus zu leben. Niemand von uns kann, soll oder muss es allein »schaffen«. Wir sind geboren, um wie die Kinder zu sein.

Der Schatz des Lebens liegt nicht im Können, Wollen, Wünschen oder Streben, sondern darin, als Rebe am Weinstock zu kleben – in Jesus zu leben.

Ich wünschte, ich hätte das damals schon verstanden. Doch ich konnte zu diesem Zeitpunkt nicht sehen, dass mein himmlischer Papa gerade dabei war, mir meine Kindheit zurückzugeben.

Blindspots – Don't be blinded by the darkness

Ich konnte damals nicht sehen, was Gott tat, weil meine Welt nach dem Koma lange dunkel war.

Als ich nach Hause kam, schlief ich im Bett meiner Eltern neben meiner Mum und hatte Nacht für Nacht Albträume, aus denen meine Mum mich oft schreiend und schweißgebadet wecken musste. Ich hatte viele Ängste und sah vor meinem inneren Auge immer noch Szenen aus meiner Welt während des Komas. Ich wusste: Das ist alles nicht real. Doch wie wird man eine Erinnerung los, die für einen selbst real war? Ich konnte davor nicht fliehen. Und die Flashbacks halfen nicht. Oft reichte ein Duft, ein Lied, ein Reiz aus dieser Zeit und ich konnte meine Tränen, innere Panik oder weitere Erinnerungen nicht zurückhalten.

Während die Albträume mit den Monaten abnahmen und die realen Erinnerungen irgendwann nur noch Erinnerungen waren, hielten die Flashbacks bis zu einem Jahr nach dem Koma an. Einmal saß ich mit meiner Familie im Auto und wir hörten Musik, als mir plötzlich die Tränen kamen. Ich konnte niemandem erklären, was los war. Erst als meine Eltern sich daran erinnerten, dass dieses Lied auch in der Zeit gelaufen war, als ich im Koma gelegen hatte, ergaben die Tränen immerhin Sinn. Doch je mehr Zeit verging, desto schwerer wurde es für mich, vieles nachzuvollziehen.

Ich wusste, irgendwann würde diese innere Dunkelheit vergehen, ich würde das Licht am Ende des Tunnels sehen. Doch nur weil man weiß, dass die Sonne morgen wieder aufgehen wird, kann man das Licht um Mitternacht trotzdem noch nicht sehen. Ich musste mir eingestehen: Gott, ich kann es nicht sehen! Ich konnte wortwörtlich nicht klar sehen.

Blindsided – Nicht sehend, aber gesehen

Als ich nach dem künstlichen Koma im Krankenhaus war, hatte ich, wie bereits erwähnt, viele falsche Sinneswahrnehmungen – von »Bienen im Zimmer« bis hin zu »meiner Entführung« und dem »Tod meines Paps und meiner Schwester«. Ich erzählte anderen oft, was ich in meiner Welt erlebte. Das machte es für die Ärzte aber nicht leichter, vorübergehende Symptome von bleibenden Schäden zu differenzieren. Als ich jedoch sagte: »Ich kann nicht richtig sehen«, waren die Ärzte sofort hellhörig. Denn während in vielen Filmen die Komapatienten mit fest geschlossenen Augen daliegen, sind die Muskeln und Nerven in Wirklichkeit so »schlapp«, dass die Augenlider nie hundertprozentig zufallen.

Das Problem bei mir war, dass mein linkes Auge dadurch leider viel Zugluft abbekommen und sich eine Bindehautentzündung entwickelt hatte. Ein Augenarzt kam damals vorbei, gab mir Augentropfen mit Antibiotikum und sagte zu meinen Eltern, dass ich, sobald ich wach und fit genug sei, in die Augenklinik kommen müsse, um weitere Schäden auszuschließen.

Als ich wach wurde und meine Augen erwähnte, vereinbarten die Ärzte deshalb für die Zeit nach meiner Entlassung sofort einen Termin in der Augenklinik. Aber die Ungewissheit in der Zeit dazwischen machte mich fertig. Mein Körper kam langsam zu Kräften, aber ich hatte Probleme, aus der Nähe Details zu erkennen: Ich konnte langsam besser sprechen, aber die Gesichter von Personen waren verschwommen. Ich konnte mein Handy wieder halten, aber nicht bedienen. Ich konnte weder Buchstaben noch

Symbole auf der Fernbedienung am Krankenhausbett lesen. Doch das Schlimmste war: Ich konnte mein Stoma nicht allein wechseln. Aus meiner Sicht war der Bauch buchstäblich zu nah an meinem Gesicht. »Deswegen kann ich's nicht sehen«, erklärte ich.

Ich konnte tatsächlich mehr aus der Ferne erkennen als aus der Nähe. Und genau das machte mir Angst. Ich war nicht blind, aber ich dachte: *Jetzt muss ich auch noch Brailleschrift lernen, um jemals wieder lesen zu können.*

Das mag jetzt übertrieben klingen, aber damals war es eine berechtigte Angst von mir. Denn niemand wusste, ob ich jemals wieder normal sehen können würde, geschweige denn inwieweit sich mein Körper nach dem Koma erholen würde.

In der Woche nach meiner Entlassung stellte sich in der Augenklinik heraus, dass viele unterschiedlich große Blutgerinnsel auf der Mitte meiner Netzhaut waren.

»Dieser Bereich auf der Netzhaut ist für das Fokussieren zuständig«, erklärte mir der Augenarzt. »Das erklärt, warum du alles, was du fokussierst – Gesichter, Handy, Fernbedienung, Buchstaben, Stoma –, nur unscharf siehst.«

Spätestens jetzt wurde mir klar, dass es nicht an der Nähe oder Distanz lag, sondern lediglich daran, dass wir Gesichter aus der Nähe fokussieren und niemand ein Buch mit mehreren Metern Abstand liest. Ich war erleichtert, dass wir schnell eine Erklärung für das Problem gefunden hatten, und dachte: *Hoffentlich finden wir genauso schnell eine Lösung.*

Nach stundenlangem Warten und unzähligen Untersuchungen mit Maske war ich echt außer Atem. Ich spürte, wie erschöpft ich war. Als der Augenarzt dann auch noch von einer Operation sprach, brach für mich eine Welt zusammen. *Ich kann nicht schon wieder stationär ins Krankenhaus! Noch eine Operation? Ich kann das nicht!*, schrie ich innerlich. Ich hatte immer noch massive Ängste, übergab mich in der Augenklinik ständig und mein Krankenhausaufenthalt lag noch nicht lange zurück. Während mein Paps mich tröstete, sah der Augenarzt uns an und schien uns wirklich zu sehen. Ich musste nichts erklären, er schien mich zu verstehen.

»Wir können erst mal abwarten, bevor wir operieren«, sagte er. »Dein neues Immunsystem ist immer noch nicht ganz stabil und ich weiß, dass du gerade erst durch die reinste Tortur gegangen bist.«

Seine Worte beruhigten mich, und als ich mich wieder erholt hatte, durften wir erst mal nach Hause gehen.

Mein Paps und ich mussten in den nächsten Monaten wöchentlich in die Augenklinik fahren. Der freundliche Augenarzt hatte in der Zwischenzeit organisiert, dass ich als Transplantationspatientin überall sofort drankam und mit einem privaten Aufzug zu allen Untersuchungen fahren durfte. Es war das erste Mal in meinem Leben, dass ich nicht richtig sehen konnte und doch gesehen wurde: von Gott, meiner Familie und meinem Augenarzt.

Über die nächsten Monate hinweg war ich wieder bzw. immer noch auf die Hilfe anderer angewiesen. Meine Familie, vor allem meine Mum, half mir bei allem. Angefangen beim »erfolgreichen« Vorbeigehen an Möbeln, ohne sie fokussieren zu können, bis hin zu stundenlangem Vorlesen, sodass wir in zwei Monaten sechs dicke Bücher durchhatten. Meine Schwester und mein Paps unterhielten mich oft mit den neuesten Alltagsthemen, mein Opa kam sonntags vorbei, um mich über das Weltgeschehen auf den neuesten Stand zu bringen, und meine Omi kochte meine Lieblingsessen. Ich konnte nichts sehen, aber ich wurde gesehen. Und das war das größte Geschenk für mich.

Ich sehe was, was du nicht siehst

Rückblickend sehen wir oft, was wir im Augenblick nicht sehen. Wenn ich auf die Zeit in der Augenklinik zurückblicke, erkenne ich noch heute neue Zusammenhänge. Ich sehe, wie fokussiert ich auf das Nähe-Distanz-Problem war, obwohl das Problem die ganze Zeit das Fokussieren an sich war. Ich war fokussiert und gleichzeitig »blind«.

**Rückblickend sehen wir oft,
was wir im Augenblick nicht sehen.**

Heute sehe ich, wie menschlich das ist. Wir richten unseren Fokus schnell dorthin, wo Probleme auftreten, sodass wir manchmal übersehen, wo die Probleme eigentlich herkommen oder entstehen. Doch sehen wir nicht das, was ihnen zugrunde liegt. Oftmals erkennen wir erst rückblickend, was wir im jeweiligen Augenblick nicht sehen konnten: die Blutgerinnsel auf der Netzhaut, die Wurzel unterhalb der Pflanze, das Problem hinter dem Problem, die Blindspots in unserem Leben. Doch erst wenn wir die Symptome von den Ursachen unterscheiden, ist Hilfe möglich.

Wenn ich auf das künstliche Koma zurückblicke, hat dieses Trauma meine Sicht beeinträchtigt – im wahrsten Sinne des Wortes. Es brauchte lange, bis ich erkannte, wie die vielen traumatischen Ereignisse der letzten dreizehn Jahre mein Leben nach dem künstlichen Koma beeinflusst haben.

Was wir sehen, aber auch das, was wir nicht sehen, beeinflusst unser Leben. Jesus kam als Licht sichtbar für alle in diese Welt, damit wir das Unsichtbare – die geistliche Realität und unsere persönlichen Blindspots – sehen. Er spielt nicht »Ich sehe was, was du nicht siehst« mit uns, sondern offenbart uns das Verborgene, bringt das Geheime ans Licht, damit wir sehen, was er sieht (vgl. Lukas 8,17). Er nennt uns Kinder des Lichts (vgl. 1. Thessalonicher 5,5), damit wir sagen können: »Ich sehe gerade nicht, was du siehst, aber bitte berühre die Blindspots in meinem Leben, damit ich sehe, was du siehst.«

Ich wünschte, ich hätte das damals gesehen, aber ich war geblendet von dem, was ich nicht sehen konnte. Und davon gab es viel.

God is my pro-vision

Zwischen den Untersuchungen vergingen Wochen. Immer wieder schnappte ich mir ein Buch und versuchte, den Text auf dem Cover zu lesen. Ich schaute einen Film, aber konnte die Details nicht erkennen. Immer wieder versuchte ich, etwas zu fokussieren, doch egal, worauf mein Fokus lag, es war unscharf. Ich konnte nichts sehen – und das auch im übertragenen Sinne.

Mit den Wochen verlor ich die Vision für mein Leben. Ich lag daheim im Bett meiner Eltern, schlief bei meiner Mum und hörte die Worte der Ärzte in meinem Kopf nachklingen: »Du hast überlebt.«

Dort schien Licht zu sein, dachte ich. Damals war es eine Aussage, aber heute war genau das meine Frage: Hatte ich überlebt? Ein Teil von mir sagte: Ja. Diese Stimme war klar. Sie erinnerte mich an das, was meine Eltern gesagt hatten: »Weltweit haben tausend Menschen für dich gebetet, Rebekkah.« Doch auch das war eher surreal.

»Christen in Deutschland, England, Amerika, China und selbst Grönland haben für dich gebetet«, hatte mein Paps damals gesagt. Er las mir immer noch jede Nachricht vor, die er bekam. Oft schrieben die Menschen dahinter: »Ich habe für Rebekkah gebetet. Dass sie heute lebt, ist ein Wunder. Gott hat unser Gebet erhört.«

Ja, Gott erhört unser Gebet, dachte ich. *Auch meine Gebete.* Bilder von der kleinen Rebekkah zogen vor meinem inneren Auge vorbei. Sie wollte für Jesus leben, sein Königreich auf Erden ausdehnen und Menschen weltweit begegnen. Sie betete in ihrem Zimmer, in der Klinik mit der Familie, auf dem Schulklo allein, im Auto, im Urlaub und in der Gemeinde. Ich sah ihr tränenverschmiertes, schreiendes Gesicht, das sich aus Scham so oft versteckt hatte. Es schien mir, als würde der Heilige Geist zu mir sagen: »Rebekkah, als Kind hattest du noch eine wundervolle Vision für dein Leben. Sieh dich an! Du hast überlebt!«

Ich wusste, dass es stimmte, auch wenn ich es zu diesem Zeitpunkt nicht fühlen konnte: Damals als Kind hatte ich eine Vision für mein Leben gehabt. Vor der Stammzellentransplantation war meine Vision gewesen, zu leben, statt zu überleben. Doch jetzt starrte mein leerer Blick an die Decke, so wie an den meisten Tagen. Diese Vision hatte all dem Leid immerhin einen Sinn gegeben. Als ich das erkannte, traten mir Tränen in die Augen. *Ich habe dieses Leben so nicht kommen sehen,* dachte ich. *Ich habe erlebt, dass Gott nicht nur Gebete erhört, sondern lebe das erhörte Gebet.* Aber in diesem Moment konnte ich das nicht sehen. Albträume hielten mich nachts wach und die Nacht schien nie zu enden. Ja, ich hatte überlebt, aber nur, um wieder zu »überleben«.

Wochen vergingen, in denen nichts Großartiges passierte. Wenn ich nicht daheim lag, fuhr ich mit meinem Paps in die Augenklinik. Zu Hause angekommen, schlief ich wieder ein. Ich stand neben mir und war noch nie so geblendet von dieser Dunkelheit in meinem Leben. Sie nahm mir, was ich die Jahre zuvor hatte: Vision.

Ich konnte mich nicht ablenken, nicht schreiben, nicht lesen, wollte nicht reden oder denken. Sonst hätte ich mich fragen müssen, warum mein Herz nichts mehr bewegte. Und was würde ich dann sehen? Doch der Gedanke, dass ich mal eine Vision in meinem Leben hatte, ließ mir keine Ruhe. Immer wieder drängte sich mir der Gedanke auf und irgendwann hielt ich es nicht mehr aus: »Ja, Gott, ich will leben. Aber ich kann dieses Leben nicht fühlen, greifen oder sehen!« Das war die brutale Realität.

Während andere sich freuten und das Wunder sahen, wusste ich zwar im Kopf, dass die Nacht überstanden war und die Sonne irgendwann wieder aufgehen würde, aber bis das Licht hereinbrechen und die Sonnenstrahlen meine Haut erwärmen würden, sah ich nur Dunkelheit und spürte die Kälte in meinem Herzen. Doch als der Satz aus mir herausbrach, schien etwas in meinem Herzen aufzubrechen. Ich spürte diese leise Stimme: »Es ist okay, dass du nichts siehst – auch wenn es für dich nicht okay ist. Ich habe den Überblick, sehe die Details und habe dich fest im Blick. Ich weiß, du brauchst eine Vision, um zu leben. Also lass mich dir eine Vision geben.«

Die nächsten Wochen veränderte sich nach außen hin nichts, aber innerlich veränderte sich alles für mich. Meine Perspektive änderte sich und in dieser Zeit notierte ich mir:

> No matter how blurry or lost my vision is. If God is pro vision, He is my provision. – Ganz gleich, wie verschwommen oder verloren meine Vision und Sicht ist, wenn Gott der Versorger ist, versorgt er mich mit Vision, einem neuen Blick.

Ich musste nicht ohne Vision weiterziehen, sondern durfte Jesus als Licht in meiner Dunkelheit erleben. Er durfte zuerst in alle dunklen Bereiche meines Herzens einziehen und die Dunkelheit in mir vertreiben.

Bereits Johannes schrieb:

Das Leben selbst war in ihm, und dieses Leben schenkt allen Menschen Licht. Das Licht scheint in der Dunkelheit, und die Dunkelheit konnte es nicht auslöschen.
Johannes 1,4-5

Meine Augen hatten Probleme mit dem Fokussieren, aber ich durfte meinen Fokus auf Jesus setzen und sehen, dass er mich nie aus den Augen verloren hatte. Mit Jesus im Blick konnte ich das Licht im Dunkeln sehen. Ohne Vision kann niemand leben (vgl. Sprüche 29,18; KJV), doch genau deswegen will Gott uns eine Vision geben und ermutigt uns, unseren Blick auf Jesus zu richten (vgl. Hebräer 12,2).

Seeing the unseen – Unsichtbares sehen

Nach vier Monaten war es endlich so weit. Ich schnappte mir ein Buch, um den Text auf dem Cover zu lesen, und traute meinen Augen kaum: Ich konnte lesen!

Der Augenarzt in der Klinik bestätigte mein Erfolgserlebnis nach weiteren Untersuchungen: »Die Blutgerinnsel haben sich weitgehend zurückgebildet«, sagte er erstaunt.

Eine Woche später fragte er nach meiner Einwilligungserklärung, um die Geschichte meiner Augen in einer Fachzeitschrift publizieren zu dürfen, denn es war ein Wunder. Heute kann ich wieder normal sehen.

Rückblickend erkenne ich, dass ich in dieser Zeit lernen durfte, sowohl das Natürliche als auch das Geistliche, sowohl das Sichtbare als auch das Unsichtbare zu sehen – selbst wenn ich zeitweise keins oder nur eins von beidem sah. Vielleicht geht es uns allen, im übertragenen Sinne, hin und wieder so. Wir sehen nicht, was wir nicht sehen. Aber wenn wir in Fülle leben wollen, dürfen wir lernen, die geistliche Realität inmitten der natürlichen Realität zu sehen, dürfen als Kinder Gottes das ewige Leben annehmen und lernen, sein Königreich zu sehen.

Womöglich ist das sogar eine der größten Herausforderungen in unserem Leben. Manchmal scheint sich selbst in dem Moment, wenn wir uns bekehren, nach außen hin nichts zu verändern. Vielleicht ging es dir ähnlich und du konntest Gottes Gegenwart nicht sofort schmecken, greifen, hören oder sehen. Es war wie eine surreale Realität. Aber geistlich gesehen warst du tot und bist jetzt lebendig! Du hast dich mehr als verändert: Du lebst! Du hast Augen bekommen, die das Unsichtbare erfassen können. Denn *»das Sichtbare gehört dem Augenblick, das Unsichtbare aber ist ewig«* (2. Korinther 4,18b; ZB).

Wenn Gott uns das ewige Leben schenkt, wird er uns auch Augen für das Unsichtbare und eine individuelle, geistliche Vision geben. Das kann eine Vision sein, die dir hilft, im Kleinen treu zu sein, einfach in deinem Alltag. Oder aber eine Vision voll von unterschiedlichen Träumen und Aufgaben, die dir Gott aufs Herz legt.

Ohne Jesus ist es unmöglich, eine geistliche Vision zu haben, aber mit Jesus ist es unmöglich, keine Vision für das Geistliche im Herzen zu tragen. Es ist Zeit, dass wir von himmlischen Regionen aus leben, indem wir das Unsichtbare im Himmel sehen und mit unseren Füßen auf Erden losgehen, um Gottes Königreich auszudehnen. Lass uns die Blindspots unseres Lebens mit Jesus zusammen aufdecken und darauf vertrauen, dass er den Durchblick hat.

Revival – Sterben, um zu leben

Als ich endlich wieder sehen konnte, ging es langsam bergauf. Ich zog aus dem Schlafzimmer meiner Eltern aus und in mein Zimmer wieder ein. Der Sommer verging und September 2016 ging ich wieder in die Schule. Ich wiederholte die zwölfte Klasse und nach außen hin schien alles »normal« zu sein – okay ich hatte immer noch keine Haare und trug deshalb eine Mütze, aber auch das war für die meisten normal.

»Cut!«, höre ich den Regisseur schreien, denn genau hier hören die meisten Hollywood-Filme auf. Niemand erfährt, was mit dem Held oder der Heldin passiert, nachdem er oder sie den Kampf gewonnen hat. Wichtig ist nur, dass der Hauptcharakter sich mit Unerschrockenheit und Mut der Aufgabe gestellt oder eine ungewöhnliche Tat vollbracht hat, die andere nun bewundern, sodass der Hauptcharakter zum Vorbild wird. Zumindest ist das die Duden-Definition von »Held« bzw. »Heldin«.[10] Und oftmals werden Überlebende verschiedener Traumata genau als solche dargestellt.

In den Jahren, in denen ich mit Morbus Crohn überlebte, wusste die eine Hälfte der Leute nicht, was es war, und die andere Hälfte sagte, was ich doch für eine »Heldin« oder »Kämpferin« sei. Als ich dann noch das Trauma nach dem künstlichen Koma wortwörtlich überlebte, bekam ich durch die anderen immer mehr das Gefühl, dass mein Leben nicht »normal« war (was auch immer das heißen mag), sondern eines, das zu »Heldenhaftem« bestimmt wäre. Und ehrlich gesagt ergab diese Sicht für mich erst mal Sinn. Schließlich hatte ich ein Trauma durchlebt, wäre fast gestorben und hatte überlebt. Doch ich empfand diese Zuschreibung damals nicht als Kompliment. Viele betrachteten mich als »Spezialfall«, »Wunder« oder »Heldin«. Auf Kongressen wurde ich weltweit anonymisiert zum Gesprächsthema. Und dann war ich auch noch Christ.

Doch das, was die Helden dieser Welt gemeinsam haben, ist, dass sie die Welt verändern möchten. In der Zeit, als ich mich vom Koma erholte und mein Abitur nachholte, hatte auch ich immer mehr genau diesen Wunsch: Ich wollte die Welt verändern – kein Dorf, keine Stadt, kein Land. Nein, die Welt.

Zu Beginn war mir dieser Wunsch gar nicht bewusst. Was mir jedoch auffiel, war, dass nicht jede Person, die einen schweren Schicksalsschlag überlebt hatte, danach strebte. Vielmehr gab es Menschen, die sich angesichts des Traumas genau das Gegenteil wünschten. Sie hofften, dass sich ihre Welt jetzt nie wieder verändern würde. Sie wollten weder »Held« bzw. »Heldin« sein noch eine solche Person brauchen. Und hätte mir jemand die Frage gestellt: »Willst du eine Heldin sein?«, hätte ich das ebenfalls verneint. Allerdings hatte ich bereits damals, als ich als Kind mit meiner Mum vor der Ampel stand, tief im Inneren den Anspruch an mein Leben, dass es eines Tages anderen einen Mehrwert bieten sollte. Ich wollte den Nöten dieser Welt mit Gottes Liebe begegnen. Wollte lieber die Welt verändern als in einer Welt leben, in der sich nur meine kleine Welt veränderte.

Doch was passiert, nachdem der Held bzw. die sogenannte Heldin den Kampf gewonnen hat? Ich war so ratlos wie die Filmemacher, dessen heldenhafte Reisen meist genau dort enden, wo das »normale« Leben der Helden beginnt. Während Hollywoodfilme meist mit dem schönsten Sonnenuntergang und dem Anbruch des neuen Morgens enden, möchte ich dir lieber davon erzählen, wie mein neues Leben wirklich weiterging.

Time to say goodbye

Am 20. September 2016 hatte ich meine erste Jahresuntersuchung nach der Stammzellentransplantation. Ich durchlief alle Untersuchungen wie vor der Transplantation, und zum ersten Mal in meinem Leben hatte ich mein Normalgewicht und gesunde Blutwerte. Neben einem Medikament für meine Schilddrüse und Vitaminen war ich therapiefrei. Man hätte also sagen können: Die Stammzellentransplantation war erfolgreich gewesen. Und das war sie. Die Ärzte waren begeistert. Doch aufgrund des Komas war meine Lunge immer noch nicht voll funktionstüchtig, und neben dem doppelläufigen Ileostoma hatte ich jetzt ein doppelläufiges Colostoma. Das Colostoma sollte zukünftig durch eine weitere Operation rückverlagert werden. Zu diesem Zeitpunkt war der Plan der Ärzte noch, das Ileostoma ebenfalls rückzuverlagern, sodass ich in Zukunft ohne Stoma leben könnte. Doch bis dahin kam ich mit beidem gut klar – zumindest größtenteils.

Der Darm des Colostomas war größer und bewegte sich öfter, sodass ich es immer noch provisorisch mit Pflastern abklebte. Während das in der Schule nicht immer optimal war, weil der Dickdarm manchmal so sehr schleimte, dass das Pflaster abfiel und ich Ersatz-Unterhemden mitnehmen musste, saß ich daheim manchmal da, nahm das Pflaster ab und sah meinen Dickdarm fasziniert an. *Das kann auch nicht jeder,* dachte ich und war überrascht, wie weit ich gekommen war. Ich ekelte mich nicht mehr vor dem Colostoma, so wie ich es noch als Zwölfjährige getan hatte. Vielmehr war ich beeindruckt von den medizinischen Möglichkeiten und vom Wunder des menschlichen Körpers.

Doch im Februar 2017 hatte ich öfters Schmerzen, die wie einen Pfeil durch meinen Dickdarm schossen. Häufig tropfte Flüssigkeit aus meinem Colostoma auf den Fußboden (wie durch ein Wunder hat das in der Öffentlichkeit nie jemand mitbekommen). Und nach einer Endoskopie war klar, dass mein Dickdarm unterversorgt war. Aufgrund des Ileostomas musste mein Dickdarm seit drei Jahren keine Nahrung zu Stuhlgang verarbeiten und deshalb entzündete sich die Darmschleimhaut (Divertikulitis).

Die Ärzte erklärten uns alles und wir sprachen im Mai 2017 über verschiedene Operationsmöglichkeiten. Eine Option war, das Ileostoma und Colostoma jetzt rückzuverlagern. Aber der letzte Teil meines Dickdarms war immer noch vernarbt und insgesamt war der Dickdarm schon immer das Organ gewesen, das die meisten Probleme gemacht hatte. Nach weiteren Überlegungen schien es daher die beste Möglichkeit, eine Entfernung des Dickdarms, eine Kolektomie, vorzunehmen.

Vielleicht denkst du gerade: »What the heck? Ich hab das ganze Buch bis hierhin gelesen und dreizehn Jahre lang wäre die Lösung so einfach gewesen: Dickdarm entfernen?« Doch bevor du das Buch in die Ecke pfefferst, lass mich weitererzählen. Denn genau das habe ich damals auch gedacht: »Gott, das kann nicht das Ende dieses Kapitels sein! Was für ein Wunder soll das bitte sein?«

Ein Teil von mir wünschte sich den Hollywood-Sonnenuntergang. Ich wollte nach dem Überleben und Fast-Sterben das neue Leben wie die hoffnungsvollen Sonnenstrahlen am neuen Morgen aufgehen sehen. Doch das hier war kein Hollywood-Film und das Leben ist selten so geradlinig. Das hier ist meine Geschichte. Und nach dreizehn Jahren musste ich das loslassen, worum ich all die Jahre gekämpft hatte: meinen Dickdarm. Obwohl wir den Kampf um meinen Dünndarm, meinen Magen und meine Speiseröhre gewonnen hatten, fühlte es sich für mich gleichzeitig wie eine Niederlage an. Wie eine Hollywood-Heldin, die den Anspruch gehabt hatte, alle zu retten, und nun niedergeschlagen zurückkehrte, weil sie eine Person verloren hatte, trauerte ich trotz aller Siege um meinen Dickdarm. Denn es fühlte sich nicht nur wie eine Niederlage an, sondern vielmehr wie ein Abschied. Der erste von einer Reihe von Abschieden.

Mit dieser Operation würde auch meine Zeit in der Kinderklinik enden. Die meisten wechselten bereits mit achtzehn Jahren in die Erwachsenenklinik. Doch die Krankenkasse hatte mir eine Verlängerung der Behandlung in der Kinderklinik aufgrund meiner komplexen Krankheitsgeschichte genehmigt. Mit zwanzig Jahren war es nun auch bei mir so weit. Ich war innerlich nicht bereit, auch wenn ich wusste: Es ist Zeit, Abschied zu nehmen.

Nach meinem Abitur und den Feierlichkeiten musste ich mich also auf die letzte Operation in der Kinderklinik vorbereiten. Tage vor der Operation bat ich den behandelnden Arzt darum, meinen Dickdarm zu fotografieren. Ich wollte den ganzen Darm sehen – in der Hoffnung, dass es dann leichter war, davon Abschied zu nehmen. Doch als er mir am 25. Juli 2017, nachdem er meinen Dickdarm und somit auch das Colostoma entfernte hatte, das Foto zeigte, sah ich das kaputte Gewebe. Mit Tränen in den Augen schaute ich zu meinen Eltern und sagte: »Ich weiß, dass es die richtige Entscheidung war«, auch wenn mir der Abschied nicht leichtfiel. Durch das Foto wurde mir noch mal bewusst, wie hart und lang der Kampf um diesen Dickdarm gewesen war. Und nun war er verloren.

Miracle in motion

Nach der Operation lag ich noch zwei Wochen in der Kinderklinik. Doch erst als ich entlassen wurde, wurde mir klar, dass damit im Sommer 2017 ein vertrauter Abschnitt meines Lebens zu Ende ging. Mein Abitur hatte ich geschafft, eine erfolgreiche Stammzellentransplantation und Kolektomie hinter mich gebracht. Und nun lag ein neues Kapitel, das Leben, vor mir. Doch das war nicht das Ende, das ich erwartet hatte.

Was für ein schöner Abschluss wäre es doch gewesen, wenn ich statt der vielen Abschiede nur das eine krasse Wunder erlebt hätte?, ging es mir immer wieder durch den Kopf, denn ständig fragten mich Leute: »Und? Hat's geklappt?«, »War die Stammzellentransplantation erfolgreich?«, »Bist du jetzt komplett normal?«

Für mich war die Antwort einerseits klar: Ja, es hatte geklappt. Ich war geheilt. Ich hatte eine Lebensqualität, die ich davor nie gekannt hatte. Ich konnte zum ersten Mal Sport treiben, ohne große Einschränkungen essen und musste nicht mehr kämpfen, um zu überleben. Doch gleichzeitig wusste ich: Mein Leben würde nie wie das einer Person sein, die nicht vierzehn Jahre lang krank gewesen war. Ich trug Narben und hatte ein Stoma. Nach der Stammzellentransplantation lag ich erst mal im Koma. Wenn Leute fragten, sagte ich: »Ich bin geheilt, aber lebe mit den Konsequenzen der letzten Krankheitsjahre.« Und auch wenn das das Gegenteil von »gesund« oder einer »Langzeitremission« für manche war, war für mich trotzdem klar: Das, was ich erlebt hatte, war ein Wunder – auch wenn das nicht alle so sahen.

Anfangs war ich selbst versucht, zu glauben, dass mein Wunder gar kein richtiges Wunder und meine Geschichte nicht zeugniswürdig war. Denn sind wir doch mal ehrlich: Die krassesten Zeugnisse und Wunder sind doch die, bei denen Unglaubliches passiert, bei denen Dinge geschehen, die niemand erklären kann. Nach dem Motto: Wenn du nicht fast gestorben oder noch besser von den Toten auferstanden bist, was ist dann deine Geschichte bitte wert?

Nach diesem Ende, bei dem mein Dickdarm nicht geheilt worden war, war ich versucht, mit dem Schreiben dieses Buches gar nicht erst anzufangen, denn unwissentlich hatte ich mein Leid mit dem Leid anderer verglichen. Ja, auf der einen Seite hatte ich nicht das erlebt, was viele Menschen als Wunder definieren würden, auf der anderen Seite war ich aber fast gestorben und hatte Dank sei Gott überlebt. Trotzdem hinterfragte ich mich: Würde ich meine Geschichte auch aufschreiben, wenn ich nicht fast gestorben wäre?

Ich wünschte, meine Antwort wäre ja gewesen. Doch auch ich lebte in einer Welt, in der Wunder den Naturgesetzen widersprechen und Helden durch ihre ungewöhnlichen Taten zu Vorbildern werden. Als ob mit einem Schicksalsschlag ein gewisser Ritterschlag einhergehen würde, der einen zum Kampf auszeichnet, aber nie darauf vorbereitet – vor allem nicht auf das, was danach kommt. Denn nach weiteren Monaten wurde mein »besonders schwerer und seltener Fall von Morbus Crohn« zur »Crohn's-like-disease« umbenannt. Das heißt: Mein Verlauf ähnelte zwar Morbus Crohn, entsprach aber eher einer Krankheit, für die es bislang keine passendere Bezeichnung gab. Ob mich das in der Rangliste des »Heldenseins« nach oben oder unten steigen ließ, weiß ich nicht, doch ich wusste, dass meine Definition von einem »verlorenen« und »gewonnenen« Kampf nicht der dieser Welt entsprach.

Ich konnte schon immer verstehen, dass wir uns alle nach dem »gewonnenen« Kampf für uns und andere sehnen, weil wir glauben, dass der Kampf »verloren« ist, wenn wir selbst oder andere zum Beispiel nicht komplett geheilt werden oder nicht überleben. Doch bei Gott müssen wir »gewonnen« und »verloren« neu buchstabieren. In Gottes Königreich ist vieles umgekehrt. *»Geben ist seliger als nehmen«* (Apostelgeschichte 20,35b; ZB), *»Erniedrigt euch vor dem Herrn, und er wird euch erhöhen«* (Jakobus 4,10; ZB) und *»Denn wer sein Leben retten will, wird es verlieren«* (Matthäus 16,25a; ZB).

Erst als mir klar wurde, dass wir Gottes Wirken übersehen, wenn wir seine Definition von Leben und seine Himmelskultur nicht verstehen, wurde mir bewusst, dass mein Wunder nicht dem Standard dieser Welt entsprechen wird oder muss. Denn selbst das krasseste Wunder, das jemals auf Erden geschehen ist und das von so vielen Zeugen weitergegeben wurde, stellten damals und stellen heute Menschen infrage. Dabei ist Jesus das größte Wunder.

Gottes Wirken geschieht nicht immer so, wie wir es erwarten. Vielmehr offenbaren Wunder die Macht Gottes auf die überraschendste, bescheidenste und persönlichste Art und Weise in unserem Leben. Und so habe ich mich letzten Endes doch dazu entschieden, dieses Buch zu schreiben: mit einem Wunder, das nicht den Wundern dieser Welt entspricht.

Sterben, um zu leben

Den dritten Teil dieses Buches würde es nicht geben, wenn ich nicht irgendwann begriffen hätte, dass mein und dein Leben ein krasses Wunder ist. Täglich fließt Blut durch unsere Adern, wir atmen, ohne dass es uns oftmals bewusst ist, unser Herz pumpt und pumpt und pumpt. Wir sind ein Wunder, unser Leben ist ein Wunder. Und dieses Wunder beginnt nicht erst, wenn wir fast sterben oder von den Toten auferstehen.

Vielmehr offenbaren Wunder die Macht Gottes auf die überraschendste, bescheidenste und persönlichste Art und Weise in unserem Leben.

Es gibt ein noch viel größeres Wunder. Und das beginnt, wenn wir sterben, um zu leben. Vielleicht hast du schon mal den Spruch gehört: »Wir leben, um zu sterben.« Allerdings ist das kein Spruch, sondern eine Tatsache. Wir alle werden sterben. Niemand kann dem irdischen Tod entkommen oder ihn auf Erden überdauern. Doch wir entscheiden, ob wir leben, um zu sterben, oder sterben, um zu leben. Die entscheidende Frage dabei ist: Wann beginnt das Leben für dich? Bei deiner Geburt? Im Rentenalter? Wenn du X, Y, Z erreicht hast?

Für Christen ist der Tod kein Gegner mehr. Jesus hat am Kreuz den Tod längst besiegt, als er sagte: »*Es ist vollbracht*« (Johannes 19,30b). Das Leben in Fülle beginnt, wenn wir an Jesus glauben, ihn als Retter und Herrn für unser Leben annehmen, ihm nachfolgen und alles hinter uns lassen, was uns von ihm trennen könnte. So wie bei einer offiziellen Geburtsurkunde wird unser Name in das Buch des Lebens eingetragen (vgl. Lukas 10,20), damit wir für immer mit ihm leben dürfen.

Doch auch nach dieser Entscheidung wartet der größte Gegner des Lebens noch auf dich und mich: der Tod des Lebens, für das du und ich geboren sind.

Doch auch nach dieser Entscheidung wartet der größte Gegner des Lebens noch auf dich und mich: der Tod des Lebens, für das du und ich geboren sind.

Denn das Leben mit Jesus heißt nicht, dass keine Kämpfe mehr auf uns zukommen werden, so wie die Abschiede, die ich erleben musste. Sie haben mir gezeigt, dass wir auch in diesem Leben kleine Tode sterben werden, bis wir eines Tages tatsächlich sterben. Im Kleinen und im Großen werden wir immer wieder herausgefordert, uns unseren Ängsten zu stellen und unser altes Leben aufzugeben. Ja, wir werden auf die ein oder andere Weise Abschied nehmen müssen. Wir werden kleine Tode sterben müssen, um ein lebenswertes Leben zu leben. Doch die Wahrheit ist, dass durch Jesus in jedem Abschied ein Neuanfang, in jedem Sterben das ewige Leben und in jedem »Überleben« die Herausforderung stecken kann, zu lernen, was es heißt, in Fülle zu leben.

Nach all den Jahren des Überlebens – im wörtlichen und im übertragenen Sinne – wurde mir klar, dass wir das Leben, das Gott für uns vorbereitet hat, nicht nur empfangen dürfen, sondern auch anfangen müssen, es zu leben. Wenn ich zurückblicke, glaube ich nicht, dass es mein Krankheitsverlauf und mein Überleben waren, die mich zur Heldin in den Augen anderer gemacht haben, sondern Jesus in mir. Er macht uns zu Helden. Denn bevor wir einen Kampf gewinnen oder verlieren, hat Jesus schon für dich und mich gesiegt. Er hat uns den Schlüssel zum wahren Leben gegeben:

> Wer versucht, sein Leben zu behalten, wird es verlieren.
> Doch wer sein Leben für mich aufgibt, wird das wahre Leben finden.
> *Matthäus 16,26*

Wir fangen an zu leben, wenn wir unser altes Leben aufgeben und unser neues Leben Gott ganz hingeben. Das Leben wird dadurch nicht immer einfacher, aber leichter, denn wir sind nie allein. Jesus hat uns den Heiligen Geist geschickt, damit wir in unserer wahren Identität leben können: in ihm. Du bist eine Heldin bzw. ein Held, nicht aufgrund eines Schicksalsschlags oder weil du überlebt hast oder etwas getan hast, sondern aufgrund dessen, wer du bist. Wir sind Helden, weil der Heilige Geist uns zu Heldenhaftem befähigt. Wir müssen die Welt nicht retten, das hat Jesus längst getan. Stattdessen dürfen wir Menschen die Frohe Botschaft erzählen und damit die Welt verändern. Denn du und ich sind berufen und befähigt, unerschrocken und mutig schweren Aufgaben entgegenzutreten. Wir dürfen das Heldensein neu definieren, indem wir Jesus widerspiegeln.

COME ALIVE – LEBEN IN FÜLLE

Homesick – When you’re not sick but you want to go home

An keinem anderen Ort scheint der Gedanke an die Heimat so präsent zu sein wie an einem Flughafen. Während manche abreisen und andere ankommen, gibt es Menschen, die auf der Durchreise sind und nirgends wirklich ankommen. Doch wenn ich die Menschen beobachte, die auf ihren Rückflug warten, habe ich bei den meisten das Gefühl, dass sie am liebsten schon zu Hause wären statt noch auf dem Flughafen. Denn sind wir mal ehrlich, auf einen langen Rückflug freuen sich die wenigsten.

Wenn wir als Familie aus dem Urlaub nach Hause kamen, sagte meine Mum bereits im Flur: »Es ist gut, daheim zu sein.« Als Kind kannte ich das Gefühl vor allem nach langen Krankenhausaufenthalten. Wenn ich statt Desinfektionsmittel bekannte Düfte roch, statt Krankenhauspersonal Freunde und Familie sah, statt Angst und Kampfgeist Ruhe und Frieden spürte, wusste ich: Ich bin zu Hause.

Doch je älter ich werde, desto mehr erkenne ich: Sie hat recht. Auch wenn der Ort, wo wir waren, wunderschön war und wir gerne noch länger geblieben wären, hätte es irgendwann nicht mehr gereicht, zu Gast an diesem Ort zu sein. Irgendwann will man nicht mehr nur unterwegs oder auf dem Heimweg sein. Man will heim. Was auch immer die persönliche Vorstellung von Heimat sein mag, ob wir diese Heimat bereits gefunden haben oder noch nicht, am Ende des Tages ist dieser Ort, diese Person, dieses Gefühl unvergleichlich.

Empty with twenty

Nach der Kolektomie und dem Abitur hatte ich ein freies Jahr geplant. Ursprünglich wollte ich im Herbst nach Australien reisen. Doch Tage vor der Operation wurde dieser Wunsch in mir immer schwächer, sodass ich meinen Eltern sagte, dass ich mir nicht mehr sicher war, ob diese Reise dran war. Als mir dann auch noch die Ärzte nach der Operation davon abrieten, in den nächsten fünf Jahren in tropische Länder zu reisen, schien es so, als hätte Gott mein Herz bereits auf diese Planänderung vorbereitet.

Der Sommer verging und am 5. November 2017 wurde ich zwanzig Jahre alt. Ich konnte es kaum glauben. Als ich meine Familie bei uns daheim versammelt sah, dachte ich: *Wie crazy ist es, dass ich nach allem, was passiert ist, heute zwanzig bin? Und irgendwann werde ich vierzig, sechzig, achtzig sein!* Dieser Gedanke war schwer für mich zu fassen. Ich fragte mich, wie meine Zukunft wohl aussehen würde.

Während meine Freunde und meine Familienmitglieder von ihrer Zukunft sprachen, als ob sie genau wüssten, wo ihre Reise im Leben hingehen würde, konnte ich mir, obwohl auch ich große Träume hatte, vieles nicht so richtig vorstellen. Ganz im Gegenteil. Mir wurde klar, dass selbst das Altern – etwas, das für andere ein normaler Bestandteil des Lebens ist – für mich nicht nur ein Privileg, sondern auch schwer vorstellbar war. Egal, wie sehr ich es versuchte, ich konnte mir eine »alte Rebekkah« nicht vorstellen.

Ein Teil von mir rechnete nicht damit, älter zu werden – bis ich älter wurde. Womöglich hatte sich dafür einfach zu viel zu schnell in meinem Leben verändert. Die letzten Jahre wusste ich nie genau, wohin meine Reise ging, wo sie aufhörte oder neu anfing.

Doch wenn ich nicht damit gerechnet habe, älter zu werden, habe ich dann damit gerechnet, zu sterben? Dieser Gedanke schien von außen betrachtet banal. Als jedoch an meinem Geburtstag abends alle gegangen waren, kam er wieder. Vierzehn Jahre lang war meine Lebensenergie in das metaphorische »Überleben« mit Morbus Crohn und in das wortwörtliche Überleben geflossen, nachdem ich fast gestorben wäre. Aber ich hatte mich nie wirklich gefragt, was es bedeuten würde, zu leben. Plötzlich war diese Frage zu real, um sie einfach beiseitezuschieben. Als ich meinen Eltern davon erzählte, beteten wir für dieses neue Lebensjahr. Denn es war das Erste, an das ich mich erinnern würde, ohne anstehende Therapie oder Operation, ohne Schule oder wichtige To-dos. Ich durfte neun Monate mal nichts tun.

Der Kampf war gewonnen, aber ich fühlte mich verloren – irgendwo zwischen Himmel und Erde.

Während der Gedanke wieder verschwand, kamen über die nächsten Monate hinweg neue dazu. Jedes Mal erfüllte mich eine tiefe Sehnsucht und Traurigkeit, mein Herz wurde schwer und das Leben fühlte sich wie eine Durchreise an. »Gott«, betete ich, »ich will heim! Ich will bereits daheim sein und mich nicht mehr auf dem Heimweg befinden.«

Ich konnte mir diese Sehnsucht nicht erklären und schon gar nicht glauben, was gerade passierte. Der Kampf war gewonnen, aber ich fühlte mich verloren – irgendwo zwischen Himmel und Erde. Wie ein Mensch ohne Lebenssinn schien ich mit dem Einfachsten der Welt überfordert zu sein: dem Leben. Ich schämte mich dafür. Wie hatte ich nur glauben können: Wenn ich diesen Kampf überlebe, kann ich alles überleben?

Rückblickend ging ich hart mit mir ins Gericht. Ich fühlte mich schuldig dafür, dass mein Kampf mit dem Leben scheinbar dann begann, als mein Kampf um das Leben aufgehört hatte. Doch Morbus Crohn war nicht der letzte unerwartete Schicksalsschlag in meinem Leben. Eine der schwersten Phasen meiner Krankheitsgeschichte begann, als ich gesund war.

Zwischen Himmel und Erde hin- und hergerissen

An manchen Tagen fühlte ich mich wie Paulus: »*[...] zwischen zwei Wünschen hin- und hergerissen: Ich sehne mich danach, zu sterben und bei Christus zu sein, denn das wäre bei Weitem das Beste. Doch [...] ich lebe*« (Philipper 1,23-24). Mittlerweile fragte ich mich: Wofür? Je länger ich dieses Leben betrachtete, desto mehr konnte ich Salomos Worte nachempfinden: »*[...] alles war nichtig und ein Greifen nach Wind*« (Prediger 1,14b; ZB).

In Wahrheit war ich müde und erschöpft, wie Elia. Nach seinem übernatürlichen Durchbruch gegen die Baalspropheten kam der nächste Angriff durch Isebel und er musste fliehen, um sein Leben zu retten (vgl. 1. Könige 18–19). Er saß in der Wüste erschöpft unter dem Schatten eines Ginsterstrauches und wollte nur noch sterben, als ihm ein Engel des Herrn begegnete und ihn stärkte (vgl. 1. Könige 19,4-6).

Auch ich hatte Gott erlebt, wie er gegen Krankheit und Tod siegte. Doch nach diesem Durchbruch gab es geistliche Angriffe, mit denen ich nicht gerechnet hatte. Als mich die Sehnsucht danach, bei Gott zu sein, zum ersten Mal erfüllte, wusste ich: Diese Welt kann uns niemals das geben, wonach sich unser Herz sehnt, denn: »*In das Herz des Menschen hat er [Gott] den Wunsch gelegt, nach dem zu fragen, was ewig ist*« (Prediger 3,11; HFA).[11] Die Frage »Wofür lebe ich?« war also eine logische Frage. Jeder Mensch stellt sich diese Frage irgendwann in seinem Leben, weil Gott uns einlädt, das wahre Leben in ihm zu finden. Doch es gibt einen Unterschied zu meinen Fragen, den ich damals nicht sah: Ich fragte nicht nach meiner Identität, ich stellte meine Identität infrage.

Als ich an einem Abend mein wöchentliches Date mit Gott hatte, mein Herz wieder schwer wurde und ich nicht aufhören konnte zu weinen, setzte ich mich ans Klavier und beschloss, Gott anzubeten. Nur er konnte meine Sehnsucht stillen. Doch durch die Tränen konnte ich die Akkorde des Lobpreisliedes nicht erkennen. Für eine Minute hielt ich inne und ließ die Tränen einfach zu. Ich war müde, schloss meine Augen und legte meine Finger auf die Tasten. Als ich dasaß, spürte ich plötzlich Gottes Gegenwart. Ein tiefer Friede legte sich wie eine schwere, weiche Decke auf mich. Und irgendwann fing ich an, eine Melodie zu spielen. Wenig später sang ich dazu. An diesem Abend schrieb ich das Lied »Homesick«. Es bringt zum Ausdruck, was ich tief im Herzen spürte. Im Chorus heißt es:

I am homesick; homesick for you.
But then you say I am home; for the sick and for you.
When I'm homesick, I hold on to the truth
that I'm just passing through; passing through to you.

Ich hab Heimweh; sehn mich nach dir.
Aber dann sagst du, du bist bei den Kranken und mir.
Wenn ich Heimweh hab, halte ich an der Wahrheit fest,
dass ich nur auf der Durchreise bin; auf der Durchreise zu dir.

Während ich diese Worte sang, fühlte es sich an, als wenn Gott mir zusang: »Ich weiß, du hast Heimweh, sehnst dich nach mir. Aber ich bin hier – damals und jetzt, für die Kranken und dich. Halte an der Wahrheit fest, dass du auf der Durchreise, auf dem Weg zu mir nach Hause, bist, während ich jetzt schon dein Zuhause bin.«

Dieses Lied brachte nicht nur zum Ausdruck, was ich fühlte, sondern zeigte mir auch, warum mein Herz so hin- und hergerissen war. Mit einem Mal wurde mir klar, dass der Feind diese Sehnsucht gebrauchte, um mich zu berauben. Er konnte mir nicht mehr die Jahre meines Lebens, die Quantität, durch Krankheit stehlen, also versuchte er mir die Qualität meines Lebens zu nehmen, indem er meinen Fokus auf das legte, was mir fehlte. Er konnte das *sick* in *homesick* nicht mehr betonen, denn ich war gesund. Also betonte er das, wonach ich mich schon immer sehnte, *home*, sodass ich weiterhin nur überlebte, anstatt dieses Leben zu leben.

»Du wirst sterben«

Ich glaube, dass die Angriffe und der Kampf um unser Leben oft so real sind, weil es um viel geht, weil die Ewigkeit von Menschen bereits auf Erden beginnt. Und diesen Kampf habe ich immer wieder erlebt.

In all den Jahren hatte ich viel über mein Leben aufgeschrieben. Ich spielte immer wieder mit dem Gedanken, ein Buch zu schreiben, fing an zu schreiben und hörte wieder auf. Doch erst 2020 spürte ich das innere Drängen des Heiligen Geistes, neue Gedanken aufzuschreiben und alte Tagebucheinträge zu bearbeiten. Oft merkte ich erst, wie spät es war, wenn es draußen bereits dunkel wurde. So wie an jenem Abend. Ich hatte lange vor meinem Computer gesessen und geschrieben, doch jetzt war es Zeit, runterzukommen. Mein Gehirn fühlte sich an, als wäre es mit Gedanken und Ideen überflutet worden. Also fuhr ich meinen Computer runter und ging ins Wohnzimmer, wo meine Familie bereits mit einem Film auf mich wartete. Doch während wir den Film anschauten, konnte ich nicht aufhören, an all die Menschen zu denken, die eines Tages dieses Buch lesen würden. Es gab Tage, da bezweifelte ich, dass dieser Tag jemals kommen würde, aber heute nicht. Heute konnte ich ihre Gesichter vor meinem inneren Auge sehen und wusste: Gott würde meine Story gebrauchen, um Menschen in ihrer eigenen Story zu begegnen. In diesem Moment wurde mir bewusst, wie wertvoll es ist, zur richtigen Zeit am richtigen Ort zu sein, denn ich erinnerte mich noch ganz genau an all die Male, als ich nur noch heim zu meinem himmlischen Vater wollte.

Als der Film zu Ende war, redeten wir über den Film (#familytradition). Doch plötzlich hörte ich eine klare, bestimmte Stimme: *Nachdem du dieses Buch geschrieben hast, wirst du sterben.* Bevor ich mich mit dem »Gedanken« auseinandersetzen konnte, packte mich eine Angst, wie ich sie bisher noch nie empfunden hatte. Tränen liefen mir über die Wangen. Ich versuchte, mir die Worte zu erklären, sie wegzuschieben oder zu rationalisieren, aber die Botschaft war zu real.

Als ich den Satz ein weiteres Mal hörte, sah mich meine Familie fragend an. Denn sie hatten gemerkt, dass mit mir etwas nicht stimmte. Es war schwer, das in Worte zu fassen. Ich wollte nichts »vergeistlichen«, doch diesmal wusste ich, dass das nicht einfach ein blöder, schlechter Gedanke war, sondern ich mit dieser Stimme daran gehindert werden sollte, weiter dieses Buch zu schreiben. Es war ein geistlicher Angriff nach einem weiteren Durchbruch für mich. Und auch meine Familie erkannte, was hier gerade passierte, als ich es schaffte, den Satz wiederzugeben. Aber wir wussten auch, dass Jesus größer, realer und mächtiger als alles ist. Als wir für Schutz und Bewahrung für den Schreibprozess und das Buch, für die Leser und mein Leben beteten, überkam mich ein tiefer Friede. Ich spürte, wie der Gedanke sofort gehen musste.

Mit der Zeit vergaß ich dieses Ereignis wieder – bis ich im Juli 2022 wieder daran erinnert wurde. Die Schleimhaut von meinem Ileostoma war so geschwollen und ich hatte so starke Bauchschmerzen, dass ich mit meiner Mum in die Notaufnahme fuhr. Ich wurde gründlich untersucht und musste schließlich im Wartezimmer auf die Untersuchungsergebnisse warten, während meine Mum aufgrund der Coronaregeln im Auto warten musste.

Es wurde später und später. Als mir nach sechs Stunden immer noch kein Ergebnis mitgeteilt worden war, ging ich zur Theke, gab meine Mappe ab und sagte, dass der Arzt mir die Ergebnisse telefonisch mitteilen solle. Frustriert fuhren wir wieder heim.

Doch immerhin rief noch am selben Abend ein Arzt aus der Klinik an. Er sagte: »Frau Staudinger, wir vermuten, Sie haben eine Gastroenteritis (Magen-Darm-Entzündung).« Ich war erleichtert, denn das konnte man behandeln. Doch er fuhr fort: »Bitte stellen Sie sich jedoch so bald wie möglich bei der Morbus-Crohn-Sprechstunde vor.«

Verdutzt antwortete ich: »Laut meinen Ärzten habe ich eine ›Morbus-Crohn-like disease in Remission‹.« Gleichzeitig dachte ich: *Vielleicht kennt er meine Akte nicht. Oder vermuten sie etwa einen neuen Schub nach sechs Jahren?* Also fragte ich: »Wieso muss ich denn zur Sprechstunde?«

Doch der Arzt zögerte, rang nach Worten und meinte schließlich nur: »Ja genau.« Als hätte er meine Gedanken gelesen.

Ich hakte noch mal nach: »Basierend auf welchem Befund? Wie waren denn die Blutwerte?« »Die Blutwerte waren perfekt«, antwortete er. Stille am anderen Ende der Leitung, bis das Klingeln eines weiteren Telefons in seinem Zimmer diese Stille durchbrach. Bevor er auflegte, sagte er noch mal: »Gehen Sie einfach zur Sprechstunde, ja?«

Ich murmelte ein leises Ja. Doch ich würde nicht hingehen. Stattdessen wollte ich meine behandelnde Ärztin kontaktieren, bei der ich demnächst sowieso wieder meinen regelmäßigen Kontrolltermin haben würde.

Als der Arzt während des Telefonats jedoch Morbus Crohn erwähnte, hörte ich dieselbe Stimme wie damals vor zwei Jahren: *Und so wirst du sterben.* Sofort kam die Erinnerung an jenen Abend mit meiner Familie wieder hoch. Allerdings überkam mich diesmal keine Angst, denn ich wusste ja, dass Jesus größer war. An diesem Abend ließ ich mir nicht einreden, dass weder meine Gesundheit noch die Zusagen Gottes wirklich sicher seien.

Eine Woche später stellte sich heraus, dass es eine Gastroenteritis war, dass der Verdacht des Arztes auf Morbus Crohn falsch gewesen war. Die Sprechstunde war damit hinfällig geworden. Doch was wäre gewesen, wenn ich diesem Gedanken Glauben geschenkt hätte? Ich war regelrecht wütend – nicht auf den Arzt, der nur seinen Job gemacht hatte, sondern darauf, was der Feind versucht, in solchen Momenten durch Lügen, Ängste und Sorgen im Leben von Menschen anzurichten.

Wie oft glauben wir den Lügen in unserem Kopf, die uns die Freude am Leben nehmen? Aber Gott ist Wahrheit.

Mir ist an dieser Stelle sehr wichtig zu betonen: Ich will auf keinen Fall sagen, dass du nicht eine Ärztin oder einen Arzt aufsuchen solltest, wenn dir dazu geraten wird. Im Gegenteil: Gehe im Zweifel bitte immer zu deiner Ärztin oder deinem Arzt. Und gleichzeitig: Vertraue Gott. Vertraue ihm, dass er dich führt und begleitet, welchen Weg auch immer du gehen musst.

Wir alle kennen das Gefühl von Ängsten und Sorgen und wir brauchen uns nicht dafür zu schämen – egal ob wir sie aufgrund von realen Nöten und Schicksalsschlägen empfinden oder aufgrund von Lügen und inneren Stimmen, die uns einreden wollen, dass wir allen Grund zur Sorge haben. Aber: Niemand muss mit seinen Nöten, Ängsten und Sorgen allein bleiben. Wir dürfen und sollten mit jemandem darüber sprechen. Mir hat es damals so gut getan, mit meiner Familie darüber zu reden und alles vor Jesus zu bringen. Er ist größer als jede Sorge, jede Angst. Im Philipperbrief steht:

> Sorgt euch um nichts, sondern betet um alles. Sagt Gott, was ihr braucht, und dankt ihm. Ihr werdet Gottes Frieden erfahren, der größer ist, als unser menschlicher Verstand es je begreifen kann. Sein Friede wird eure Herzen und Gedanken im Glauben an Jesus Christus bewahren.
> *Philipper 4,6-7; NLB*

Wir dürfen einen Frieden erfahren, der rational nicht erklärbar und doch real ist, denn Gott möchte unser Herz und unsere Gedanken in ihm bewahren. Und wir dürfen lernen, Gedanken, die nicht seinen Gedanken entsprechen, zu erkennen und im Gebet vor ihn zu bringen. Stück für Stück werden wir dann erfahren, was es heißt, in unserer wahren Identität als Töchter und Söhne Gottes zu leben, denn zur Fülle des Lebens gehört unser mentales und emotionales Wohlergehen. Ich glaube, Gott sehnt sich danach, dass wir seine Wahrheiten nicht nur lesen, sondern für unser Leben erleben und an andere weitergeben.

Wenn wir Gottes Wahrheit erleben wollen, müssen wir Lügen entlarven. Und die größte Lüge, die der Feind viele glauben lässt, ist, dass geistliche Angriffe nicht existieren, während Spiritualität, New Age und die geistliche Welt von Menschen, die nicht als Christen leben, anerkannt und als solche betitelt werden. Dabei können wir Christen mehr, als diesen Gedanken und Angriffen einen Namen zu geben. Wir haben die Lösung: Jesus Christus, der Name, der über allen Namen steht (vgl. Philipper 2,9-10).

Jesus kam als Emanuel, das heißt, Gott ist mit uns, in diese Welt, damit wir genau das wissen: Gott ist mit uns! *»Er heißt: wunderbarer Ratgeber, starker Gott, ewiger Vater, Friedensfürst«* (Jesaja 9,5b; NLB), weil Jesus all diese Dinge in sich erfüllt. Nur er kann echten Trost und Frieden schenken, denn: *»Seine Herrschaft ist groß und der Frieden […] endlos«* (Jesaja 9,6a; NLB). Dieser Trost und Frieden sind für uns bereits auf Erden bei Jesus zu finden!

Himmelssehnsucht

In meiner Vorstellung sitze ich auf einer saftigen grünen Wiese, umgeben vom Duft frischer Blumen, während die Sonnenstrahlen meine Haut wärmen und ich zum Meer blicke. Ich atme die frische Meeresluft ein, während mir ein warmer, feuchter Wind durchs Haar weht. Auf dem Weg hierhin bin ich durch eine große Allee gefahren, habe das Lichtspiel bewundert, als die Sonnenstrahlen durch die Baumdächer fielen. Ich sehe in die liebevollen, lächelnden Augen meines himmlischen Vaters, der mir entgegenkommt. Ich bin angekommen. Umgeben von Liebe und Frieden empfinde ich tiefe Freude und die Unbeschwertheit eines Kindes. Es gibt keinen Ort, an dem ich lieber wäre. Ich höre das Lachen von Kindern, die im Wasser Fangen spielen, während aus jeder Ecke Lobpreis erklingt. Es gibt kein Leid, keine Enttäuschung, Angst, Schwere oder Schmerz. Es ist himmlisch, wie könnte es anders sein? Es ist himmlisch, weil es der Himmel ist. So oder so ähnlich stelle ich mir jedenfalls den Himmel vor.

Wenn ich an den Himmel denke, an die Ewigkeit, das Leben nach dem Tod, dann sehne ich mich oft jetzt schon danach. Nicht auf eine düstere Art und Weise, aber ich wäre ohne Frage dazu bereit, dieses irdische Leben für ein Leben in der Ewigkeit herzugeben. Es ist ein

Tausch, über den ich keine Sekunde nachdenken müsste, denn ich bin davon überzeugt, dass selbst die schönsten Momente hier auf Erden kein Vergleich zu den himmlischen Momenten in der Ewigkeit sind. Denn auch wenn ich noch viele schöne Orte auf dieser Welt bereisen will, muss ich sie nicht sehen, um zu verstehen, dass mein Standort bei all diesen Orten immer derselbe ist: Erde, während unsere Heimat der Himmel ist (vgl. Philipper 3,20).

An manchen Tagen erscheint mir der Tag, bis ich in die Arme meines Vaters laufen kann, zu weit weg, die Distanz zwischen Himmel und Erde endlos und die Sehnsucht in mir zu groß. Ich frage mich, ob es Heimweh ist. Doch ich habe in dieser Heimat noch nicht gelebt, um mich zu erinnern. Dann denke ich, dass es eher Fernweh ist, weil mir die Ewigkeit oft ferner als alles andere erscheint. Oder ist es Liebeskummer? Denn ich sehne mich oft so sehr nach der Liebe des Vaters.

Ich glaube, es ist eine Himmelssehnsucht, die ich an diesen Tagen spüre: die Sehnsucht, beim Vater zu sein, die Sehnsucht, für immer in seiner Gegenwart zu sein, die Sehnsucht von Himmel auf Erden. Ich sehne mich nach einer heilen, vollkommenen, friedlichen Welt, wo uns keine Ungewissheit, kein Schicksalsschlag des Lebens, kein Schmerz, keine Schwere, kein Tod, keine Angst, keine Ungerechtigkeit, kein Leiden oder Zerbruch erwartet. Als einer der wenigen Menschen in der Bibel beschreibt Hiob diese Sehnsucht:

> Ich weiß, dass mein Erlöser lebt, und zuletzt wird er sich über den Staub erheben. Und nachdem diese meine Hülle zerbrochen ist, dann werde ich, von meinem Fleisch los, Gott schauen; ja, ich selbst werde ihn schauen, und meine Augen werden ihn sehen, ohne [ihm] fremd zu sein. Danach sehnt sich mein Herz in mir!
> *Hiob 19,25-27; SCHL*

Hiob fasst zusammen, wonach sich auch mein Herz sehnt: Jesus bereits hier und jetzt von Angesicht zu Angesicht zu sehen.

Vielleicht ist dir diese Himmelssehnsucht fremd. Zumindest mir war sie früher fremd. Wenn andere von der Wiederkunft Jesu sprachen, hoffte ich insgeheim, dass er erst kommen würde, wenn ich etwas im Leben erreicht und die Welt ein Stück weit verändert hätte. Wenn ich heute von meiner Himmelssehnsucht erzähle, blicke ich oft in fragende Gesichter. Ich kann ihre Gedanken förmlich hören, die mich an meine eigenen früheren Gedanken erinnern: »Aber ich will doch Arzt werden!« »Aber ich würde gerne erst heiraten und Kinder zur Welt bringen!« »Aber ich will doch sehen, was aus meinen Enkeln wird!« »Aber es müssen doch noch mehr Menschen die gute Botschaft hören!« »Gott will doch, dass wir das Leben hier auf Erden auch genießen!«

All diese Gedanken haben ihre Berechtigung. Und wir dürfen dieses Leben auch genießen. Doch als ich auf meiner Reise dem Tod so nahe kam und schmecken durfte, wie kostbar das Leben ist, traten diese Gedanken für mich in den Hintergrund. Ich war manchmal so frustriert, dass ich mich fragte, für was ich eigentlich in einer Welt, in der Nöte, Leid, Tod wie eine Endlosschleife kein Ende nehmen, kämpfte? Ich sah in der Welt Menschen, die an ihren besten Tagen die Schönheit des Lebens erleben, aber doch an den meisten Tagen nur dahinleben oder gerade so »überleben«. Ich sah und hörte das Leid dieser Welt, das mein Herz schreien ließ: »Gott, das hier ist kein Leben!« Und in diesen Momenten wurde mir bewusst, dass Gott es bereits wusste:

> Denn Gott hat die Welt so sehr geliebt, dass er seinen einzigen Sohn hingab, damit jeder, der an ihn glaubt, nicht verloren geht, sondern das ewige Leben hat. Gott sandte

seinen Sohn nicht in die Welt, um sie zu verurteilen, sondern um sie durch seinen Sohn zu retten.

Johannes 3,16-17

Gott weiß, dass wir Erlösung brauchen. In den Momenten, in denen es sich für mich so anfühlte, als ob der Himmel die einzige Lösung und Erlösung von all dem Leid in meinem Leben war, erinnerte mich Gott daran, dass Jesus bereits die Lösung und Erlösung ist. Das ewige Leben mit ihm beginnt bereits hier.

Denn auch wenn das Leiden auf Erden kein Ende nimmt, fängt das ewige Leben bereits auf Erden an. Gott hat den Schrei dieser Welt längst gehört und diese Welt erlöst. Das ist der Grund, warum wir Jesu Gegenwart und Herrlichkeit (zumindest zum Teil) schon auf Erden erleben dürfen, warum wir sein übernatürliches Wirken bezeugen und den Himmel auf Erden schmecken können. Selbst wenn der physische Tod das Ende meines irdischen Lebens bedeutet, muss ich nicht bis dahin auf die Ewigkeit und Gottes Gegenwart warten. Nein, das ewige Leben mit Jesus beginnt bereits hier auf Erden: inmitten von Krankheit und Heilung, inmitten von Jubel und Leid, inmitten von Nöten und Überfluss, inmitten von Schmerz und Vollkommenheit.

Wenn mein Herz heute nach dem Himmel schreit, dann macht sich mitten in dieser Himmelssehnsucht eine leise Stimme in mir breit: »Jesus ist hier, bei dir!« Ich erinnere mich an die Zeit vor der Stammzellentransplantation, in der Gott mir die Zusage für mein Leben gab: *»Ich werde nicht sterben, sondern leben und die Taten des Herrn verkünden«* (Psalm 118,17; SCHL).

Himmel auf Erden

Wir sind alle nur zu Gast auf dieser Erde. Unabhängig von dem, was wir glauben und wie wir uns das Leben vorstellen, weiß niemand genau, wo unsere Reise hingeht oder wann sie endet. Selbst wenn der Tod an unsere Lebenstür klopft und der Rückflug bevorsteht, kann er wieder storniert werden. Denn Jesus ist immer noch größer, realer und mächtiger und der Himmel immer noch der Ort, von dem wir kommen und zu dem wir gehen. Doch noch mehr als das will Jesus in uns Heimat finden (vgl. Epheser 3,17). Wir dürfen den Himmel jetzt schon beherbergen – in unseren Herzen! Und das ist einer der größten Schätze auf Erden.

Im Vaterunser beten wir: *»Dein Reich komme. Dein Wille geschehe, wie im Himmel, so auf Erden«* (Matthäus 6,10; ZB). In meiner Himmelssehnsucht darf ich die Sehnsucht meines himmlischen Vaters und seinen Ruf für mein Leben vernehmen. Solche Momente gehören für mich zu den himmlischen Momenten in unserem irdischen Leben. Momente, in denen unsere Sehnsucht die Sehnsucht des Vaters widerspiegelt und wir in unserem sehnsüchtigen Schrei seinen Ruf für unser Leben, unsere Berufung, erkennen.

Mir wird bewusst: Während ich in dieser Welt lebe, will ich sie nicht. Ich will vom Himmel ausgehend auf dieser Erde leben und renne lieber dem Tag entgegen, an dem wir Jesus begegnen. Dem Tag, an dem er jede Träne von unseren Augen abwischt und jeglicher Schmerz, der Tod, alles Leid und jeder Schrei auf dieser Erde erlischt (vgl. Offenbarung 21,4). Ich renne diesem Tag entgegen und lebe, damit andere diesen Tag erleben – wie im Himmel, so auf Erden. Denn ich weiß jetzt, wofür ich lebe. Ich lebe, um den Himmel auf Erden zu bringen.

Rediscovery after recovery

»Rebekkah, wie geht es dir?«

Gute Frage, dachte ich und antwortete: »Ich weiß es nicht.«

Es war lange her, dass ich bei meiner Psychologin, Frau Bohata, gewesen war. Das letzte Mal hatten wir vor der Stammzellentransplantation regelmäßig gesprochen. Damals gab es viele Fragen, aber selten welche, zu denen ich nicht immerhin eine Meinung hatte – im Krankenhaus hat man eben viel Zeit zum Nachdenken.

Frau Bohata meinte damals zu mir: »Denken ist deine Stärke, Rebekkah!«

Ich verstand erst nicht, was sie meinte. *Jeder denkt doch!*, dachte ich.

Ich renne diesem Tag entgegen und lebe, damit andere diesen Tag erleben – wie im Himmel, so auf Erden.

Doch was sie meinte, war, dass manche Menschen viel wissen, viel lernen, während andere viel denken. Und ich dachte viel.

Seit der Stammzellentransplantation waren unsere Treffen nun nicht mehr regelmäßig, sondern sporadisch. Sie fanden statt, wenn ich mich bei ihr meldete, und das war für eine Therapie untypisch. Doch das größere »Problem« war, dass es eigentlich keine Therapie war.

»Du kommst zwar mit Problemen, aber hast bereits die Lösungen – spätestens bei der nächsten Sitzung. Alles, was wir tun, ist reden und Gedanken sortieren. Das ist keine Therapie«, erklärte Frau Bohata mir.

Doch genau das brauchte ich. Frau Bohata half mir, selbst zu wissen, was ich dachte, indem ich meine Gedanken in Worte fasste. Sie half mir, mich selbst besser kennenzulernen. Und genau deswegen war ich jetzt hier. Jetzt, wo es keine lebenswichtigen Entscheidungen zu treffen gab. Jetzt, wo ich neun Monate Zeit hatte, um das zu tun, was mir gefiel. Ja, ausgerechnet jetzt saß ich hier. Denn Fragen hatte ich nach wie vor viele.

Und während ich dort saß, wurde mir langsam klar, warum das so war. Jetzt, wo ich nichts tun musste und (fast) alles tun konnte, wusste ich nicht, was ich tun wollte. Sollte? Ja. Wollte? Nein. Die letzten Wochen hatte ich daheim gesessen und gespürt, wie vieles immer bedeutungsloser, leerer und tauber geworden war. Gefühle, die einst normal waren, waren nicht mehr da. Ich dachte nie, dass man Gefühle vermissen kann, aber jetzt, wo sie fehlten, wurde mir bewusst, dass sie uns oft daran erinnern, dass wir lebendig sind und leben. Ich wollte nicht nur dahinleben, aber ich war verloren in dieser Welt, in der alles routiniert und normal erschien. Also kam ich hierher, verloren, aber entschieden, mich zu finden.

Survival mode

Noch ein Fehler auf der Strichliste meines Lebens, dachte ich bei einem weiteren Treffen mit Frau Bohata.

Sie hatte mich gefragt, wann ich mich das letzte Mal verloren gefühlt hatte, und ich hatte geantwortet: »In einer Beziehung.« Ich konnte mich immer noch an meine Naivität, meine hohen Ansprüche an mich selbst, meine Sorgen und Tränen und all die Fehler erinnern, als ich versuchte, den Ausgang dieser Beziehung zu kontrollieren – nur um mich dabei letzten Endes zu verlieren.

Für viele sind Fehler menschlich, für erfolgreiche Menschen sogar notwendig, doch viele meiner Fehler erinnerten mich an meine Schwächen. Und auch wenn ich es damals nicht wusste, hasste ich mich für meine Schwächen, was meine Angst vor Fehlern nur verstärkte.

Doch diesmal war es anders als in der Beziehung. Ich konnte es nicht erklären. Es schien keinen Grund zu geben und doch fühlte ich mich verloren. *Warum gerade jetzt?* Ich wollte frei sein. Aber innerlich fühlte es sich an, als wenn ich gerade erneut dabei war, einen Fehler zu machen, weil ich es verpasste, das Beste aus diesem Leben zu machen. Es ergab für mich keinen Sinn, dafür ergab es aber für Frau Bohata Sinn.

»Was du da beschreibst, sind keine Charakterschwächen oder unbegründete Ängste, Rebekkah. Jahrelang waren Perfektion und Kontrolle überlebenswichtig. Du musstest früh erwachsen werden, dich schon als Kind im Krankenhaus zusammenreißen und Entscheidungen treffen, die über Leben und Tod entscheiden. All das war wichtig, damit du überlebst. Aber du hast nicht nur ein paar Wochen, sondern jahrelang in diesem Überlebensmodus gelebt. Fight oder flight – mehr gab es oft nicht. Du hast getan, was du tun solltest, anstatt das, was du wolltest. Du hast gekämpft, geleistet und funktioniert. Kein Wunder also, dass du diesen Drang nach Perfektion und Kontrolle nicht gleich loswirst. Kein Wunder, dass du bei Fehlern so hart mit dir bist, denn du durftest früher keine riskieren.«

Mit jedem Wort, das sie sagte, kullerten mehr und mehr Tränen meine Wangen herunter. Ich war erleichtert. Zum ersten Mal ergab es Sinn.

Frau Bohata sah mir die Erleichterung an und fuhr fort: »Es ergibt auch Sinn, dass du dich ausgerechnet jetzt taub und verloren fühlst. Alles, was dich die letzten Jahre definierte, wie Schule, Krankenhaus und Freundeskreise, fällt zum ersten Mal weg. Doch all die enttäuschten, verletzten und zerbrochenen Teile deines Herzens, von denen du mir erzählt hast, waren nie einfach weg. Du hast sie unterbewusst, automatisch zum Selbstschutz versteckt und in einen separaten Bereich isoliert. Das konntest du nicht merken. Bis jetzt. Denn jetzt hast du zum ersten Mal im Leben Zeit, um zu fühlen und zu denken.« Sie sah mich liebevoll an, reichte mir ein Taschentuch und sagte dann: »Rebekkah, du hast es gemerkt. Viele tun das nicht. Also sei nicht so hart mit dir selbst. Du hast überlebt. So gut, dass du nicht weißt, wie es anders geht. Und das ist okay. Es ist ein Prozess – nicht nur für dich.«

Wir saßen noch eine Weile da, während Frau Bohata mir weiter Mut zusprach, und planten zum Schluss das Treffen fürs nächste Mal.

Die nächsten Treffen waren wieder regelmäßig und häufig sehr intensiv. Dr. John Townsend, ein christlicher Psychologe, schreibt in seinem Buch »Hiding from Love«: »Wenn wir in einem Bereich des Herzens verletzt sind, isoliert sich dieser Teil außerhalb der Zeit. Er bleibt in einem emotionalen Schwebezustand, gebrochen und unreif.«[12] In anderen Worten: Viele Treffen waren so intensiv, weil sie sich wie eine Operation am offenen Herzen anfühlten. Teile meines Herzens hatten Verletzungen aus der Vergangenheit, die ich vergessen, isoliert oder zum Verstummen gebracht hatte. Doch die Emotion war noch genauso intensiv, weil die verletzten Teile meines Herzens in dem damaligen emotionalen Zustand zurückgeblieben waren. Ich musste sie verarbeiten, damit sie die Chance hatten, nachzureifen.

Als ich nach einem dieser Treffen nach draußen in die kühle, frische Abendluft trat, war ich erschöpft wie ein Kleinkind, dem gleich die Augen zufallen. Gleichzeitig war ich innerlich hellwach. Alles schien so viel klarer, so klar wie die Winterluft und mein warmer Atem, der sich darin abzeichnete. Als ich an einem Schaufenster vorbeiging, sah ich aus dem Augenwinkel mein Spiegelbild und den Schein der untergehenden Sonne.

Ich blickte mit überstrecktem Kopf zum Himmel hoch (so, wie ich es oft als Kind tat) und sagte: »Danke, Papa. Ich habe mich verloren, aber du hast mich nie aus den Augen verloren.« Ich durfte mich von ihm finden lassen. Ich wusste, ich würde nichts einfach »verpassen«. Auch wenn alles anders gekommen war und ich nicht in Australien war, so hatte Gott für diese neun Monate doch einen Plan.

Getting rid of a corset – Wenn wir Kontrolle kontrollieren

Es gab vieles, das ich über die nächsten Monate und Jahre lernen durfte. Jahre, weil ich die letzten vierzehn Jahre unmöglich in neun Monaten hätte aufarbeiten können – auch wenn ich es mir gewünscht hätte.

Anfangs waren die Treffen noch sehr regelmäßig, nach ein paar Monaten dann wieder sporadisch. Frau Bohata begleitete mich und half mir, Lebenserfahrungen einzuordnen, die die meisten in meinem Alter bereits hinter sich hatten. Sie unterstützte mich dabei, alte Wunden, Muster und Bewältigungsstrategien von meiner Identität zu trennen. Ich durfte lernen, Lügen abzulegen und Wahrheiten anzunehmen.

Eine Sitzung werde ich nie vergessen. Wir hatten uns bereits vor längerer Zeit schon mal mit dem Thema Selbstkontrolle beschäftigt, doch gerade war es wieder aktuell. Dabei hatte das, was jetzt aktuell war, seinen Ursprung in der Vergangenheit, denn als ich krank war, war es aus gesundheitlichen Gründen für mich wichtig, dass ich lange auf bestimmte Nahrungsmittel verzichtete. Ich übte mich damals schon in Selbstkontrolle, ohne dass es mir bewusst war. Und das war ganz natürlich.

Selbstkontrolle hilft uns in unsicheren Zeiten, wie beispielsweise während der Coronapandemie, mithilfe von Regeln und Routinen Sicherheit zu verspüren. Es ist menschlich und gesund, dass wir in Zeiten der Unsicherheit instinktiv und manchmal unterbewusst Räume der Sicherheit schaffen. Doch es wird ungesund, wenn das Ausmaß der Selbstkontrolle nicht mehr zur Sicherheit passt.

Frau Bohata sagte damals zu mir: »Selbstkontrolle ist wie ein Korsett, das uns im richtigen Maß unterstützt, aber zu eng geschnürt die Luft zum Atmen nimmt.«

In den nächsten Wochen sollte ich in den Momenten, in denen ich mich unsicher fühlte, mal bewusst darauf achten und die Kontrolle loslassen.

Als ich zur nächsten Sitzung kam, dachte ich wirklich, dass es ganz gut geklappt hätte. Begeistert erzählte ich ihr von meinen »Erfolgserlebnissen«.

Doch Frau Bohata sah mich nur ruhig an und sagte nach einer kurzen Pause: »Manchmal frag ich mich, wie du das machst. Deine Disziplin ist schon bewundernswert, aber wenn du das Korsett noch enger schnürst, lässt du dir keine Luft zum Atmen.«

Verdutzt sah ich sie an.

»Rebekkah, du hast es geschafft, Selbstkontrolle zu kontrollieren.«

Plötzlich ging mir ein Licht auf. Sie hatte recht. Ich hatte Momente, in denen ich mich unsicher fühlte, bewältigt, indem ich meinen Drang nach Kontrolle kontrollierte und damit noch mehr Kontrolle ausübte. Als mir das bewusst wurde, musste ich kurz lachen. Wir beide mussten lachen, denn es war so absurd und dennoch wahr. Es war ein perfektes Beispiel dafür, dass unsere Stärken und Schwächen manchmal zusammenhängen und wir immer mal wieder versuchen, Probleme mit den Strategien zu lösen, die das Problem überhaupt erst verursacht haben.

Auf dem Heimweg musste ich immer noch darüber schmunzeln. Ich fragte mich, wie oft ich das schon gemacht hatte, ohne es zu merken. Wie oft hatte ich Kontrolle kontrolliert, das Korsett enger geschnürt und geglaubt, dass ich die Kontrolle abgegeben hatte? Je mehr ich darüber nachdachte, desto klarer wurde mir: Therapie ist für manche Menschen sehr wichtig, so wichtig wie positives Denken, gute Gewohnheiten und eine ausgewogene Ernährung. Für mich als Christ ist das aber nicht alles, denn sonst würde mein Leben nur auf Selbsthilfe, Selbstdisziplin und Selbstwahrnehmung basieren statt auf Gottes Hilfe und dem Bewusstsein für ihn. Ich wusste: Spätestens, wenn einem nicht mehr zum Lachen ist, holt einen diese Realität ein. Da muss mehr als nur das »Ich« sein.

Es gab Momente in meinem Leben, in denen ich mich wie Paulus fühlte: *»Ich begreife mich selbst nicht, denn ich möchte von ganzem Herzen tun, was gut ist, und tue es doch nicht. Stattdessen tue ich das, was ich eigentlich hasse«* (Römer 7,15). Es gab einen Bereich in meinem Leben, in dem ich wirklich nicht wusste, wie ich dieses Gefühl loswerden sollte: Ich wollte die glückliche Überlebende sein, wie man sie aus den Geschichten kennt. Ich versuchte diesen Bereich mit Willenskraft zu kontrollieren – erfolglos. Ich wollte mich ändern, verbessern und an mir arbeiten, bis ich eines Abends an meinem Tiefpunkt angekommen war. Ich hasste und bemitleidete mich: »Gott, ich will doch. Ich will doch die Überlebende sein. Ich will zu denen gehören, die dich erlebt haben und ein Zeugnis deiner radikalen Liebe sind. Ich will dir nachfolgen, aber ich habe versagt. Ich bin nicht die, die ich einmal war.«

Ich weinte vor lauter Unzufriedenheit und Selbsthass, wollte von Neuem anfangen, aber ich wusste nicht, wie. Ich steckte in einem Teufelskreis fest, in dem sich alles nur noch um mich drehte. Aber das Schöne ist: Wenn wir am Ende von uns selbst angekommen sind, schauen wir endlich zu Jesus, der uns mit offenen Armen empfängt und etwas komplett Neues mit uns beginnt. Ich war am Ende, doch Jesus begegnete mir dort in meinem Zimmer mit drei Worten: Love is unafraid! – Liebe ist furchtlos.

Im ersten Moment dachte ich: *Die Bibelstelle kenne ich.*

Doch dann offenbarte mir Jesus im Herzen, was er wirklich meinte: »Meine Liebe verschleiert, versteckt, beschönigt, vermeidet und verleugnet nichts, sondern sieht die Wirklichkeit, die Realität, weil sie sich an Wahrheit erfreut.« Ich begriff: Jesus war gar nicht von mir schockiert. Er kannte die Wahrheit, er sah mein Herz und er sprach diese Wahrheit voller Gnade in mein Leben: »Rebekkah, du bist ein Mensch: unperfekt, fehlbar, mit Schwächen. Auch wenn es dir nicht passt und du es hasst. Gleichzeitig bist du meine Tochter: berufen und befähigt zu unglaublichen Wundern und bedingungslos geliebt.«

Denn seine Liebe freut sich an Wahrheit, sie beschönigt keine Sünde oder Schwäche, aber verdeckt auch nicht die Schönheit und Stärken unserer Identität.

In diesem Moment erlebte ich Gottes radikale Liebe, die keine gleichgestellten Konkurrenten hat, sondern jeglichen Selbsthass absorbiert und alle Scham, Schuld, Angst und Lüge durchbricht, bis wir uns in seinem Licht, der Wahrheit, sehen und erleben, dass die Wahrheit, Jesus Christus, uns freisetzt. Denn seine Liebe freut sich an Wahrheit (vgl. 1. Korinther 13,6), sie beschönigt keine Sünde oder Schwäche, aber verdeckt auch nicht die Schönheit und Stärken unserer Identität. Liebe ist furchtlos. Sie sieht die Wirklichkeit, die Wahrheit, die Realität. Sie sieht unser Ich und Jesus in uns.

Die Psychotherapie hat mir geholfen, mich besser kennenzulernen, die Wurzeln hinter meinen Verhaltensweisen aufzudecken und mein Leben ganz praktisch zu verbessern. Allein deswegen würde ich Psychotherapie jedem Menschen empfehlen. Es liegt ein Schatz darin, sich besser kennenzulernen. Aber sie hat auch ihre Grenzen.

Ich glaube, dass wir aus uns heraus keine andauernde, nachhaltige wahre Veränderung bewirken können. Dafür brauchen wir Gott. Das ganze Alte Testament ist voll von Berichten über Gottes Volk, das seine Liebe, Gnade und Allmacht erfährt und in den entscheidenden Momenten trotzdem lieber auf sich baut, statt ihm zu vertrauen. Es heißt: *»Keiner ist gerecht – nicht ein Einziger. Keiner ist klug; keiner fragt nach Gott«* (Römer 3,10-11), weil wir Menschen in unserer Natur ohne Jesus sündig sind. Wir können wie die Israeliten und die Menschen zu Paulus' Zeiten glauben, dass wir Jesus nicht brauchen. Doch selbst Paulus sagt am Ende nicht: »Schätze, ich muss es einfach nur so lange versuchen, bis es mir gelingt«, sondern: *»Gott sei Dank! Durch unseren Herrn Jesus Christus bin ich bereits befreit«* (Römer 7,25a; HFA).

Es ist wichtig, dass wir für unser Verhalten Verantwortung übernehmen und zum Beispiel mithilfe von Psychotherapie Wurzeln aufdecken und an uns arbeiten. Aber nur der Heilige Geist kann uns von innen heraus anhaltend verändern. Es ist ein Geschenk der Gnade, dass wir nicht mehr unter dem Gesetz des Alten Testaments leben, wo es um das Streben geht. Wir können und müssen nicht das Problem und die Lösung zugleich sein, denn Jesus ist die einzige Lösung. Er ist keine Krücke für Schwache und Kranke, keine magische Formel für Sünder oder etwas, das das Leben nur »verbessert«. Jesus ist das Fundament: der Eckstein, der menschliches Bestreben durchkreuzte.

Als er sagte: »*Zerstört diesen Tempel, und in drei Tagen werde ich ihn wieder aufbauen*« (Johannes 2,19b), zeigte er der Welt, dass er unser Leben grundlegend verändern kann und möchte. Wenn der Feind versucht, unseren Blick wieder einmal auf uns, unsere Fehler, unsere Unzulänglichkeit und unser Versagen zu richten, dann können wir also sagen: »Stimmt, ich werde und kann nicht gut genug sein, aber Gott sei Dank muss ich das auch gar nicht!«

Das ganze Evangelium beschreibt, wer Jesus ist und was er getan hat. Wenn wir glauben, dass das wahr und real ist, verändert sich alles. Es macht uns und unser Handeln nicht irrelevant, sondern effektiv. Dann gehen Glauben und Taten Hand in Hand (vgl. Jakobus 2,14). Wir müssen nichts aus eigener Kraft schaffen, denn Jesus reicht uns seine Hand.

Während ich auf die Zeit, in der ich dieses Buch geschrieben habe, zurückblicke, wird mir bewusst, was Jesus mir geschenkt hat. Es ist, als wenn er zu mir sagt: »Ich habe dir Zeit und Tools wie Psychotherapie gegeben, denn ich kam nicht nur, um deine Krankheit zu heilen und deine Sünden zu vergeben, sondern damit du lernst, in Fülle zu leben!«

Healing from people with people

Um in Fülle zu leben, musste ich Überlebensmuster, -strategien und bestimmte Glaubenssätze ablegen, die nicht meiner Identität oder Gottes Himmelsmentalität entsprechen. Ich hätte dieses Buch nicht schreiben können, wenn Gott mich nicht durch diesen Prozess geführt hätte. Denn »*[…] was jemand in seinem Herzen über sich denkt, so ist er auch«* (Sprüche 23,7; NKJV)[13]. Oft dachte ich: *Ich bin nicht gut genug.* Oder: *Ich kann das nicht.*

Den ersten Gedanken schob Gott beiseite, als er mir tiefer offenbarte, was Jesus für mich getan hat und wer er ist. Doch den zweiten Gedanken rückte er erst noch zurecht. Denn es stimmte: Allein hätte ich dieses Buch nicht schreiben können. Aber das brauchte ich auch nicht. Ich hatte Gott und Menschen an meiner Seite, die mir halfen. Allerdings fiel es mir damals noch unglaublich schwer, von anderen Menschen außer meiner Familie Hilfe anzunehmen.

Ich hatte Gott so krass erlebt, dass ich von Herzen sagen konnte: »Ich brauche nur dich, Jesus!« Schließlich war ich in meiner Krankheitszeit oft allein gewesen und hatte Jesus gerade in der Zweisamkeit als besten Freund kennengelernt. Ich wusste: Niemand (außer meiner Family) kennt mich so wie er. Aber es war eine bittersüße Realität. Denn während Jesus für mich alles war, was ich brauchte, gebrauchte ein Teil von mir diese Worte unterbewusst als Ausrede, um vor Gemeinschaft davonzulaufen. Ich hatte Angst, wieder verletzt zu werden, denn viele Verletzungen der letzten Jahre stammten von Menschen. Es gab keinen einzigen stationären Krankenhausaufenthalt, der nicht neu offenbarte, wer wirklich für mich da war: Jesus, meine Familie und meine beste Freundin Laura. Sie waren die Einzigen, die immer für mich da waren und über all die Jahre geblieben sind, wie Konstanten in meinem Leben.

Anfangs ging es mir gut damit. Ich war offen, ehrlich und direkt zu anderen Menschen, versteckte jedoch auch Teile meines Herzens. Ich tat das nicht bewusst, es war eher eine jahrelange unbewusste Schutzreaktion nach dem Motto: Wenn ich mich nicht verletzlich mache, kann niemand mein Herz verletzen. Und es funktionierte. Zumindest meistens. Denn natürlich wurde ich trotzdem früher oder später (unbewusst oder bewusst) von anderen verletzt. Das gehört zum Menschsein dazu, denn niemand von uns ist perfekt.

Doch in meinem Fall kamen mit den neuen Verletzungen all die alten Enttäuschungen, der frühere Schmerz, die damals empfundene Wut und Trauer über Menschen in mir hoch. Und die Tatsache, dass auch ich ein Mensch war und damit eine von ihnen, bestärkte mein Argument nur noch.

Das Ergebnis war, dass ich Konflikte immer klären musste und nicht stehen lassen konnte. Obwohl ich Angst hatte, missverstanden zu werden, und es mich alles kostete, mein Herz zu öffnen, hoffte ein Teil von mir das Beste. Aus Angst vor Verletzungen war ich sehr harmoniebedürftig, gleichzeitig versuchte ich auf diese Weise, tiefere Verletzungen zu vermeiden. Wenn ich dann jedoch missverstanden wurde, war es, als ob mein Herz mir sagte: »Siehst du, ich habe es dir doch gesagt. Isoliere dich lieber.«

Über die Jahre hinweg wurde ich mit jeder Verletzung vorsichtiger und vorsichtiger, bis ich mich am Ende nur noch allein wirklich sicher fühlte – allein mit Jesus. Ohne es zu merken, fing ich an, zu glauben, dass ich Menschen nicht bräuchte. Das hatte ich bereits in der Schulzeit geglaubt und nun wurde mir erneut klar, was mit den isolierten Bereichen unseres Herzens passieren kann: Ich glaubte, dass es mir gut ging, doch in Wahrheit hatte ich unbewusst das göttliche Bedürfnis, das Gott in mich und jede und jeden von uns hineinlegt hat, beiseitegeschoben: das Bedürfnis nach Gemeinschaft. Genau das Bedürfnis, das dem isolierten, verletzten Bereich meines Herzens begegnet wäre. Was ich durch den Schmerz für schlecht und gefährlich hielt, hielt Gott für gut und gesund.

Wir sind für Beziehung und Gemeinschaft geschaffen. Es ist ein göttliches Bedürfnis, dass wir uns nach Austausch, Verbundenheit, Intimität, Freundschaft und Gemeinschaft mit Menschen sehnen – auch wenn man introvertiert ist und eher eine geringere Dosis verträgt oder benötigt. Menschen brauchen Menschen. Doch mir wurde erst klar, wie ernst es Gott mit Gemeinschaft ist, als er mir die Stelle in Jakobus 5,16a zeigte: »*Bekennt einander eure Schuld und betet füreinander, damit ihr geheilt werdet.*«

Der Gott, dem nichts unmöglich ist, hat Gemeinschaft als Ort der Heilung erwählt. Wahre Heilung entsteht durch Verletzlichkeit mit anderen. Im ersten Moment dachte ich: *Gott, das kann nicht dein Ernst sein. Ich soll von den Verletzungen, die andere Menschen mir zugefügt haben, heilen, indem ich mich Menschen gegenüber verletzlich mache und ihnen mein Herz mitteile?* Aber im nächsten Moment überführte mich der Heilige Geist und zeigte mir die Angst, die mich von anderen isolierte. Ich weinte bitterlich, weil mir plötzlich bewusst wurde, dass Gott mich in Gemeinschaft pflanzen wollte und ich diesen Ort so oft verabscheut hatte. Mein Herz war verstummt, indem ich meine gottgegebenen Bedürfnisse verleugnet hatte.

Ich weiß, Menschen können grausam sein und andere wirklich tief verletzen, trotzdem bleibt es wahr: Wir brauchen einander, mehr, als wir glauben! Auch wenn du, so wie ich, gut mit dir allein sein kannst, geht es am Ende des Tages um mehr als mich oder dich. Es geht um »einander«. Gott betont dieses Wort so oft in der Bibel, denn er hat die Gemeinschaft als Ort des Wachstums erwählt. Die Gemeinschaft der Gläubigen kann dir geben, was weder das Alleinsein noch die Welt bieten kann. Wir sollen uns gegenseitig wie Eisen mit Eisen schleifen (vgl. Sprüche 27,17), und Gemeinden sind dafür ein hervorragender Platz, den wir nicht verpassen sollten (vgl. Hebräer 10,25). Denn »*[…] mit vielen Ratgebern aber lebt es [das Volk] sicher*« (Sprüche 11,14b).[14] Oder wie es im Englischen so schön heißt: »There is safety in numbers« (vgl. Sprüche 11,14; KJV). Glaub mir, wenn du Gemeinschaft von Menschen erlebst, die Jesus von ganzem Herzen lieben, wird dein Herz aufgehen und heilen. Wir brauchen einander!

Gott hat der Gemeinschaft einen hohen Stellenwert gegeben und eine Kraft in die Zusammenarbeit gesteckt. Wer bin ich, dass ich glaube: »Ich brauch's nicht«, wenn Gott sagt: »Ich habe dieses Bedürfnis in dich hineingelegt«?

Ich glaube, dass Gott ganz genau weiß, dass Gemeinschaft auch ein Ort sein kann, an dem seine Kinder verletzt, missbraucht, traumatisiert, geschädigt und fürs Leben geprägt werden. Doch vielleicht ist es genau deswegen auch der Ort, den Gott erwählt, um Herzen zu heilen und uns mit seiner Nähe, seinem Trost, seiner allmächtigen Liebe zu begegnen. Denn Gott kann das Böse, das uns durch andere widerfährt, zum Guten wenden, um nicht nur unser Leben, sondern das vieler Menschen zu retten (vgl. 1. Mose 50,20). We get to heal from people with people! – Wir dürfen von Menschen mit Menschen heilen!

Denn Gott kann das Böse, das uns durch andere widerfährt, zum Guten wenden, um nicht nur unser Leben, sondern das vieler Menschen zu retten.

Es hat seine Zeit und so manche Begegnung mit Menschen gebraucht, doch ich durfte in Gemeinschaft heilen. Heute teile ich mein Leben mit meinen Freunden, die in der ersten Reihe meines Lebens sitzen dürfen. Sie bekommen alles von mir mit und kennen und lieben nicht nur mein Herz, sondern ermahnen mich auch und spiegeln mir mein Verhalten wider. Ich sage meinen Freunden immer: »Ihr habt das Recht, mir zu sagen, was ich nicht hören will, aber hören muss.« Solche Freunde sind lebensverändernd und -entscheidend. Menschen, die Jesus und andere wie sich selbst lieben, können Leben verändern. Es ist Zeit, dass wir Jesus auf Erden repräsentieren, als Leib mit vielen Gliedern, die nur zusammen funktionieren (vgl. 1. Korinther 12,12-28). Wir brauchen einander.

Es liegt so viel Schönheit, Frieden, Empathie, Rat und Liebe im Miteinander! Also lasst uns unseren Platz einnehmen und dort aufgehen.

Receive God's gift: »Die Blumen sind für dich!«

Manchmal gewinnst du, manchmal verlierst du, und manchmal merkst du erst, was du gewonnen hast, wenn du verloren hast.

Während ich dachte, ich bin verloren, war Gott dabei, mich neu zu formen. In meinem neunmonatigen Sabbatical durfte ich eine Reise ganzheitlicher Heilung antreten: an Körper, Geist und Seele. Ich ließ in dieser Zeit Schutzmechanismen und Bewältigungsstrategien los und legte alte Glaubenssätze ab. Allerdings musste ich auch von früheren Freunden Abschied nehmen. Das war nicht immer leicht und zum Teil sehr schmerzhaft. Doch ich durfte auch vieles annehmen.

Am Ende unserer Treffen sagte Frau Bohata oftmals: »Tu dir etwas Gutes!«

Manchmal fragte sie mich sogar, was das sein könnte, damit ich auch wirklich konkrete Pläne dafür machte. Es war ein Reminder an mich, dieses Leben als Akteurin zu gestalten und zu genießen.

An einem dieser Tage entschied ich mich dafür, im Garten das Buch »Unterwegs mit dir« von Sharon Garlough Brown zu lesen.[15] In diesem Buch gibt es einen Charakter, Hannah, bei dem ich immer wieder die ein oder andere Parallele zu mir und meinem Leben erkannte. Als ich an jenem Tag im Garten das Ende las (#spoileralarm), war es, als würde mir jemand ganz neu einen Spiegel vorhalten – nur dass ich in diesem Spiegel nicht mein bisheriges Leben sah, sondern mein zukünftiges.

Hannah befindet sich gerade mitten in ihrem Sabbatical. In dieser Zeit lernt sie Stück für Stück, sich Menschen zu öffnen. Als ihr eines Tages klar wird, wie Gott Blumen in ihrem Leben als Zeichen seiner Liebe genutzt hat, läuft sie zu Nate, einem alten Schulfreund, um ihm davon zu erzählen und sich für seine Begleitung und Gebete während ihrer Reise zu bedanken.

Nate antwortet ihr: »Gern geschehen. Ich bin so froh, Hannah. Dein Leben lang hast du Blumen an andere verschenkt. Es wird Zeit, dass du selber einmal welche bekommst!«[16]

Hannah und Nate unterhalten sich noch eine Weile weiter:

> »Was war deine Lieblingsbeschäftigung, als du klein warst?«, fragte er.
> »Lesen, schreiben ...«
> »Du warst schon als Kind erwachsen.«
> So hatte sie es noch nie gesehen, aber es stimmte. [...]
> »Was wäre, wenn du in dieser Sabbatzeit lernst zu spielen? Was, wenn Gott dich lehren möchte, nicht immer für andere zu sorgen, sondern aufmerksam zu werden für das, was dir Leben und Freude bringt?«[17]

Mit jeder Zeile fühlte ich mich mehr und mehr angesprochen. Doch als ich die folgenden Zeilen des Buches las, liefen Tränen über meine Wangen:

> Im Garten war es still, und nur die Meisen und Kardinale tummelten sich in den Bäumen und Büschen. Hannah ging langsam auf die Mitte des Labyrinths zu und kniete sich hin, um mit der Hand über das Blütenblatt auf dem Boden zu streichen. Danke, betete sie. Danke. Für alles.

> Vergiss es nicht, sagte eine leise Stimme. Denke immer daran: Die Blumen sind für dich.[18]

In diesem Moment war es, als würde Gott in mein Leben sprechen und sagen: »Sieh dich um, Rebekkah. Die Blumen sind für dich. Du hast dein Leben lang Blumen für mich gesammelt, aber diese Blumen hier sind für dich. Du musst nicht mehr kämpfen, lass dich beschenken!«

Bis heute erinnert Gott mich mit diesem Satz daran, wie viel gnädiger, großzügiger und verschwenderischer er mit seiner Liebe ist, denn er wünscht sich für uns ein Leben im Überfluss. Manchmal brauche ich diesen Stupser, diese Stimme, die sagt: »Lass dich beschenken! Du darfst dieses Leben empfangen und annehmen.« Vielleicht geht es dir da ähnlich wie mir, dann kann dieser Stupser auch für dich sein: Lass dich beschenken! Du und ich, wir sind zum Leben im Überfluss berufen, doch es liegt an uns, ob wir das, was Jesus für uns hat, annehmen und ausleben. Es ist Zeit. Lass dich von Gott beschenken!

Remember to remember

»Mist! Ich habe meinen Schlüssel vergessen!« »Oh nein, mein Geldbeutel liegt in der anderen Tasche.« »Wo habe ich nur mein Handy hingelegt?«

Die meisten von uns kennen vermutlich diese Momente: Man hat etwas vergessen, und während man manchmal sofort weiß, wo etwas ist, sucht man in anderen Momenten vergeblich. Egal, wie viel man nachdenkt, man kann sich einfach nicht daran erinnern und fängt an, zu suchen. Und irgendwie gibt es immer diese eine Person, die einem beim Suchen hilft und früher oder später fragt: »Wo hast du's denn zuletzt gesehen?« Wenn man höflich ist, antwortet man: »Ich weiß es leider nicht.« Immerhin meint es die Person nur gut mit einem. Doch viel öfter denkt man vermutlich: »Wenn ich das wüsste, würden wir nicht suchen, oder? Aber danke, Mr/Mrs Obvious.«

Natürlich vergisst niemand mit Absicht etwas, woran er sich erinnern will. Aber scheinbar haben wir als Menschen hier keine Wahl: Früher oder später vergessen wir alle mal etwas. Wir können dankbar sein, wenn es nichts Wichtiges ist wie der Geburtstag der Mama, die Deadline eines Projekts, das Jubiläum der eigenen Kirche oder der Ehering am Hochzeitstag. Denn so ärgerlich Vergessen ist, es ist gleichzeitig gesund und überlebenswichtig.

Stell dir mal vor, du würdest nichts vergessen: vom schlechten Essen vor zwei Monaten über die verletzenden Worte vor drei Jahren bis hin zu den negativen Gedanken von gestern oder gar den Schmerzen der letzten Lebensjahre. Wir wären komplett lebensunfähig. Altern wäre eine Strafe, kein Geschenk, weil mit jedem Jahr nur mehr Erinnerungen hinzukämen. Das Leben wäre nicht nur gedanklich herausfordernd, sondern wie ein verminter Landstrich, voll mit Reizen, die uns bei der kleinsten Berührung ständig an zurückliegende Erfahrungen erinnern würden, sodass wir ständig auf die Vergangenheit reagieren müssten. Was wäre das für ein Leben?

Sosehr wir das Vergessen manchmal verfluchen, wir sind damit gesegnet – und allein das ist ein super Argument, wenn du das nächste Mal etwas Wichtiges vergessen solltest und jemand dann sauer auf dich ist. Du musst dich nur daran erinnern.

Gory, glory – Der Schein trügt

Nach neun Monaten Pause tauchte ich wieder in den Alltag ein. Ich fing an, Psychologie zu studieren, regelmäßig Sport zu treiben und mich mit Freunden in der Stadt zu treffen. Dabei erwischte ich mich manchmal dabei, wie ich mich über Kleinigkeiten aufregte: S-Bahnen, die zu spät kamen, Autos, die auf der linken Seite unter 140 km/h fuhren, Ticketpreise, die mir ziemlich teuer erschienen, ganz zu schweigen vom bürokratischen Erwachsenen-Spaß, vor dem dich niemand warnt.

Doch als ich mich an einem dieser Tage wieder über etwas aufregte (ich weiß nicht mal mehr, was es gewesen ist), fiel mir plötzlich auf, wie banal diese Probleme verglichen mit den Herausforderungen der letzten vierzehn Jahre waren. Es war, als ob mich mein Gehirn an die letzten Jahre erinnerte und mir sagte: »Das hier sind First World Problems.« Und doch waren sie nun meine geworden. Sie hatten vielleicht nicht denselben Stellenwert, aber sie waren berechtigt. Auch bürokratischer Kram sollte integer gelöst werden, denn: »*Wer in kleinen Dingen treu ist, wird auch in großen treu sein*« (Lukas 16,10a). Und trotzdem fiel mir zum ersten Mal durch die Art meiner Probleme auf, dass sie ein Zeichen dafür waren, dass ich in dieser »neuen, normalen« Welt angekommen war. In einer Welt, in der ich mit jeder weiteren Minute gefühlt immer mehr Details meiner »alten« Welt vergaß.

Je mehr ich darüber nachdachte, desto mehr wollte ich mich an alles erinnern. Okay, nicht an alles. Ich war zum Beispiel dankbar, dass ich mich nicht mehr daran erinnerte, wie sich die Schmerzen der letzten Jahre angefühlt hatten. Doch was wäre, wenn ich komplett vergessen würde, wie es war, körperlich krank zu sein? Würde ich körperliche Gesundheit dann noch so schätzen wie jetzt? Ich hatte meine Zweifel – zu Recht. Denn ich wollte nicht vergessen, wie es war, als ich nach den Operationen nicht atmen konnte und erst langsam Schritt für Schritt ins Leben zurückfand. Es machte mich umso dankbarer für all die Male, in denen ich später mit voller Lunge joggen konnte. Doch mit jedem gesunden Tag wurde es selbstverständlicher. Ich wollte die himmlische Geschmacksexplosion vom ersten Reis nach meiner einjährigen Ernährungstherapie nicht vergessen. Damals brauchte es einen wochenlangen Ernährungsaufbau, bis ich eine richtige Mahlzeit essen konnte, und so schätzte ich jeden Bissen. Aber in all den Momenten, in denen ich heute vor dem vollen Kühlschrank stand und »nichts« zu essen fand, hatte ich es bereits vergessen.

Ich wollte nicht vergessen, wollte meine Dankbarkeit für das heute Selbstverständliche nicht verlieren. Das Problem war nur: Egal, wie sehr ich es versuchte, es war unmöglich. Die Erinnerungen wurden mit jedem Jahr verschwommener, die Gefühle von damals schwächer und die Gedanken veränderten sich. Sie flossen wie Sand durch meine Hände und ich wusste, in ein paar Jahren würden viele Details für immer verschwunden sein. Es war nicht nur menschlich, sondern auch eine Nebenwirkung der Chemotherapie und des Komas. Egal, wie sehr ich versuchte, die Erinnerungen mit meinen Händen festzuhalten und mich an alles zu erinnern, es klappte nicht.

Selbst wenn es funktioniert hätte, so hätte ich dabei die Gegenwart vergessen. Denn wir können nicht in zwei Welten gleichzeitig leben: auf damals blicken und das Hier und Jetzt erleben. Was das angeht, sind wir auf jeden Fall nicht multitaskingfähig. Wir können ein Gespräch mit anderen führen, während wir in Gedanken versunken sind, aber spätestens, wenn uns jemand eine Frage stellt, spricht die Stille für sich. Wir können versuchen an beiden Orten (im Gespräch und in Gedanken) gleichzeitig anwesend zu sein, aber viel öfter werden wir an beiden zugleich abwesend sein. Ich könnte meine Finger also aneinanderpressen, in der Hoffnung, dass nichts durchrieselt, ich alles festhalten kann und nichts vergesse. Doch meine Hände wären nicht offen für all die guten Werke, die Gott für mein Leben vorbereitet hat (vgl. Epheser 2,10). Ich konnte nicht alles aus der Vergangenheit mitnehmen und das war nicht nur menschlich, sondern auch göttlich. Ich musste mich nur daran erinnern, die Wahrheit von der Realität zu trennen.

Denn die Wahrheit ist, dass Leid nicht schön ist, egal, wie kostbar die Erinnerungen daran auch sind. Im Leid kann man dazugewinnen, was wir im normalen Leben schnell verlieren: den Fokus für das Wesentliche und Wichtige, für Gott selbst. Doch alle, die leiden, wissen, dass die Realität oft anders aussieht. Selbst wenn die eigene Lebensenergie auf das Notwendigste reduziert ist und man dadurch automatisch fokussierter ist, ist man oft vom Schmerz so eingenommen, dass Fokussieren schwerfällt. Oftmals glorifiziert man das Leid erst im Nachhinein. Denn Leid hat das Potenzial, dass wir Gottes Nähe wie nie zuvor erleben. Es macht die kleinen Dinge wichtiger und das Leben dadurch einfacher, wenn auch nicht leichter. Und so fallen manche Christen in eine Krisen-Mentalität, weil sie glauben, dass Gottes Trost, sein Stecken und Stab, nirgends so präsent sind wie im finsteren Tal (vgl. Psalm 23,4). Sie erleben Gott in schweren Zeiten als unglaublich nah, verbringen intensive Zeiten mit ihm und verbinden dadurch Leid oft mit Intimität. Doch man muss nicht durch das finstere Tal oder Leid gehen, um Gottes Nähe zu erleben.

Wir müssen Wahrheit von Realität trennen, um zu erkennen: Es ist nicht das Leid selbst, das so herrlich ist, sondern Gottes Herrlichkeit im Leid, die so präsent ist.

Ich kenne das, dass man für einen Augenblick denkt: »Was ist, wenn ich diese Nähe Gottes verliere, die in schweren Zeiten oft so intensiv war?« Aber wenn wir Leid glorifizieren, haben wir vergessen, dass es Gott ist, der Schönheit aus Asche hervorbringt. Wir müssen Wahrheit von Realität trennen, um zu erkennen: Es ist nicht das Leid selbst, das so herrlich ist, sondern Gottes Herrlichkeit im Leid, die so präsent ist. Wenn Gott Herr in unserem Leben ist, dürfen wir seine Herrlichkeit erleben, egal, ob wir im finsteren Tal oder auf dem Berg der Verklärung sind (vgl. Lukas 9,28-36).

Fokus

Wie konnte ich das nur vergessen?, schoss es mir durch den Kopf. Diesmal hatte ich nicht meinen Schlüssel oder einen Geburtstag vergessen. Nein, auch nicht, wo ich mein Auto geparkt hatte. Diesmal hatte ich Gott vergessen. Diese Erkenntnis erfüllte mich mit Reue, denn so gesund und menschlich das Vergessen auch sein mag, es sind die Momente, in denen wir uns an das Wichtigste erinnern, die lebensverändernd sind. Deshalb setzen wir Denkmäler, feiern Jahrestage, Feiertage, Todestage und Geburtstage. Wir erinnern uns an das Schlechte, das war, um es in der Zukunft zu vermeiden, und feiern das Gute, das Leben, Personen, um sie zu ehren, zu schätzen und daran festzuhalten. Erinnern hat die Kraft, unser Leben zu verändern, doch wir müssen uns daran erinnern, uns zu erinnern.

Wenn ich heute vergesse, was früher nicht selbstverständlich war, macht mich das oft undankbarer, ungeduldiger, unnahbarer. Doch die Entscheidungen und Momente, die ich am meisten bereue, sind die, in denen ich Gott vergessen habe. Denn wenn ich vergesse, wer Gott ist, vergesse ich, wer ich bin. Ich lebe in solchen Momenten nur für das Vergängliche statt für die Ewigkeit. Und das ist ein weiterer Grund, warum wir Leid glorifizieren.

Leid selbst erinnert uns daran, wie vergänglich das Leben ist und wer das Leben erhält und hält. Wenn wir Gott im Leid Raum geben, wird unser Herz offener, weicher, empfänglicher und sensibler für seine Gegenwart. Wir erleben seine Nähe und treffen unsere Entscheidungen nicht allein, weil Leid uns daran erinnert, wie abhängig wir von Gott sind und dass er viel größer als alles auf dieser Welt ist. Leid hat die Chance, das Leben in Perspektive zu setzen, indem wir das Leben aus Gottes Perspektive wahrnehmen. Leid erinnert uns an Jesus, der das Leid nicht nur kennt und mitleidet, sondern ohne den kein Leben existiert. Wenn Jesus das Leben ist und wir ihn vergessen, werden wir nicht in Fülle leben, weil wir ohne ihn vergessen, in Fülle zu leben. Deswegen heißt es in der Bibel immer wieder: »Vergesst nicht«, »Denkt an das Wort«, »Erinnert euch«, denn im normalen Leben ist es so leicht, Gott und sein Wort zu vergessen.

Während Leid uns auf das Wesentliche fokussiert, fehlt uns im »normalen« Leben oft der Fokus, weil die Ablenkung durch den

»Reichtum an Möglichkeiten« zunimmt. Wenn ich mich kaum bewegen kann, frage ich mich nicht, wann ich heute am besten Sport machen könnte. Diese Frage stelle ich mir nur, wenn ich körperlich gesund bin. Ich glaube, dass es uns deswegen im »normalen« Leben oft so schwerfällt, Gottes Willen zu tun, geschweige denn, ihn zu kennen. Wir vergessen Gott oder haben ihn nicht im Fokus. Doch wir werden nur in Fülle leben, wenn wir Jesus alles, die ganzen hundert Prozent unseres Lebens, geben. Und je mehr ich habe, desto mehr habe ich zu geben. Je mehr Talente Gott mir anvertraut, desto mehr Verantwortung habe ich, diese zu verwalten. Wir wünschen uns so oft mehr – mehr Geld, mehr Begabungen, mehr Möglichkeiten. Doch sollten wir nicht viel lieber das, was Gott uns gegeben hat, gut verwalten, sodass es Frucht hervorbringen kann (vgl. Matthäus 25,14-30)?

In dem Gleichnis im Matthäusevangelium wird dem Diener das ihm anvertraute Talent, das er nur vergraben hat, am Ende weggenommen. Diese Gleichnisse wirken oft hart, als ob Gott nicht großzügig oder gnädig wäre. Aber ich glaube, dass sie viel mehr offenbaren, dass Gott kein Gott der Überforderung ist. Gleichnisse wie dieses erinnern mich an die himmlische Realität von Gottes Reich und wer er ist. Gott ist großzügig und gnädig. Es ist reine Gnade, dass er uns seine Kinder nennt. Denn er hat uns nicht nur erspart, was wir verdient hätten. Wir haben bekommen, was wir nie hätten verdienen können: das ewige Leben, eine neue Identität. Aber Gnade ist nicht nur unverdiente Gunst, es ist Gottes wirksame Kraft des Heiligen Geistes in uns. Wir sind seine Kinder und dadurch Gottes Erben, die in himmlische Regionen versetzt sind und Zugang zu Gott selbst und allem haben, was er besitzt. Aber warum tun wir uns manchmal so schwer damit, Geld in die Kollekte zu geben, wenn Gott uns doch unsere Finanzen gegeben hat? Warum tun wir uns manchmal so schwer damit, Zeit mit Menschen zu verbringen, die uns »nichts bringen«, wo Gott uns doch unsere Lebenszeit gegeben hat? Warum tun wir uns manchmal so schwer damit, unsere Gaben für Gott einzusetzen, wenn Gott sie uns doch gegeben hat?

Sollten wir nicht vielmehr Gott als den Geber ehren, indem wir alles, was uns gegeben wurde, für ihn einsetzen? Er selbst hat uns bereits alles, was er hatte, gegeben: seinen Sohn, damit wir leben. Seinen Heiligen Geist, damit wir in seiner Kraft – nicht unserer eigenen – leben. Sein Wort, das ewiges Leben schenkt (vgl. Johannes 6,68) und uns sein Herz und seine Stimme erkennen lässt.

Und doch vergessen wir manchmal, dieses eine Leben, unsere anvertrauten Talente, Gaben und Ressourcen, für Gottes Reich einzusetzen. Wie oft bin ich durch das Irdische vom Himmlischen, durch egoistischen Ehrgeiz von göttlicher Bestimmung, durch das Temporäre von der Ewigkeit, durch mich selbst von Jesus abgelenkt? Und das Schlimmste ist: Ich merke es in diesen Momenten gar nicht. Das macht Ablenkung so zerstörerisch. Das Gute tritt an die Stelle des Wichtigsten, sodass wir das Beste, was Gott für uns hat, verpassen.

Wir müssen uns daran erinnern, uns zu erinnern. Das wusste Gott, bevor wir es wussten. Deshalb gab er uns sein Wort, das Generation für Generation die Menschen daran erinnert, wer er war, ist und für immer sein wird. Wenn wir inmitten der Realität vergessen, was die Wahrheit ist, weil es menschlich ist, hilft uns der Heilige Geist, uns zu erinnern. Er erinnert uns an die Wahrheit, indem er uns offenbart, wer Jesus ist. Jesus, der nicht meiner oder deiner Wahrheit entspricht, sondern der *»[…] der Weg, die Wahrheit und das Leben«* (Johannes 14,6) ist. Wenn wir Jesus unser ganzes Leben hingeben, werden wir mit Leben überfließen, denn Jesus ist das Leben.

Die Geschichte von der Rebe und dem Weinstock in Johannes 15 erinnert mich daran, dass es in Gott keine Trennung gibt.

Gott ist der perfekte Weingärtner, der sich nach Intimität mit seinen Kindern sehnt. So sehr, dass er uns nahekommt. Wir können diese Intimität mit Gott nicht produzieren oder kreieren, wir dürfen darauf reagieren. Und je nachdem, wie wir darauf reagieren, werden wir in der Intimität mit Gott leben oder nicht – im Leid und im normalen Leben.

Wenn wir in Jesus bleiben und er in uns, werden wir als Rebe mit dem Weinstock verbunden sein und gute Frucht hervorbringen. Wir können nicht anders, als mit Leben zu überfließen, wenn wir mit der Fülle des Lebens verbunden sind. Denn dort, wo Gottes Gegenwart ist, sind die Früchte des Heiligen Geistes gegenwärtig. Dort, wo Gottes Gegenwart ist, sind Wunder, radikale Liebe, Buße, Veränderung, Heilung und Freiheit natürliche Konsequenzen. Dort, wo Gottes Gegenwart ist, können wir das Übernatürliche im Natürlichen entdecken. Und doch kenne ich diese Momente im Alltag, in denen ich von Gottes Gegenwart durch meine eigene Gegenwart geblendet bin, weil ich vergessen habe, mich zu erinnern.

First things first!

Ich muss noch X antworten, für meine Jugendgruppe beten, Sport machen und den ersten von weiteren Zoom-Calls nicht vergessen. Ich war erst fünf Minuten wach, und das waren meine Gedanken. Müde ging ich in die Küche und machte erst mal Kaffee. Doch plötzlich fiel mir ein: Heute war mein Schreibtag. Ich hatte es komplett vergessen, aber ich wusste: Das Buch hat Priorität!

Also überlegte ich sofort, was ich verschieben könnte. Dabei fiel mein Blick auf den Kalender mit dem heutigen Bibelvers. Doch bevor ich den Vers überhaupt lesen konnte, starrte mich das heutige

Datum an: 1. August 2022. *Was? Es ist August? Es war doch gerade erst März …* Ich war komplett schockiert. Es war bereits Sommer und mir fiel auf, dass ich noch gar keine Schuhe für die Hochzeiten im September hatte. Wo finde ich High Heels in Größe 35? Instinktiv nahm ich mein Handy in die Hand und googelte: Sandaletten Größe 35, während ich Hafermilch in den Milchschäumer kippte. Als ich auf mein Handy blickte, musste ich kurz lachen. Google schlug mir lauter Kinderschuhe vor. Okay, vielleicht hätte ich »High Heels« mit eingeben sollen. Sekunden später kam ein neuer Google-Vorschlag. *Schon besser,* dachte ich, nahm meinen Kaffee und ging zurück in mein Zimmer.

Dort angekommen, blickte ich kurz auf, denn ich erinnerte mich: Stille Zeit zuerst. Die Schuhe und alles andere mussten warten. Ich wollte gerade auf den Fokus-Button meines Smartphones drücken, der alle Nachrichten bis auf Notfallkontakte ausblendete, als gerade die Nachricht einer Freundin aufpoppte. Ich atmete kurz durch und fragte mich, was ich tun sollte. Normalerweise hatte ich keine Probleme damit, später zu antworten. Doch es schien dringend, also hörte ich kurz ihre Sprachnachricht an. Als ich das nächste Mal auf die Uhr blickte, waren weitere zehn Minuten vergangen. *Heute beginnt meine Stille Zeit wohl dreißig Minuten später,* dachte ich niedergeschlagen und war enttäuscht darüber, dass der Tag schon so startete.

Ich legte mein Handy schnell weg, schloss meine Augen und atmete tief ein und aus. »Gott, ich weiß nicht, wie ich das alles schaffen soll«, betete ich. Doch bevor ich es richtig begriff, waren meine Gedanken schon zu den nächsten Wochen gerast. *Was könnte ich verschieben? Nächste Woche sind wir im Urlaub und ich habe meiner Family und mir eine Auszeit versprochen. Das ging also nicht. Vielleicht in drei Wochen?* Doch bevor sich zehn weitere Gedanken an diesen anhängten, hörte ich eine leise Stimme, die mich erinnerte: »Fokus, Rebekkah!« Ich machte die Augen auf, sah auf die Uhr und merkte, dass weitere zehn Minuten meiner Stillen Zeit vergangen waren, in der ich nach außen hin still, aber innerlich alles andere als still gewesen war. »Heiliger Geist, bitte hilf mir!«, sagte ich, schloss meine Augen erneut und erinnerte mich an einen Vers aus den Psalmen: *»Seid still und erkennt, dass ich Gott bin«* (Psalm 46,10; SCHL).

Als ich Anfang 2022 den starken Eindruck hatte, dass es gut wäre, meine Stille Zeit mit Stille zu beginnen, wusste ich noch nicht, worauf Gott hinauswollte. Doch nach den ersten Malen wurde mir klar, dass meine Gedanken selten still waren. So oft saß ich da und wollte ihm zuhören, aber dafür mussten meine Gedanken erst mal Ruhe geben. *Das ist doch nicht normal?*, dachte ich oft, schockiert von der Anzahl und Schnelligkeit meiner Gedanken. Und es war nicht normal.

Nachdem ich meine Routine angepasst hatte (zum Beispiel mein Handy erst nach der Stillen Zeit in die Hand nehmen), wurde es besser. Es brauchte Übung, doch meine Gedanken wurden leiser. Ich war nicht nur überrascht davon, wie viel Gott mir zu sagen hatte, sondern lernte auch, was es heißt, wenn sein Frieden unseren menschlichen Verstand übersteigt (vgl. Philipper 4,7). Es war für mich ein absoluter Gamechanger, aber auch eine Reise. Manche Tage waren besser als andere. Doch an den Tagen, an denen ich Gott Raum gab und still wurde, war ich nicht nur entspannter und produktiver, ich war auch effizienter. Es war so, als ob Gott mich mit mehr Zeit segnete, wenn ich ihm meine Zeit gab. *Jetzt verstehe ich, warum dir Stille so wichtig ist,* dachte ich.

Sechs Monate später lernte ich allerdings, dass noch viel mehr dahintersteckte. Denn in diesen sechs Monaten hatten sich meine To-dos gehäuft – mit schönen, aber zeitintensiven Dingen. Es war so viel los, dass es mir erneut schwerfiel, Jesus zu begegnen. Ich gab ihm Raum, wurde still und richtete meine Augen auf ihn, doch meine Gedanken rasten hin und her. Eines Tages saß ich frustriert da und wollte Jesus unbedingt begegnen. Ich bat den Heiligen Geist um Hilfe, als mir plötzlich der Gedanke kam: *Wie willst du Jesus begegnen, wenn du dauernd auf dich siehst?* Plötzlich wurde mir klar, warum ich so frustriert war. Ich hatte vergessen, meinen Blick auf ihn zu richten, hatte vergessen, ihm zu begegnen. Stattdessen wartete ich darauf, dass er mir begegnete. Ich hatte komplett aus den Augen verloren, wer er ist, und Reue erfüllte mich. »Jesus, du hast recht! Es tut mir leid. Du bist nicht Teil meiner Routine, wenn überhaupt bin ich Teil deiner Pläne. Bitte vergib mir!«, betete ich.

An diesem Tag fiel mir Folgendes auf: Wenn wir vergessen, wer Jesus wirklich ist, ist er oftmals nur noch ein Teil unseres Lebens. Dabei ist er so viel mehr als nur ein Teil: Er ist das Leben. Er ist der Herr der Herren und König der Könige (vgl. Offenbarung 19,16). Er sitzt auf seinem rechtmäßigen Platz zur Rechten des Vaters im Himmel. Die Engel können gar nicht aufhören, Tag und Nacht »Heilig, heilig, heilig« zu singen (vgl. Offenbarung 4,6-8). Niemand kann sie davon abhalten oder muss sie dazu zwingen. Anbetung ist kein Event, kein Programm, keine Pflicht, Anbetung ist ein Lebensstil. Wenn wir Jesus vor uns sehen, können wir nicht anders, als für ihn zu leben und ihn mit allem, was wir sind und haben, anzubeten und seine Liebe zu erwidern. Wir können nicht anders, als vor ihm zu knien und umzukehren. Seine Heiligkeit erinnert uns daran, dass auch wir heilig sind (vgl. 1. Petrus 1,16).

Radikale Nachfolge beginnt mit einer radikalen Offenbarung darüber, wer Jesus ist. Er möchte, dass alles, was wir sind, eine Antwort auf ihn ist, dass unser Leben leicht ist, auch wenn es nicht einfach ist. Deshalb sehnt er sich nach einer intimen, persönlichen Beziehung mit uns. Nicht Jesus braucht unsere Stille Zeit, wir brauchen sie. Wir brauchen täglich frisches Brot, Gottes Wort, damit uns bewusst ist, wer Jesus ist. Und wenn uns das bewusst ist, verändert sich unser ganzes Leben, denn wir können nicht anders, als ihm unser ganzes Leben zu geben. Jesus verdient mein ganzes Herz, die höchste Priorität, den Thron meines Lebens, denn selbst wenn er mein Leben lang nichts mehr für mich tut, ist das, was er getan hat, mehr als genug. Wenn Jesus den ersten Platz in unserem Leben hat, fällt alles andere an die richtige Stelle, denn das ist die natürliche Reaktion auf Gottes Gegenwart: *»[...] jedes Knie wird sich [...] beugen und jeder Mund wird [...] bekennen«* (Römer 14,11).

The bad, the good and the best

Ich will keinen Moment ohne Jesus leben, denn die Tage, an denen ich Jesus vergesse, sind Beweis genug dafür, dass das Leben ohne ihn furchtbar anstrengend ist. Unser Leben ist nur erfüllt, wenn Jesus uns erfüllt. Es ist eine tägliche Entscheidung, ihm den ersten Platz in unserem Leben zu geben und uns Zeit für ihn zu nehmen.

Doch wenn wir Gottes Gegenwart erlebt, ihn gesehen und geschmeckt haben, wird es uns wie Mose gehen, der zu Gott sagte: *»Wenn du nicht selbst mit uns gehst, dann führe uns nicht von hier weg«* (2. Mose 33,15). Er wusste: Das, wer Gott ist, ja seine Gegenwart, ist das kostbarste Geschenk und dieser Gegenwart begegnen wir hier auf Erden in der Person des Heiligen Geistes, der alles in uns verändert. Nicht weil die Realität plötzlich eine andere wäre, sondern weil die Wahrheit in unserem Herzen Platz erhält und wir plötzlich erkennen, wer Jesus ist: das Leben selbst. Das Unmögliche wird möglich, menschliche Weisheit plötzlich töricht und Hingabe das schönste Geschenk, weil uns bewusst wird, wie sehr Jesus uns liebt. Wenn wir erkennen, wie viel einfacher das Leben mit ihm ist, ist seine Gegenwart keine Option mehr, sondern eine Notwendigkeit. Doch der Feind wird versuchen, uns davon abzulenken. Er wird das nehmen, was er kriegen kann, um uns unseren Fokus zu stehlen. Denn solange wir Jesus vergessen, können wir nicht in Fülle leben.

Als ich das letzte Mal durch die Stadt schlenderte, ließ mich folgender Satz nicht los: We are saturated, not satisfied. – Wir sind satt, aber nicht gesättigt. Ich sah den Wohlstand unserer Welt und mir wurde bewusst, warum wir Jesus manchmal so schnell vergessen. Die meisten Tische sind so reich gedeckt, dass die wenigsten von uns richtigen Hunger kennen. Wir leben in einer Welt, wo Verse wie *»Macht das Reich Gottes zu eurem wichtigsten Anliegen, lebt in Gottes Gerechtigkeit, und er wird euch all das geben, was ihr braucht«* (Matthäus 6,33) oftmals nicht ernst genommen werden, weil wir glauben, dass wir ja bereits alles haben, was wir brauchen.

**Gott will uns mit dem Besten versorgen,
doch solange wir das Gute essen,
werden wir das Beste nicht schmecken.**

Dabei haben wir uns mit dem Guten zufriedengegeben, statt mit dem Besten erfüllt zu werden. Der Feind muss unseren Fokus nicht durch das Schlechte im Leben stehlen, weil wir ja schon vom Guten abgelenkt sind. Solange Karriere, Selbstverwirklichung, Fitness, Beziehungen, Ansehen, Social Media oder Besitz Gottes Platz einnehmen, werden wir Gottes Herrlichkeit nicht erleben können. Wir werden immer nach mehr von dem hungern, womit wir unser Leben füllen.

Gott will uns mit dem Besten versorgen, doch solange wir das Gute essen, werden wir das Beste nicht schmecken. Das macht das Gute so gefährlich. Wir rennen, ja, aber am Ziel vorbei. Wir sind busy, aber haben am Ende nichts erreicht. Wir sind reich, aber nur in diesem Reich. Wir hatten Appetit, aber für Hunger nach Gottes Herrlichkeit hat es nicht gereicht.

Ich weiß nicht, wie es dir bei diesen Worten geht, aber ich merke, wie sehr ich mir wünsche, in Fülle zu leben, statt nur das gute Leben auf Erden zu leben. Denn egal, wie gut oder schlecht unsere Realität auch sein mag, die Wahrheit ist: Sowohl Leid als auch der »normale« Alltag sind im Vergleich zur Ewigkeit nur Momente. Momente, die uns näher an sein Herz bringen oder aber von Gott ablenken können. Momente, die voller radikaler Offenbarung oder aber voller Anstrengung sein können. Momente, die uns sättigen oder einen Hunger nach mehr in uns wecken.

Dort, wo Jesus ist, sehnen sich Menschen nach mehr, weil Gottes Reich so viel größer und besser ist. Das ist der Grund, warum eine Begegnung mit Jesus das Leben von Menschen auf den Kopf gestellt hat und immer noch stellt. Es ist Zeit, dass wir uns erinnern – nicht nur an Weihnachten oder Ostern. Denn die Erinnerung daran, wer Jesus ist, verändert unser Leben zum Besten!

RIP – Ruhe in Frieden, bevor du stirbst

Ich war spät dran für die S-Bahn. Wenn ich noch pünktlich in der Uni ankommen wollte, musste ich mich beeilen. Also hielt ich meine Tasche fest und rannte, was das Zeug hielt. Andere wären vielleicht gestresst gewesen, doch während ich so dahinrannte und der Wind durch meine Haare wehte, musste ich vor Freude lachen. Kindheitserinnerungen kamen wie ein Flashback zurück. Erinnerungen von Feldern im Sommer, auf denen meine Schwester und ich als »zwei Pferde« herumgetollt waren. Erinnerungen aus dem Kindergarten, wo ich mit den Mädchen und Jungen Fangen gespielt hatte. Und dieser Gesichtsausdruck der Jungen, wenn ich sie mal wieder überholt hatte. Ich liebte es bereits als Kind, immer weiter, höher und schneller zu rennen. Und in diesem Moment, als ich zur S-Bahn rannte, erinnerte ich mich an das Gefühl von Freiheit.

Meine Augen füllten sich mit Freudentränen, denn ich rannte heute zum ersten Mal seit Jahren wieder. Außer Atem, verschwitzt, aber überglücklich stieg ich in die S-Bahn ein und dachte: *Wie konnte ich dieses Gefühl vergessen?* Doch es war, als ob Gott mir sagen wollte: »Ich habe es nicht vergessen.«

Treasures of my childhood

Es muss diesen Punkt in meinem Leben gegeben haben, an dem ich aufgehört habe, zu rennen. Hier, in der S-Bahn, versuchte ich mich an diesen Moment zu erinnern, aber ich konnte mich einfach nicht mehr an das letzte Mal erinnern, als ich gerannt war. Nur daran, dass mit Morbus Crohn selbst das Stehen und Gehen eine Qual gewesen waren.

Während ich in der S-Bahn stand, fiel mein Blick auf einen leeren Platz. Früher hätte ich mich dort so schnell wie möglich hingesetzt. Der ewige Toilettendrang hatte mir das Stehen zur Qual gemacht. Ohne Sitzplatz musste ich meine Pobacken mühevoll zusammenkneifen und hoffen und beten, dass bald ein Platz frei würde. Dieser Gedanke machte mich traurig. Damals weinte ich keine Freudentränen, sondern versuchte, meine Tränen zurückzuhalten: Tränen des Schmerzes und der Angst. Immer befürchtete ich, dass andere meine körperlichen Kämpfe bemerken könnten, und fragte mich ständig, was die anderen wohl gerade dachten. Was für ein Überleben. Kaum vorstellbar, doch damals war mein einziger Sport das »Zur-Toilette-Rennen«. Die Krankheit machte es mir unmöglich, schnell zu laufen.

An diesem Tag in der S-Bahn begriff ich: Als ich aufgehört hatte, zu rennen, war mir ein weiterer Teil meiner Kindheit genommen worden. Doch heute erinnerte ich mich wieder daran und war erfüllt von diesen schönen Kindheitserinnerungen.

Es fühlte sich an, als hätte Gott für mich Schätze meiner Kindheit aufbewahrt, die ich irgendwann verloren hatte: all die Dinge, an denen ich damals Freude gehabt hatte und von denen ich nicht mal gewusst habe, dass ich sie verloren hatte. Erneut wurde mir bewusst, was hinter mir lag und dass es Schönes gab, das ich neu entdecken durfte. Dieser Flashback schien wie ein Startschuss in die Zukunft zu sein. Er ermutigte mich, weiterzurennen. Diesmal wortwörtlich.

Nachsitzen

»Rebekkah, wir würden gerne das letzte Stück deines Darms operativ entfernen.«

Als meine Ärztin in der Erwachsenenklinik mir das sagte, dachte ich, ich höre nicht richtig. Ich war gerade im dritten Semester meines Psychologiestudiums und das vierte Semester war bekanntlich das Schwerste. Mir ging es gut, ich hatte keine Beschwerden, musste weiterhin keine Medikamente nehmen und kam mit dem Stoma ganz gut zurecht. Wozu das Ganze? Ich sah die Ärztin skeptisch an und fragte: »Warum jetzt? Könnte man nicht abwarten, ob sich das entzündete Gewebe beruhigt? Immerhin habe ich keine Beschwerden.«

Doch meine Ärztin erklärte mir, dass die letzte Darmspiegelung immer noch zeige, dass das Gewebe deutlich entzündet und vernarbt sei. »Wenn vernarbtes und entzündetes Gewebe zu lange im Körper ist, erhöht sich das Krebsrisiko deutlich.«

Okay, Krebs wollte ich nicht, aber überzeugt war ich auch nicht. »Ab wann steigt denn das Risiko?«, fragte ich.

»Viele Studien sprechen von einem deutlich erhöhten Risiko ab zehn Jahren …« Sie machte eine Pause, denn sie begriff, dass ich ihre Sorgen verstanden hatte.

Es war bereits fünfzehn Jahre her, dass ich mit Morbus Crohn diagnostiziert worden war. Die zehn Jahre waren damit längst überschritten. Das Endstück des Dickdarms hatte von Anfang an Probleme gemacht und bei der letzten Operation in der Kinderklinik hatte es leider nicht mit dem Rest des Dickdarms entfernt werden können.

»Ich verstehe«, antwortete ich nachdenklich.

Die letzten Male vor einer Operation ging es mir körperlich oft so schlecht, dass eine Operation nachvollziehbar gewesen war.

Doch obwohl es mir heute körperlich gut ging, ergab auch diese Operation für mich Sinn. Meine Ärztin erklärte mir noch weitere Details, doch bevor ich mein Okay gab, wollte ich noch zu Hause mit meinen Eltern darüber reden und beten. Ich verabschiedete mich und dachte nur: *Das hier ist die erste und hoffentlich letzte Operation in der Erwachsenenklinik*, denn ich hatte kein gutes Gefühl. Aber ich wusste auch, dass ich nicht ewig Zeit hatte, um eine Entscheidung zu treffen.

»Wenn sich Krebszellen entwickeln, werden wir es nicht rechtzeitig merken, bevor sich der Krebs ausbreitet«, hatte meine Ärztin erklärt, »denn wir kommen bei einer Endoskopie leider nicht an das tiefer gelegene Gewebe, um es rechtzeitig zu untersuchen.«

In anderen Worten: Das Krebsrisiko war zu hoch, um abzuwarten, ob sich das Gewebe jemals regenerieren würde. Falls ich erkranken würde, würden wir bei zu langem Warten den Krebs zu spät bemerken. Na toll.

Als ich meinen Eltern und meiner Schwester daheim von dem Gespräch mit meiner Ärztin erzählte, wurde schnell klar: Niemand von uns hatte mit einer weiteren Operation gerechnet. Wir dachten, die letzte Operation wäre wirklich die letzte gewesen. Doch wir wussten auch, dass diese notwendig sein würde, um mit allem endgültig abzuschließen.

Nachdem wir zusammen gebetet hatten, waren wir uns einig: Lieber jetzt als später. Ich gab meiner Ärztin Bescheid und hatte nur eine Bitte: dass die Operation stattfinden sollte, bevor das vierte Semester losging. Denn ich wollte normal weiterrennen.

»Kein Problem«, meinte sie, und wenige Wochen später trafen wir die Chirurgin in der Erwachsenenklinik.

Die Operation war für den 5. September 2019 geplant. *Wann sonst?*, dachte ich, schließlich waren die letzten Operationen auch immer im Sommer gewesen. Doch diesmal konnten wir als Familie immerhin noch vorher in den Urlaub fahren.

Bevor es jedoch in den Urlaub ging, saßen meine Mum und ich für Voruntersuchungen im Wartezimmer. Es fühlte sich wie Nachsitzen an: Das letzte Stück des Dickdarms konnte vor zwei Jahren nicht entfernt werden, also musste es jetzt nachgeholt werden. Ich versuchte, mich auf die nächste Operation, so gut es ging, vorzubereiten, denn ich wusste aus Erfahrung, dass jeder Eingriff nicht nur körperlich, sondern auch geistlich und psychisch anstrengend war. Und dieser würde nicht anders werden.

»Das gibt's doch nicht!« gibt's nicht

Am 3. September 2019 war ich zur Aufnahme das erste Mal auf der Station. Als wir den Flur betraten, ging meine Mum zum Schwesternstützpunkt und gab meine Koffer ab. Doch ich stand wie angewurzelt da. Der Krankenhausgeruch brachte all die schlechten Erinnerungen zurück. Gefühle wie Angst, Hilflosigkeit und Bedürftigkeit kamen in mir hoch und ich konnte sie nicht abschütteln.

Ich setzte mich hin, wollte aber am liebsten wegrennen. Ich wünschte mir nichts sehnlicher, als in meinem gewohnten Umfeld »weiterzurennen«. Stattdessen musste ich erneut Platz nehmen.

Als meine Mum zurückkam, sah sie mich an und nahm meine Hand. Tränen der Angst flossen über meinen Wangen, doch sie erinnerte mich: »Das hier ist nicht deine Zukunft, sondern die Vergangenheit.«

Sie hatte recht. Vielleicht holte mich die Vergangenheit gerade ein, aber sie nahm mich nicht mehr ein. Ich war nicht ausgeliefert, sondern vorbereitet. Jesus war an meiner Seite, er hatte längst gesiegt. Ich kämpfte hier nicht um den Sieg, sondern vom Sieg ausgehend. An diese Wahrheit durfte ich mein Herz erinnern.

Eine gute Sache hatte die Vergangenheit immerhin. Da ich sozusagen ein »alter Hase im Krankenhaus-Business« war, konnte ich die Ärzte davon überzeugen, dass ich am 5. September pünktlich vor meiner Operation im Krankenhaus sein würde, sodass ich die letzten Nächte davor daheim schlafen konnte.

Am Tag des Eingriffs waren meine Mum und ich wie versprochen in der Klinik, noch bevor der Klinikalltag richtig losging. Die Operation verlief gut, sodass ich abends auf der Station und nicht auf der Intensivstation wach wurde. Das Erste, was ich sah, war meine Familie. Wie jedes Mal hatten sie während der Operation auf mich gewartet, für mich gebetet und waren jetzt erleichtert, mich wach und munter zu sehen. Denn der Eingriff war lang, intensiv und herausfordernd gewesen. Es gab Komplikationen, doch meine Chirurgin hatte alles so entfernt und vernäht, dass diese Operation wirklich die letzte sein sollte.

Im Gegensatz zur Kinderklinik sah der Ablauf in der Erwachsenenklinik vor, dass man nach der Operation wieder schnell auf die Beine kam. Die Chirurgin hatte die alte Narbe auf meinen Bauch quer aufgeschnitten und dementsprechend hatte ich große Schmerzen am nächsten Tag. Doch laut den Stationsärzten war es am besten, wenn ich meinen Kreislauf in Schwung bringen und so schnell wie möglich wieder mobil werden würde. Gesagt, getan, schließlich wollte ich ja auch so schnell wie möglich »weiterrennen«. Also nahm ich ihren Rat ernst und lief mit meiner Mum, so gut es ging, den Flur rauf und runter.

Drei Tage später wurde mein Bauch hart und schwoll an. Ich hatte starke Schmerzen, während sie diskutierten, ob sie mich punktieren oder noch mal operieren sollten. Ich war für die Operation, denn ich hatte die Vermutung, dass sich viel Wundflüssigkeit im Bauchraum angestaut hatte, die man mit einer Pumpe absaugen müsste. Das kannte ich bereits vom letzten Eingriff in der Kinderklinik. »Punktieren würde nicht alles absaugen«, sagte ich. Doch sie punktierten und es brachte nichts. Erst am nächsten Tag, als ich den Chefchirurgen noch mal auf meine Schmerzen ansprach, wurde ich operiert. Die Pumpe wurde gelegt und tatsächlich entdeckten sie sehr viel Wundflüssigkeit in meinem Bauchraum.

»Es kam zu einer Wundheilungsstörung«, erklärte mir der Chefchirurg. Ich wusste, wovon er sprach, auch wenn die letzte Wundheilungsstörung anders ausgesehen hatte. Wundheilungsstörungen kommen bei größeren Operationen leider nicht so selten vor, denn es gibt oft viel Wundsekret, das abfließen muss. Genau dafür werden Dränagen nach einer Operation gelegt. Sie werden so platziert, dass all das Sekret hoffentlich abfließen kann. Hoffentlich – denn manchmal sammelt sich Wundsekret an einer anderen Stelle, wo die Dränagen nicht hinkommen. Oder es sammelt sich an einer Stelle, weil die Dränagen sich im Nachhinein im Bauchraum bewegt haben, auch wenn sie an der Bauchdecke festgenäht werden. Wenn sie nicht richtig liegen, staut sich das Sekret im Körper, und es kommt zu Wundheilungsstörungen. Der Vorteil der Pumpe ist, dass sie mithilfe eines Schwamms fest im Körper liegt und alles (wie der Name sagt) abpumpt. Der Nachteil ist, dass man den Schwamm immer operativ legen und entfernen muss, während man Dränagen ohne Narkose ziehen kann.

Wenn die Pumpe Flüssigkeit fördert, liegt der Schwamm richtig. Doch als sie das bei mir nicht tat, wusste ich: Etwas stimmt hier nicht! Allerdings waren die Ärzte erneut anderer Meinung: »Das ist prima, wenn da nichts mehr rauskommt. Dann ist bestimmt schon alles abgeheilt.«

Der Gedanke wäre nach mehreren Tagen nachvollziehbar und logisch gewesen, aber nicht am Tag nach der Operation. Langsam war ich genervt. Es gab bisher nicht einen Eingriff ohne Komplikationen. Ich war so frustriert wie ein Kleinkind, das gerade laufen lernt und immer wieder hinfällt. Nur dass ich das Gefühl hatte, dass man mir noch extra Steine in den Weg legte, weil ich einfach nicht ernst genommen wurde. Obwohl aus einer Stelle meiner Narbe Sekret floss, wurde ich nach zehn Tagen entlassen.

Ich äußerte meine Bedenken, wurde jedoch wieder abgewimmelt: »Das heilt bestimmt noch ab. Der Körper braucht seine Zeit.«

Allerdings wachte ich eine Woche später daheim mit Fieber auf und mein Hausarzt ließ mich direkt in die Notaufnahme einweisen. Gott sei Dank (wortwörtlich) traf ich diesmal einen Arzt, der mich ernst nahm. Als er meinen Bauch begutachtet hatte, sah er mich an und fragte: »Frau Staudinger, Sie haben viel hinter sich und kennen Ihren Körper bestimmt am besten. Was vermuten Sie?«

Endlich fragte mich mal jemand nach meiner Einschätzung. Also sagte ich, dass ich erneut von einer Wundheilungsstörung ausgehe, und ergänzte: »Auch wenn ich keine Lust auf eine vierte Operation habe, ist sie vermutlich notwendig.«

Er stimmte mir zu. Ich wurde noch nachts operiert und die Pumpe wurde erneut platziert. Danach kam ich auf eine andere Station mit anderen Ärzten. Trotzdem fiel es mir schwer, ihnen zu vertrauen.

Die Pumpe förderte diesmal Sekret und sollte nach wenigen Tagen entfernt werden. Doch als es so weit war, standen die Ärzte bei der Visite morgens da und sprachen über mich, als ob ich nicht da wäre. »Man braucht ja keine Vollnarkose, um die Pumpe zu entfernen«, meinte der eine, während der andere zustimmte: »Ja, bisschen Propofol müsste reichen … wiegt ja nichts.«

Ich schaute sie nur an und sagte: »Aufgrund der zahlreichen Operationen reagiert mein Körper nicht auf Propofol, egal, wie wenig ich wiege. Ich denke, eine Vollnarkose wäre besser.« Doch wieder mal schien nichts bei ihnen anzukommen.

Und so lag ich am Nachmittag im Operationssaal für kleinere Eingriffe und wurde mit Propofol operiert, aber es funktionierte nicht.

»Wieso schläft die Patientin nicht?«, fragte der Chirurg, als er hereinkam.

Ich sagte ihm das, was ich zuvor den Ärzten gesagt hatte, und meinte, dass ich sie gewarnt hätte.

Er nickte, sagte dann aber zur Anästhesistin: »Geben Sie noch was nach.« Doch es klappte nicht. Während der Chirurg auf eine benebelte Patientin wartete, war ich am Ende mit meinen Nerven. Weitere Minuten verstrichen, ohne die gewünschte Wirkung. Also sah ich schnell weg, bevor er meinen tauben Bauch aufschnitt. Ein Bild von meinen inneren Organen brauchte ich jetzt nicht auch noch. Ich kämpfte gegen die Wut und Trauer an, wollte stark sein und die Kontrolle behalten, doch eine Träne lief mir die Wangen herunter. Ich fühlte mich hilflos ausgeliefert.

Die Anästhesistin sah mich liebevoll an und flüsterte: »Schau einfach zu mir.« Doch als ich nur mit müden Augen da lag und nicht weiter reagieren konnte, kam sie näher und sagte: »Du musst ja ganz schön was durchgemacht haben. Bei der Dosis fallen normalerweise Elefanten um.« Sie versuchte, mich zum Lachen zu bringen, und auch wenn mir nicht nach Lachen zumute war, erwiderte ich ihr Lächeln. Doch dann hörte ich, wie der Chirurg nach einem weiteren Skalpell verlangte, und ich wusste, dass ich mich ablenken musste. Ich fragte, ob es okay wäre, wenn ich singen würde – immerhin haben meine Mum und ich früher vor jedem Eingriff gesungen. Die Anästhesistin, der Chirurg und seine Assistentin tauschten kurze Blicke aus und nickten. Also sang ich »Surrounded (Fight my battles)« von UPPERROOM, während sie operierten und zum Schluss meine Bauchdecke aneinanderdrückten, um sie zuzunähen – denn auch das war nach der fünften Operation innerhalb von sechsunddreißig Tagen schwierig.

Break my heart for what breaks yours

Bevor ich in die Klinik ging, wusste ich: Diese Operation würde anders werden. Und ich wollte, dass es anders werden würde. Als von einem sieben- bis zehntägigen Krankenhausaufenthalt die Rede war, glaubte ich fest daran. Schon in der Vergangenheit hatte ich nach jeder Operation geglaubt, dass es die letzte sein würde. Doch jedes Mal wurde ich wieder enttäuscht. Dieses Mal spürte ich neben der Enttäuschung allerdings noch etwas anderes: den Schmerz, den dieser Ort erfüllte.

Die Station hatte Dreierzimmer und ich lernte innerhalb weniger Tage fünf Frauen kennen, die mein Herz tief berührten. Beim ersten Aufenthalt teilte ich mein Zimmer mit zwei Frauen, die deutlich älter waren als ich, und ihre Geschichten schmerzten mich. Wenn die Ärzte reinkamen und sie aufgrund der Fragen ihre Krankheitsgeschichten erzählten, weinte ich oft nicht wegen meiner körperlichen Schmerzen, sondern aufgrund ihrer Geschichten. Was ich hörte, brach mir das Herz.

Einmal sah meine Mum mich an und reichte mir meine Kopfhörer. Doch ich konnte schwer weghören. Wie auch? Hier lagen Mütter, die jahrelang krank waren und ihre Ehemänner und Kinder oft nur einmal im Monat sahen. Frauen, die aus ganz Deutschland angereist waren, um den letzten Operationsversuch zu starten. Frauen, die unter ihrer Krankheitsgeschichte litten und unterschiedlich damit umgingen. Manche rannten und flüchteten, während andere warteten und dalagen. Egal, ob Mutter oder Oma, CEO oder Künstlerin, sie alle hatten ihre eigene Geschichte. Mit manchen hatte ich tiefe Gespräche, für andere durfte ich einfach beten. Niemand, bis auf eine Omi, war gläubig, doch alle waren offen. Ich musste mich nicht anstrengen, zusammenreißen oder mir vornehmen, von Jesus zu erzählen: Es passierte von selbst, weil ihre Herzen offen waren.

Am Abend vor dem Eingriff meiner Zimmernachbarin war ich fit genug, um mit meinem Tropf zum Besucherbereich zu gehen. Ich nahm den Aufzug und suchte einen Ort, um Gott mit Lobpreisliedern anzubeten. Mein Herz war schwer, tief bedrückt und ich musste immer wieder an die Zeilen von dem Lied »Hosanna« denken. Wie oft hatte ich gesungen: »Break my heart for what breaks yours« – Brich mein Herz für das, was deines bricht.[19] Wie wenig hatte ich damals dabei verstanden. Diese Zeilen waren gewagt, mutig und mächtig, doch der Heilige Geist gebrauchte sie, um mich an etwas zu erinnern, das mir Gott erst im Frühling offenbart hatte. Ich schrieb damals in mein Tagebuch:

> Egal, wo ich bin, ich sehe Leid. Der Schmerz scheint nicht aufzuhören. Überall sind Menschen in Not. Das Leid ist zu groß. An den meisten Tagen intensiviert es nur den Schmerz und die Himmelssehnsucht, die ich kenne. Ich laufe durch die Straßen Münchens und weiß, ich bin nah am Wasser gebaut, doch was hier passiert, ist nicht normal oder nur »emotional«; ich hab so was noch nie erlebt. Egal, ob ich einer Frau im Rollstuhl, einem Bettler, dem Problem einer Freundin oder einem schreienden Kind begegne, ich muss in letzter Zeit bitterlich weinen. Als ich heute in der S-Bahn saß und dasselbe wieder passierte, war ich am Ende mit meinem Latein: »Gott, was ist hier los?«, schrie ich innerlich. »Warum empfinde ich alles so tief? Mein Herz zerbricht für das Leid, den Schmerz

und die Nöte dieser Welt. Bitte, wenn es irgendeinen Grund dafür gibt, sag es mir.« Ich spürte die Blicke der Passanten in der Bahn. Doch wenige Minuten später kam ein Gedanke, der mein Leben für immer veränderte. Es war, als ob Gott mir sagte: »Ich gebe dir Einblick in mein Vaterherz. Denn in den Momenten, wo dein Herz zerbricht, zerbricht mein Herz noch mehr für sie und dich.« Während ich bisher glaubte, dass Schmerz meine Sicht vernebelte, war dieser Schmerz einer, der meine Sinne schärfte.

Und dieser Schmerz war es, den ich gerade wieder spürte. Ich schlurfte die weiten, dunklen Krankenhausflure entlang und fand eine kleine, leere Besucherbibliothek. Ich setzte mich hinein, steckte meine Kopfhörer rein und machte meine Augen zu. Als die Luft rein war, fing ich an »Alabaster Heart« von Kalley Heiligenthal abzuspielen und dazu zu singen. Tränen liefen über meine Wangen, als ich mit vollem Herzen den Chorus sang:

Let it rise like incense
My whole life a fragrance
Every ounce here broken at Your feet
Every breath an offering
My heart cries these lungs sing
Over You, my worthy King of Kings

Lass es aufsteigen wie Weihrauch
Mein ganzes Leben ein Wohlgeruch
Jeder Tropfen hier zu deinen Füßen ausgegossen
Jeder Atemzug ein Lobopfer
Mein Herz schreit, meine Lunge singt
Über Dich, meinen würdigen König der Könige[20]

Ich betete für meine Zimmernachnachbarn und ihre anstehenden Operationen und sagte dann: »Gott, dieser Ort braucht dich!« Als ich meine Augen öffnete, stand ein Paar vor mir. Sie lobten meinen Gesang und baten mich, nicht aufzuhören. Doch Lobpreis war etwas Intimes für mich, deshalb sang ich »The Sun is rising« von Britt Nicole. Ich schloss meine Augen und betete, dass Gott meine Stimme nutzte, um ihre Herzen zu berühren.

Als ich das nächste Mal meine Augen öffnete, sah ich an der Türschwelle eine Mutter mit ihrem Sohn im Kinderwagen. Sie schaute mich liebevoll an, während der Blick des Jungen so intensiv war, dass es schwer war, ihn nicht anzustarren. Als ich aufhörte, zu singen, gingen sie, und auch ich stand auf, verabschiedete mich von dem Paar und ging weiter.

Im Flur traf ich noch mal auf die Mutter mit ihrem Kind. Der Sohn lehnte seinen Kopf an die Schulter der Mutter und sah mich wieder ruhig an. Sie sagte, dass sie von meinem Gesang sehr berührt gewesen und ihr Sohn ruhiger als sonst geworden war. Sie dachte, dass ich einer kirchlichen Organisation angehörte, die mit Liedern den Patienten etwas Gutes tun wollte. Als sie mit dem Finger neben die Bibliothek zeigte, fiel mir auf, dass es eine Kapelle direkt daneben gab. Ich schmunzelte kurz und fragte sie dann, warum sie in der Klinik war.

Sie erzählte mir, dass ihr Sohn taub war, und mein Herz fing innerlich wieder an zu weinen. *Er ist bestimmt erst vier Jahre alt*, dachte ich und spürte plötzlich ein inneres Drängen: »Bete für ihn.« Ich wusste, dass es der Heilige Geist war, trotzdem zögerte ich. Ich war so emotional und hatte in dieser Form noch nie für Fremde gebetet. Aber hier ging es nicht um »Lieber jetzt als später«, sondern um »Jetzt oder nie«.

Also sagte ich nach wenigen Sekunden: »Ich habe so was ehrlich gesagt noch nie gemacht, aber ich glaube an Jesus und wollte Sie fragen, ob ich für Ihren Sohn beten darf.« Sie sagte Ja, und so legte ich meine Hände auf seine Ohren und betete für ihn, sein Gehör, die Eltern, Ärzte, Weisheit und Kraft – und alles, was mir gerade sonst noch einfiel. Ich konnte meine Tränen nur schwer zurückhalten, aber auch das schien nicht schlimm zu sein, denn danach bedankte sie sich aufrichtig, und wir gingen getrennte Wege.

Ich ging noch mal in die Kapelle, um zu beten. Es war niemand da, zig Kerzen brannten, und das Kreuz wurde durch eine Öffnung im Fenster angeleuchtet. Als ich nach vorne ging und das Kreuz sah, war es vorbei. Ich stützte mich aufs Geländer und fing hemmungslos an zu weinen. »Wie hältst du das aus?«, fragte ich Gott unter Tränen. »Wie gehst du mit diesem Schmerz um?« Ich konnte an nichts anderes denken: Dieses Krankenhaus ist nur eins von vielen in München, einer Stadt von vielen in Deutschland, einem Land von vielen dieser Welt. Die Not schien zu groß und das Leid unendlich. Doch ich schaute zum Kreuz und wurde erinnert: Wir kämpfen nicht um den Sieg, sondern vom Sieg ausgehend. Das war es, woran mich Gott bereits zu Beginn meines Krankenhausaufenthaltes erinnert hatte. Und womit er mich auch an diesem Abend, hier und jetzt, tröstete.

Über die nächsten Wochen hinweg durfte ich diesen Frauen begegnen – mit einem offenen Ohr, Vorlesen, Beten, Tipps für ihr Stoma oder ihre Ernährung. Auch wenn es mir nicht gut ging, durfte ich geben, was ich geben konnte, denn ich hatte das, was den meisten fehlte: Jesus und meine Familie. Viele Gespräche endeten mit »Ich wünschte, ich hätte deinen Glauben, um zu glauben«, »Danke, das ermutigt mich«, »Mir wird es gerade warm ums Herz« oder »Bitte bete für mich«.

Während zwei Frauen bei ihrer Entlassung weinten und in Kontakt bleiben wollten, bedankte sich ein Ehemann bei mir, dass ich seine Frau in der Nacht vor ihrer Operation ermutigt hatte. Am nächsten Tag kam er auf mich zu und sagte unter Tränen: »Sie hat die Operation gut überstanden. Sie hat die Chance, zu leben.«

Ich wusste genau, wie er sich fühlte, und auch mir kamen die Tränen. Es bewegte mich so sehr, dass ich mich wieder zurückzog und den Flur entlangging. Dort sah ich zum ersten Mal seit unserer Begegnung die Mutter mit ihrem Sohn wieder – diesmal mit Vater. *Sie sehen glücklicher aus als beim letzten Treffen*, dachte ich und fragte mich, wie es dem Kleinen wohl gehen mochte, wollte aber nicht stören. Doch in dem Moment sah die Mutter mich und kam auf mich zu. Ich ging ihr entgegen und sah den Jungen erstaunt an. Er war alles andere als ruhig und versuchte den Kinderwagen spielerisch hin- und herzuschieben.

Noch bevor ich Zeit hatte, über die Bedeutung seines Verhaltens nachzudenken, sagte die Mutter: »Schön, Sie wiederzusehen.«

»Ja, das finde ich auch«, erwiderte ich und fragte sie, wie es ihnen beiden denn gehe.

Sie blickte ihren Sohn kurz liebevoll an und strahlte mich danach an: »Die Operation hat funktioniert«, meinte sie. »Seit dem Gebet geht es ihm besser. Er kann hören.«

Tränen traten in meine Augen. »Das ist der Hammer!«, platzte es aus mir heraus. Ich war so unglaublich glücklich.

»Ja!«, erwiderte sie und bedankte sich mehrmals bei mir für das Gebet. »In zwei Tagen dürfen wir nach Hause gehen«, erzählte sie weiter, während ich es immer noch kaum fassen konnte.

Ich sah wieder zum Sohn, der sich langsam mit dem Kinderwagen weiterbewegte. Es war, wie wenn seine Gesundheit auch ihn ermutigte, loszurennen. Und bevor die Mutter hinter ihm herlaufen musste, wünschte ich ihnen noch alles Gute.

Ich sah der kleinen Familie noch eine Weile nach und dachte nur: *Danke, Jesus!* Noch nie war ich so dankbar für das Drängen des Heiligen Geistes gewesen. Erneut wurde mir bewusst: Wir kämpfen nicht nur vom Sieg ausgehend, sondern mit einer geistlichen Autorität als Söhne und Töchter Gottes. Wir kämpfen nicht aus eigener Kraft, sondern in seiner Kraft, mit dem Heiligen Geist. Nach seiner Auferstehung sagte Jesus zu seinen Jüngern:

> »Und diese Zeichen werden die begleiten, die glauben: Sie werden in meinem Namen Dämonen austreiben und sie werden neue Sprachen sprechen. Sie werden Schlangen anfassen oder etwas Tödliches trinken können, und es wird ihnen nicht schaden. Sie werden Kranken die Hände auflegen und sie heilen.«
> *Markus 16,17-18*

Opposites attract

Als ich endlich entlassen wurde, wollte ich am liebsten sofort »weiterrennen«. Ich hatte die erste Uniwoche bereits verpasst und es würde noch weitere Wochen brauchen, bis ich wieder fit genug sein würde. Im Nachhinein stellte sich nämlich heraus, dass ich daheim unter Symptomen einer PTBS litt, einer Posttraumatischen Belastungsstörung, wie sie oft Soldaten oder andere Traumapatienten kennen. Die Erfahrungen in der Klinik hatten mich nach all den Jahren mehr mitgenommen als gedacht. Ich schlief viel, stand oft neben mir, wollte alles hinter mir lassen, doch Albträume und die Wut auf all die medizinischen Fachleute und Menschen, die mich nicht ernst genommen hatten, ließen mich nicht los. Ich brauchte Zeit, um wieder ich selbst zu werden und zu heilen.

Sosehr ich auch das Gefühl hasste, wieder »nachzusitzen« oder »hinten dran« zu sein, hatte ich diesmal doch Frieden dabei. Denn als ich zum zweiten Mal im Krankenhaus lag und mir über den

Semesterstart Sorgen machte, hatte ich plötzlich den Eindruck, als ob Gott mir sagte: »Rebekkah, ich möchte, dass du ruhst.« Der Gedanke war so willkürlich und plötzlich, aber auch so klar, dass ich sofort dachte: *Du willst mich wohl veräppeln? Gott, du weißt schon, dass ich zur Bettruhe (!) gezwungen bin. Was soll ich denn sonst tun, außer zu ruhen?* Doch mit jeder weiteren Minute, die verstrich, wurde mir bewusst: Ich ruhte nicht, ich erduldete. Ich war innerlich getrieben und hatte keinen Frieden. Selbst im Krankenhaus versuchte ich, die Zeit sinnvoll zu verbringen, und schaute erst am späten Nachmittag Filme.

Im Laufe des Tages sprach Gott noch deutlicher zu mir, denn er meinte nicht nur diesen Krankenhausaufenthalt, sondern mein ganzes Leben. Wenig später sah ich auf Instagram, dass ein Promi verstorben war und alle »RIP – Ruhe in Frieden« geschrieben hatten. In diesem Moment war es so, als ob Gott zu mir sagte: »Ich möchte, dass du in Frieden ruhst, bevor du stirbst. Denn in Frieden ruhen ist etwas, das nicht den Toten, sondern den Lebenden gilt.«

In Frieden ruhen ist etwas, das nicht den Toten, sondern den Lebenden gilt.

Es schien paradox. Daheim musste ich immer wieder darüber nachdenken, was Gott mir gezeigt hatte. Plötzlich sah ich den Zusammenhang zwischen Ruhen und Rennen und die göttliche Ordnung dazwischen. Ich erinnerte mich an das Prinzip des Sabbats, als Gott am siebten Tag von seiner Arbeit ruhte. Ruhen schien mir wie eine Belohnung nach harter Arbeit. Doch während ich die Stelle im 1. Mose las, offenbarte mir Gott, dass Ruhen nicht das Letzte, sondern das Erste war, was er tat, denn Gottes Königreich ist umgekehrt. Gott ruhte nicht, weil er nach der Arbeit erschöpft war, sondern um uns daran zu erinnern, dass Ruhen vor der Arbeit notwendig ist.

Wir sagen oftmals: In der Ruhe liegt die Kraft. Doch es liegt so viel mehr Kraft im Ruhen, wenn wir in Gott und seinen Werken ruhen. Gott sehnt sich danach, dass Ruhen unsere erste Priorität im Leben ist, damit wir nicht aus eigener Kraft rennen und dann womöglich ausbrennen, sondern in seiner Kraft ruhen, rennen und für ihn brennen. Wir sollen *on fire* sein und nicht unter Burn-out oder Erschöpfung leiden. Unsere erste Berufung ist das Sein, dann das Tun. Und das durfte ich daheim erleben.

Als ich eines Abends dalag und Löcher in die Luft starrte, sehnte ich mich so sehr nach Gottes Reden, war aber zu erschöpft, um Bibel zu lesen. Verzweifelt kamen mir die Tränen, während ich leise flehte: »Gott, ich brauche dich.« Nach wenigen Minuten hatte ich den Eindruck, Jesaja 40,11 zu lesen. Also nahm ich mein Handy in die Hand, suchte die Stelle in der YouVersion Bible App und las: *»Er wird seine Herde weiden wie ein Hirte: Die Lämmer wird er im Arm tragen und sie auf seinem Schoß halten, die Mutterschafe wird er freundlich leiten.«* Aus dem Englischen übersetzt heißt es dort: *»Gott nimmt die Lämmer in seinen Arm und trägt sie nah an seinem Herzen«* (NIV).[21] Während ich das las, kamen mir erneut die Tränen, denn Jesus hatte meinen Herzensschrei gehört und es war, als ob er mir sagte: »Rebekkah, ich trage dich nah an meinem Herzen.« Hier, in Gottes Gegenwart, durfte ich einfach sein. Auch wenn sich nach außen hin nichts verändert hatte, veränderte Gottes Gegenwart alles für mich: Ich konnte ruhen, denn ich hatte Frieden.

Wenn wir in Gottes Gegenwart nicht ruhen, können wir keinen wahren Frieden finden, denn Sabbatruhe ist nicht die Abwesenheit von Arbeit, sondern die Gegenwart von Frieden. Frieden, der nicht die Abwesenheit von Krieg beschreibt, sondern ein tiefes Wohlergehen meint. In einer Zeit, in der ich weit weg von Wohlergehen war, durfte ich diesen Frieden erleben. Gott brachte mir bei, was es heißt, in ihm zu ruhen, seinen Frieden, *Shalom*, ein tiefes

Wohlergehen, zu erleben. Ich konnte nichts tun, doch Gott wollte mir Ruhe und Frieden schenken. Eine Ruhe, die nicht auf meinen Werken beruhte, sondern auf Jesu Werk am Kreuz. Eine Ruhe, von der es im Hebräerbrief heißt:

> Wer in Gottes Ruhe hineingekommen ist, wird sich von seiner Arbeit ausruhen, so wie auch Gott nach der Erschaffung der Welt geruht hat.
> *Hebräer 4,10*

Wir ruhen von unseren Werken, wenn wir sicher in dem ruhen, was Jesus bereits getan hat und tun wird! *»Deshalb wollen wir uns bemühen, in diese Ruhe hineinzukommen […]«* (Hebräer 4,11). So widersprüchlich es auch klingen mag: Wir sollen uns um Ruhe bemühen und Frieden nachjagen (vgl. Psalm 34,15), denn Glaube ist etwas Aktives. Deswegen sehnt sich Gott danach, dass wir in Frieden ruhen, bevor wir sterben. RIP – Ruhe in Frieden. Das ist unsere Berufung als Kinder Gottes. Wir dürfen in Gottes Gegenwart ruhen, um in Frieden zu leben – alle Tage unseres Lebens.

Als ich über dieses Sabbat-Prinzip nachdachte, wurde mir erneut bewusst, wie praktisch Gott ist. Neben geistlichen »Strategien« wie Lobpreis, Bibellesen und Zeiten mit Jesus sind auch die natürlichen Dinge wie Schlaf, Ernährung, Trinken und Sport wichtig.

Nach der Operation durfte ich erst mal keinen Sport machen, musste nach dem Krankenhausessen dringend zunehmen und durfte lernen, zu ruhen. Doch irgendwann war es Zeit, zu rennen, mich aufzurappeln und meine durchgeschnittenen Bauchmuskeln wieder zu trainieren. Ich hatte anfangs keine Lust, immerhin war es das zehnte Mal, dass ich gefühlt von vorne anfing, doch ich wusste: Kleine Gewohnheiten machen einen riesigen Unterschied. Es sind auch die natürlichen, kleinen Dinge, die darüber entscheiden, wie es uns geht.

In unserer Gesellschaft haben wir Stress, Sorgen, Überstunden und Überlastung normalisiert, doch eigentlich ist uns allen klar: Das tut uns nicht gut. Niemandem. Stattdessen sind es die kleinen Veränderungen in unserem Leben, die unser Leben positiv verändern: wie wir unseren Tag beginnen und beenden, wie lange wir schlafen, wie viel wir trinken und was wir essen. All dies ist entscheidender, als uns oftmals lieb oder bewusst ist. Denn wir sehen häufig nicht, dass unser Leben ganz anders aussehen könnte, wenn wir an diesen Stellschrauben drehen würden.

Als meine Chirurgin nach der Operation sagte: »Rebekkah, es war gut, dass du die letzten Jahre regelmäßig Sport gemacht hast. Viele Patienten können wir nicht operieren, weil ihnen die Muskulatur dazu fehlt«, dachte ich: *Wow! Vor wenigen Jahren konnte auch ich keinen Sport machen. Doch hätte ich, als ich endlich die Chance dazu hatte, meinen Teil nicht getan und mit Sport begonnen, wäre es kompliziert geworden.*

Gottes Timing war wie immer perfekt gewesen: Es schien, als hätte er gewusst, dass dieser Eingriff erst jetzt möglich war. Damals konnte ich das zwar so noch nicht sehen und verstehen, schließlich kam ich mir vor wie ein Baby, das gerade erst laufen lernte und immer wieder hinfiel. Doch ich lernte in alldem, zu Gott zu rennen und in seine Arme zu fallen.

Vieles im Leben kommt anders, als wir es uns vorstellen – nicht nur im negativen, auch im positiven Sinne. Allein unsere Vorstellungen davon, was es bedeutet, Kind oder lernend zu sein, sind oft so unterschiedlich. Viele denken bei Kindern eher an die damit verbundene Freiheit, das Rennen und Draußenspielen und bei Lernenden eher an stundenlanges Sitzen am Schreibtisch mit zig Büchern. Doch tatsächlich lernen Babys in kürzester Zeit am meisten.[22] Sie lernen zu sitzen, zu gehen, hinzufallen, wieder aufzustehen und zu rennen. Sie sprengen unsere Vorstellung.

In dieser Zeit durfte ich Gottes Stimme hören. Ich verstand nicht alles, doch das musste ich auch gar nicht. Es reichte, dass ich begriff, dass ich Gott liebte, brauchte und vertraute. Ich war abhängig wie ein Baby, durch und durch Lernende. Jahrelang hatte ich meine Vorstellung von diesem Leben, doch Gott war dabei, meine Vorstellungen zu sprengen. Auch wenn es unseren menschlichen Verstand übersteigt: Gottes Frieden ist größer, als wir es je begreifen können.

Testimony – Memories of a lifetime

»Rebekkah, ich habe dir etwas geschenkt, was du dir nie gewünscht hast: Zeit, um Kind zu sein.« Als ich diesen Satz im Sommer 2020 hörte, saß ich gerade mit meiner Familie im Auto. Wir waren auf dem Weg in den Urlaub nach Österreich und wollten unsere Freunde dort besuchen. Es war meine zweite Semesterferienwoche und ich dachte darüber nach, wie ich diesen Sommer verbringen könnte. Viel mehr noch wollte ich aber wissen, wie Gott ihn mit mir verbringen wollte. Was war aktuell dran? Ich sehnte mich nach Urlaub mit Gott, einer Berührung, einem Wort oder noch besser einem Fünfjahresplan von ihm. Denn ich wusste: Alles hat seine Zeit (vgl. Prediger 3). Aber was war meine Zeit? Was war meine Season? Was war Gottes Plan für diese Zeit in meinem Leben?

Ich hatte gehofft, dass ich gemeinsam mit Gott Antworten auf all diese Fragen in meiner ersten Semesterferienwoche finden würde. Doch dann kamen überraschend Freundinnen zu Besuch, und nun saß ich hier mit meiner Familie im Auto. Einerseits freute ich mich auf die Zeit mit ihnen, andererseits wollte ich vorher noch Zeit mit Gott verbringen. Ich ärgerte mich – am meisten über mich selbst. Warum konnte ich das hier nicht einfach genießen? Ich wusste, warum. Doch ich wollte nicht schon wieder in diese Gedankenspirale abdriften und über meine Träume nachdenken, die ich Gott damals übergeben hatte.

Denn die letzten Jahre hatte ich immer wieder versucht, dieses Buch zu schreiben. Oft saß ich im Sommer an meinem Computer und füllte mehrere Seiten mit Tagebucheinträgen aus unterschiedlichen Zeiten – vor, während und nach der Stammzelltransplantation. Doch egal, wie viel ich schrieb, mir fehlte irgendwie die Message. Ich wusste nicht, was meine Geschichte aussagen, geschweige denn, wo sie aufhören sollte. Wie auch? Dies ist die Autobiografie einer Mitte Zwanzigjährigen, die überlebt hat und nun weiterlebt. Doch seit dem Erstgespräch vor der Stammzellentransplantation wusste ich, dass ich eines Tages alles aufschreiben sollte. Also schrieb ich. Ich schrieb und schrieb. Aber je mehr ich schrieb, desto näher kam ich meinem Isaak-Moment mit Gott (auch wenn ich es damals noch nicht wusste).

In der Zeit vor diesem Sommer hatte ich nämlich den Eindruck gehabt, dass Gott mich fragte: »Gibst du mir deine Herzenswünsche?« Ich wusste sofort, dass Gott dieses Buch und die damit verbundenen Träume und Vorstellungen für mein Leben meinte – falls es wirklich Gott war. Denn ich war mir unsicher. Ist es wirklich Gottes Reden oder einfach eine passende Ausrede für mich, das aufzugeben, wo ich nicht weiterkomme?

Erst als ich mir diese Frage stellte, wurde mir klar, dass mich das Loslassen dieses Buches mehr kosten würde, als daran festzuhalten. Es würde mich alles kosten und mich wieder in das Ungewisse stürzen. Nach außen hin würde dieser Schritt keinen Sinn ergeben. Doch inmitten all dieser Gedanken sagte ich Ja. »Gott, ich gebe dir dieses Buch und all meine Herzenswünsche, denn du hast mir mein Leben und Herz gegeben.« Ich war zuversichtlich, dass Gottes Pläne besser als meine waren. Doch die Angst, dass ich mich verhört hatte, schwang mit. So wie Isaak Gottes Versprechen an Abraham war, symbolisierte dieses Buch für mich Gottes Versprechen an mich: das Versprechen, zu leben und meine Geschichte zu erzählen. Seit dem Erstgespräch begleitete mich Psalm 118,17: *»Ich werde nicht sterben, sondern leben, um zu erzählen, was der Herr getan hat.«* Wieso sollte ich also meine Geschichte aufschreiben, aber nicht veröffentlichen? Abraham hätte dieselbe Frage stellen können: »Wieso sollte ich einen Sohn bekommen, um ihn dann zu opfern?« Ich wusste es nicht, doch ich wusste, wer Gott ist. Und das reichte für mich, um Ja zu sagen.

Dort im Auto wollte ich nicht schon wieder an diesen Moment zurückdenken. Also schaute ich aus dem Fenster zum blauen Himmel hoch und sagte innerlich: »Gott, es tut mir leid. Ich wollte mit dir Zeit verbringen, wissen, wie du den Sommer mit mir verbringen willst, und jetzt bin ich mittendrin.« Während ich weiter nach draußen schaute, spielte das Lied »Crashing In« von Cory Asbury im Hintergrund. Plötzlich erinnerte ich mich an Johannes 16,24b: *»Bittet in meinem Namen, und ihr werdet empfangen.«* Mir fielen all die anderen Male ein, wo ich Gott einfach ehrlich gesagt hatte, was ich mir wünschte. Und so betete ich: »Papa, ich will diese Zeit mit meiner Familie genießen und mich nicht getrieben fühlen, Zeit mit dir verbringen, ohne alle Antworten wissen zu müssen. Aber ich vermisse es, Zeit mit dir zu verbringen. Ich will von dir hören. Bitte sprich zu mir.« Erleichterter als vorher lehnte ich mich zurück. Ich erwartete keine sofortige Antwort, doch während ich noch in Gedanken versunken war, konnte ich die nächsten Liedzeilen nicht überhören: »Maybe being a kid is exactly where I'm supposed to be« – Vielleicht ist es gerade genau das Richtige, ein Kind zu sein.«[23] Sie schienen die Antwort auf mein Gebet zu sein.

Innerhalb weniger Sekunden schoss mir ein Gedanke nach dem anderen durch den Kopf: Die ganze Zeit hatte ich darüber nachgedacht, wie ich meine Zeit am besten verbringen könnte. Aber Gott steht außerhalb von Raum und Zeit. Ich hatte auf die Uhr geschaut, aus Angst, Deadlines zu verpassen, die ich mir selbst gesetzt hatte. Aber Gott allein kannte meine Deadline und Lebenszeit. Dieses Jahr würden es fünf Jahre seit der Stammzellentransplantation sein… Doch bevor ich weiterdenken konnte, überkam mich eine Welle von

Emotionen. Der Heilige Geist berührte mein Herz so sehr, dass ich in Tränen ausbrach. In diesem Moment hörte ich Gottes Stimme ganz klar in meinem Herzen, als ob er das nächste »Aber« setzte: »Die letzten fünf Jahre wolltest du vom Überleben und Fast-Sterben zum Arbeiten für mich übergehen. Doch ich wollte, dass du vom Überleben und Fast-Sterben zum Leben übergehst. Rebekkah, ich habe dir etwas geschenkt, was du dir nie gewünscht hast: Zeit, um Kind zu sein. Ich wollte wiederherstellen, was dir geraubt worden ist, dir zurückgeben, worum du mich nie gebeten hast: die verlorenen Jahre deiner Kindheit.«

Instinktiv hatte ich mein Handy rausgeholt und versucht, jedes Wort mitzuschreiben. Und auch wenn ich durch meine Tränen kaum ein Wort lesen konnte, so hatte Gott mich doch wie ein Buch gelesen. Ich weinte vor Reue, Erleichterung und Freude, denn Gott beantwortete nicht nur mein Warum, sondern half mir, die letzten Jahre durch seine Augen zu sehen. Ich konnte kaum glauben, was ich sah: Denn während ich dachte, die letzten Jahre wären verschenkte Zeit gewesen, schenkte Gott mir diese Zeit.

FOMG – »Fear Of Missing God«

Ich saß im Auto, von diesen Sätzen noch völlig überwältigt, und plötzlich wurde mir so vieles klar. Schon als Kind hatte ich eine genaue Vorstellung davon gehabt, wie mein Leben einmal Gott verherrlichen sollte: Ich wollte Jesus mit der Welt teilen, das Evangelium verkünden und Teil von Gottes Plan sein, wollte den Himmel auf Erden bringen. Doch stattdessen sah ich mein Leben als eine Aneinanderreihung von Wartezimmer-Zeiten, in denen ich viel Lebenszeit verloren hatte. Spätestens nach dem künstlichen Koma hatte ich geschmeckt, wie kostbar das Leben und wie kurz unsere Zeit ist.

Die meisten, die einen Schicksalsschlag erlebt haben, werden mit diesem verschärften Blick für ihre Lebenszeit zurückgelassen. Manche leben dadurch nur noch im Hier und Jetzt, weil niemand sagen kann, was der Morgen bringt oder ob es überhaupt ein Morgen gibt. Andere hingegen versuchen im Hier und Jetzt Einfluss auf die Zukunft zu nehmen und tun nur noch das, was morgen von Bedeutung ist. Ich gehörte zu diesen anderen. Ich wusste, Zeit ist das kostbarste Gut, das ich besitze. Doch ich war von der Angst getrieben, noch mehr von meiner Lebenszeit zu verlieren.

Viele meiner Generation leiden unter FOMO, der *Fear of missing out*, also der Angst, etwas zu verpassen. Ich hingegen hatte FOMG, die *Fear of missing God*. Ich hatte Angst, Gottes Timing zu verpassen. Denn auch wenn ich durch Frau Bohata wusste, warum ich zum Beispiel Fehler hasste oder erst lernen musste, meine Schwächen anzunehmen, stand dahinter die Angst vor Umwegen und mir selbst im Weg zu stehen. Die Frage »Was ist diesen Sommer dran?« spiegelte diese Angst zum Teil wider, denn auch wenn wir dafür verantwortlich sind, womit wir unsere Zeit verbringen, ist Angst nie ein guter Ratgeber. Je nachdem treibt sie uns an oder lähmt uns. In meinem Fall war das Schlimmste, dass ich ihren Rat akzeptierte.

Manche sagen, dass Angst die tolerierteste Sünde in der Kirche sei. Ich glaube, das stimmt zum Teil. Während Angst eine gesunde Emotion mit wichtiger Schutzfunktion ist, ist irrationale Angst ein Geist (siehe 2. Timotheus 1,7), der Unglauben schüren und gefangen halten will. Angst offenbart, in welchem Bereich wir Gott noch nicht vertrauen. Und kein oder mangelndes Vertrauen offenbart, wo wir Gott noch nicht kennen. Ich glaube, Gott möchte uns von Angst befreien. Er möchte, dass wir ihn darin kennenlernen und von ihm als Schöpfer jeder menschlichen Emotion lernen, damit umzugehen. Wir dürfen lernen, Geistliches und Seelisches zu trennen, um frei vom Geist der Angst zu leben. Wir dürfen Gott unsere Ängste abgeben und seine Wahrheiten annehmen. Doch ich gab sie nicht ab, denn ich erkannte meine Angst nicht als Geist der Angst. In meinen Augen war mein Verhalten »Disziplin« oder »Liebe für Arbeit« und ich war der Meinung, dass mein Herz dahinter stimmte. *Ja, ich bin getrieben, aber getrieben für Jesus,* dachte ich. Doch in Wahrheit hatte ich Angst, die wenige Zeit, die ich als Überlebende hatte, zu verlieren, zu verschwenden oder zu verpassen.

Zeit ähnelte in meinen Augen einem begrenzten Vermögen, das von Tag zu Tag kleiner wurde. Dabei war und ist Zeit ein Geschenk, das wir als Kinder Gottes empfangen, schätzen und verwalten dürfen. Zeit ist eine himmlische Ressource, die Gott uns gegeben hat, damit wir sie weitergeben. Wir alle haben vierundzwanzig Stunden am Tag zu Verfügung, auch wenn niemand weiß, wie viele Tage er oder sie zu leben hat. Das kann uns mit Neugier oder Angst erfüllen. Doch 1. Johannes 4,18 sagt, dass *»[...] die vollkommene Liebe alle Angst vertreibt«*. Und in Psalm 90,12 steht: *»Lehre uns, unsere Zeit zu nutzen, damit wir weise werden.«* Wir dürfen frei von Angst leben und unsere Zeit weise nutzen. Wie? In beiden Versen ist Gott derjenige, der unsere Angst vertreibt und uns lehrt, was es heißt, weise mit unserer Zeit umzugehen. Wir dürfen das Geschenk annehmen und uns ihm hingeben.

Als Gott zu mir sprach, fiel meine Angst, »dauernd zu spät dran zu sein«, endlich von mir ab. Ich konnte und musste frühere Wartezimmer-Zeiten nicht mehr kompensieren, verlorene Lebenszeit nicht zurückgewinnen oder doppelt so viel wie andere leisten. Endlich rutschte das Kopfwissen in mein Herz: Alles hat seine Zeit. Gefühlt war ich zum ersten Mal *on time.*

Jesus kannte seine Stunde

Ich wünschte, ich hätte in diesen Jahren mehr geruht, statt wie eine Getriebene zu versuchen, das zu bewirken, was zwar Gottes Wille, aber nicht sein Timing war. Vielleicht kennst du das: Du hattest eine Vorahnung für deine Zukunft, eine Vorstellung von den nächsten Jahren deines Lebens, hast vielleicht sogar eine persönliche Zusage oder einen prophetischen Eindruck von Gott bekommen, und nun wartest du immer noch darauf, dass sie eintritt, oder stellst sie bereits infrage. Ich zumindest kenne das Gefühl, das einem jegliche Ruhe raubt. Doch es gibt einen Weg, in Gottes Timing zu ruhen und *on time* zu leben: Wir müssen Gottes Willen und sein Timing voneinander unterscheiden, denn Jesus tat dasselbe. Als Jesu Halbbrüder ihn drängten, zum Laubhüttenfest zu gehen, spotteten sie und sagten:

> »Geh doch nach Judäa, damit deine Jünger deine Wunder sehen können, die du tust!« […] »Wenn du dich so versteckst, wirst du nie bekannt werden! Falls du wirklich so wunderbare Dinge tun kannst, dann beweise es vor aller Welt!«
> *Johannes 7,3-4*

Jesus aber antwortete: *»Für mich ist der richtige Zeitpunkt noch nicht da«* (Johannes 7,6a). Er wusste, dass es für Gottes Willen bestimmte Zeiten gab. Er wusste, dass es Gottes Wille war, dass er am Kreuz für uns sterben würde, doch seine Zeit war noch nicht gekommen. Jesus kannte seine Stunde.

Als Jesus jedoch später zur Halbzeit des Laubhüttenfestes erschien, setzte er damit ein Statement: Gottes Wille und Timing sind nicht von menschlichen Plänen, Meinungen oder rationalem Verstand abhängig. Es war egal, was seine Halbbrüder dachten. Jesus lebte *on time*, voller Vertrauen in Gottes Timing.

Wenn wir *on time* leben wollen, im Vertrauen darauf, dass Gottes Timing für unser Leben perfekt ist, dann müssen wir unseren eigenen Gedanken und den Meinungen anderer manchmal sagen: »Mag sein, dass dieses Casting, dieses Studium, die Leitung der Lobpreisband, die Gründung dieses Unternehmens oder eine Heirat Gottes Wille für mich ist, doch Gott allein weiß, wann es Zeit dafür ist.«

Es ist nicht immer leicht, in der Welt, aber nicht von der Welt zu leben (vgl. Johannes 17,15-18; ZB), mit einem Zeitverständnis, das himmlischen Maßstäben und nicht irdischen entspricht. Aber ich will dich ermutigen an Gottes Versprechen, Zusagen und Willen festzuhalten, selbst wenn du es im Augenblick vielleicht nicht siehst. Wir dürfen in seinem Timing ruhen. *»Denn was immer Gott verheissen hat – in ihm ist das Ja und so auch durch ihn das Amen, damit Gott verherrlicht werde durch uns* (2. Korinther 1,20; ZB).

Dieses Buch war Gottes Wille, doch damals war noch nicht der richtige Zeitpunkt dafür gekommen. Als Gott mich in diesem Sommer bat, meinen Herzenswunsch abzugeben, war es Teil seiner Bewahrung in meinem Leben. Ein Pastor sagte einmal: »Die Türen, die du in deinem Leben öffnest, musst du aufhalten. Doch die Türen, die Gott in deinem Leben öffnet, wird er aufhalten.« Es gibt bestimmte Türen für unser Leben, doch ich bin überzeugt davon, dass *»Türen, die er [Jesus] öffnet, […] niemand schließen [kann]; Türen, die er schließt, kann niemand öffnen«* (Jesaja 22,22).[24] Dieses Buch zu schreiben war schön und schwer zugleich, denn Gottes Willen zu tun kann manchmal schön und schwer zugleich sein. Aber ich glaube, es wäre nur halb so schön, dafür aber doppelt so schwer gewesen, wenn ich versucht hätte, Gottes Willen aus eigener Kraft zu tun, statt in seiner Kraft zu ruhen. Es lohnt sich, wie Jesus, abhängig vom Vater, die eigene Stunde zu kennen – auch wenn es manchmal Zeit braucht.

Childlike – Den Kindern gehört das Himmelreich

»Rebekkah, ich habe dir etwas geschenkt, was du dir nie gewünscht hast; Zeit, um Kind zu sein.« Wenn ich an den Moment im Auto zurückdenke, bin ich immer noch erstaunt von Gottes Reden. Denn hinter diesen Worten lag mehr als nur die Zusage, dass er Kaputtes wiederherstellt, Verlorenes zurückgibt und Zeiten umgestaltet. Er schenkte mir Zeit für etwas ganz Bestimmtes: Zeit, um Kind zu sein. Ich wäre nie darauf gekommen, ihn darum zu bitten. Mir war es zu diesem Zeitpunkt nicht wichtig, doch meinem himmlischen Papa war es dafür umso wichtiger. So wichtig, dass er mir nicht ein oder zwei, sondern fünf Jahre schenkte, um noch mal Kind zu sein. Es war unmöglich für mich, diese Zeit zu verpassen, weil es göttliches Timing war.

Plötzlich konnte ich den roten Faden und Gottes Vorbereitung der letzten Jahre sehen – angefangen bei der Zeit, als ich 2016 noch im Krankenhaus in Windeln lag. Ich hatte furchtbare Angst vor der Abhängigkeit nach dem Koma, doch Gott war bereits damals dabei, mir die Schönheit in der Abhängigkeit eines Kindes zu zeigen. Als ich nach dem Abitur reisen und danach im christlichen Vollzeitdienst durchstarten wollte, lud er mich zum Sabbat und zu ganzheitlicher Heilung ein. Während ich ein Buch schreiben und Zeugnis geben wollte, um anderen zu helfen, öffnete er die Tür zum Psychologiestudium (ich hatte eigentlich nicht den nötigen Notendurchschnitt), damit ich mehr über das Leid, die Bedürftigkeit und seine Gnade lernen konnte. »In jedem Bereich, in allen

Details meines Lebens, schlug dein Herz für mich«, sagte ich leise zu Gott und weinte Tränen der Reue, als mir bewusst wurde, wie oft ich an seinem Herzen vorbeigerannt war.

Mein himmlischer Papa war so liebevoll und geduldig mit mir gewesen. Ich wollte Gott verherrlichen, doch darum war es ihm in dem Moment gar nicht gegangen. Als Kind hatte ich noch gedacht, dass Gott mich bestimmt heilen würde, um seine Herrlichkeit am besten zu zeigen. Doch jetzt erkannte ich, dass das nicht Gottes Herz hinter seinem Wirken war.

Seine Herrlichkeit ist dort, wo er ist, weil sie Teil von ihm ist. Gott muss seine Herrlichkeit niemandem beweisen, damit er verherrlicht wird. Vielmehr steht hinter allem, was er tut, seine Barmherzigkeit und bedingungslose Liebe, die Teil seiner Herrlichkeit ist. Sie ist der Grund und das Ziel hinter allem, was er tut. Sie erklärt, warum Jesus Wunder im Verborgenen bewirkte, warum er den Mann am Teich Bethesda heilte, ohne ihm zu sagen, wer er war (vgl. Johannes 5,1-15). Warum er den Aussätzigen heilte und ihn bat, niemandem zu erzählen, was geschehen war (vgl. Matthäus 8,1-4). Warum er erst später zum Laubhüttenfest ging statt zu Beginn. Wenn es nur darum gegangen wäre, den Menschen Gottes Herrlichkeit zu beweisen, hätten die Halbbrüder recht gehabt, dann wäre es besser gewesen, Jesus wäre von Anfang an dort gewesen. Doch das ist nicht das Herz, die Kernbotschaft, die Message Gottes.

Als Gott mir zeigte, dass es seine Absicht war, mir eine Zeit zu schenken, in der ich Kind sein durfte, wurde mir plötzlich bewusst, dass er immer zuerst an uns als Menschen interessiert ist und nicht zuerst an unserem Tun. Dasselbe gilt für ihn: Gott will nicht nur durch unser Leben wirken, er will uns persönlich offenbaren, wer er ist. Er ist Liebe und ohne die Liebe ist alles nichts (vgl. 1. Korinther 13). Es war die Liebe, die mir Zeit schenkte. Die Liebe, die mein

Herz berührte. Die Liebe, die mir mit diesem Satz eine wichtige Wahrheit über Gottes Himmelreich offenbarte. Jesus sagte einmal: *»Lasst die Kinder zu mir kommen. Haltet sie nicht zurück! Denn das Himmelreich gehört ihnen«* (Matthäus 19,14). Plötzlich fiel es mir wie Schuppen von den Augen: Den Kindern gehört das Himmelreich. Der Himmel gehört denen, die wie die Kinder (nicht kindisch) sind. Gott ruft seine Kinder! Und er rief auch mich. Die Message war so simple, doch lebensverändernd.

Das Himmelreich ist kein Unternehmen, sondern Familie. Gott, der Vater, sucht kein Arbeitsverhältnis mit weiteren High-Performern, sondern die persönliche Beziehung mit seinen Kindern. Er schuf uns nicht als Überlebende, Sklaven, Roboter oder Arbeitstiere, sondern als seine Kinder; geliebte Töchter und Söhne. Das sollte uns daran erinnern, wozu wir zuallererst berufen sind: zur Intimität mit Jesus.

Gott, der Vater, sucht kein Arbeitsverhältnis mit weiteren High-Performern, sondern die persönliche Beziehung mit seinen Kindern.

Gott zeigte mir, warum ihm das Kindsein so wichtig ist: Es ist unsere erste Berufung – ganz gleich, was wir tun oder nicht. Er ruft uns zu: »Ich liebe dich!« Diese Worte sind simple, doch so tiefgründig. Er sehnt sich nach Kindern, die das Ausmaß seiner Liebe nicht mit dem Kopf verstehen, sondern im Herzen erleben. Er möchte eine persönliche, individuelle, einzigartige Beziehung mit jedem Einzelnen von uns. Als seine Kinder müssen wir ihn nicht beeindrucken, sondern dürfen einfach kommen, um mit unserem Vater Zeit zu verbringen und ihn zu lieben und zu genießen – ehrlich, bedürftig, abhängig, mit ganzem Herzen hingegeben.

Jesus sagte in der Bergpredigt Folgendes:

> Wenn du betest, geh an einen Ort, wo du allein bist, schließ die Tür hinter dir und bete in der Stille zu deinem Vater. Dann wird dich dein Vater, der alle Geheimnisse kennt, belohnen.
> *Matthäus 6,6*

Der Jesus, der eins mit Gott war, seine Stunde kannte und in der Öffentlichkeit wirkte, zog sich immer wieder in die Stille zurück, um Zeit mit seinem Vater zu verbringen. Er nahm sich bewusst für die Zweisamkeit im Verborgenen Zeit und lädt auch uns ein, dasselbe zu tun – denn nirgends sind wir so sehr wir selbst. Im Verborgenen dürfen wir so sein, wie wir wirklich sind. Das ist der Platz, wo Gott unser Herz mit seiner Liebe berühren, wo er sein Herz mit uns teilen und wo er uns für die *»guten Taten […], die er für unser Leben vorbereitet hat«* (Epheser 2,10) vorbereiten möchte. Ich glaube, es gibt bestimmte Bereiche von Gottes Herzen, die wir nur im Verborgenen erkennen werden. Denn als Kinder Gottes sollen wir nicht nur für Jesus brennen und rennen, sondern dürfen Gott erkennen. Inmitten unserer Träume, Sehnsüchte, Möglichkeiten, Bühnen und Versprechen besteht die Gefahr, das Wichtigste aus den Augen zu verlieren: den Geber aller Träume, Sehnsüchte, Möglichkeiten, Bühnen und Versprechen – Gott selbst. Doch den Kindern gehört das Himmelreich, weil sie das Wichtigste nie aus den Augen verlieren: das Herz des Vaters. Sie kennen sein Herz und sorgen sich nicht. Inmitten von Schwierigkeiten, Herausforderungen und Ungewissheit vertrauen sie dem Vater, weil sie wissen, dass er seiner Pflicht nachgeht und auf sie aufpasst. Der Vater kümmert sich um seine Kinder, weil er sie bedingungslos liebt. Und er liebt es, mit ihnen Quality Time zu verbringen.

All die Jahre hat mein himmlischer Papa mich vorbereitet und davor beschützt, etwas zu leisten, bevor ich gelernt hatte, bei ihm zu sein. Und mein irdischer Papa tat es ihm gleich. Mein Paps ist jemand, der hart arbeitet, doch er ermutigte mich immer wieder, zu ruhen, Pausen zu machen und, wie er so schön sagte, »auch mal in den Tag hineinzuleben«. Ich hatte keine Ahnung, wie das geht. Doch jetzt sehe ich, wie sehr mir mein Paps das Vaterherz Gottes in diesem Bereich vorgelebt hatte. Danke, Paps! Bevor ich es wusste, gab Gott mir Zeit, um Kind zu sein, weil Kindsein bedeutet, sein Kind zu sein. Danke, Gott, dass ich noch mal Kind sein durfte. Danke, dass wir deine Kinder sein dürfen. Hier, heute und bis in alle Ewigkeit.

Rewriting your story

Egal, wie kostbar unser Leben ist, egal, wie kurz unsere Zeit auf Erden auch ist: der Ruf als Kinder Gottes ist ein so viel kostbareres Geschenk. Und obwohl es kostenlos ist, kostet es uns doch alles. Es kostet dich dein ganzes Leben – nicht irgendwas zwischendrin.

Ich muss immer wieder an Abraham denken. Noch bevor Gott Abraham um das Kostbarste in seinem Leben, Isaak, bat, antwortete Abraham Gott mit *»Hier bin ich«* (1. Mose 22,1b). Dieser Satz lässt sich übersetzen mit: »Noch bevor du fragst, ist meine Antwort ja.« Abrahams Worte offenbaren, dass sein Herz Gott hundertprozentig gehörte.

Als Abraham später seine Diener verließ, um mit seinem Sohn allein auf den Berg zu steigen, sagte er zu ihnen: *»Der Junge und ich werden noch ein Stück weitergehen. Dort oben werden wir Gott anbeten und dann zu euch zurückkommen«* (1. Mose 22,5b). Und als Isaak Abraham nach dem Opfer fragte, sagte dieser: *»Gott wird für ein Lamm sorgen, mein Sohn«* (1. Mose 22,8a).

Es ist das erste Mal in der Bibel, dass von Anbetung die Rede ist. Anbetung ist ein Opfer, das wir Gott nur auf Erden geben können, denn nur hier kostet es uns etwas – nämlich ein Opfer. Im Himmel ist Anbetung das Natürlichste »der Welt«, denn selbst die Engel beten Gott 24/7 an: *»Heilig, heilig, heilig«* (Offenbarung 4,8). Bereits als Abraham Ja sagte, war es wahre Anbetung, denn er war bereit, Gott alles zu geben.

Ich glaube, Abraham wusste, dass Gott Kindsopfer verabscheut, und dennoch war er Gott gehorsam und bereit, ihm Isaak zu opfern. In Hebräer 11,18-19 heißt es:

> »[…] obwohl Gott ihm versprochen hatte: »Nur die Nachkommen Isaaks sollen als deine Nachkommen bezeichnet werden.« [ging] Abraham […] davon aus, dass Gott Isaak wieder zum Leben erwecken konnte, wenn er gestorben war. Und in gewisser Weise bekam Abraham seinen Sohn tatsächlich von den Toten zurück.[25]

Denn Gott ging es nie um das eigentliche Opfer, sondern um Abrahams Herz. Er verschonte Isaak und ebnete so den Weg für das Kommen Jesu Christi, des Lammes, für das er sorgen würde. Jahrhunderte später würde nicht Abraham, sondern Gott seinen einzig geliebten Sohn opfern.

Als Gott mich um meine Herzenswünsche bat, kostete es mich in diesem Moment alles. Gleichzeitig führte es mich zum kostbarsten Geschenk, der Intimität mit meinem Vater. Zu dem Zeitpunkt konnte ich es noch nicht sehen, aber Gott wollte meine Herzenswünsche nicht, damit ich dieses Buch nie schreiben würde, sondern damit ich vorher sein Herz und seine Wünsche erkannte.

In dieser Zeit durfte ich Gottes Gegenwart erleben und ich will keinen Tag mehr ohne sie leben. Ohne die Intimität mit meinem Abba habe ich nichts zu geben. Ohne Gottes Reden in meinem Leben habe ich nichts zu erzählen. Ohne seine Liebe könnte ich nichts für Jesus bewirken, denn wie Reinhard Bonnke bereits sagte: »Wir können am Dienst Jesu Anteil haben, aber immer nur so weit, wie auch wir von seiner Liebe bewegt werden. Das Maß des göttlichen Erbarmens in uns wird immer das Maß unseres Dienstes sein.«[26]

Gott schrieb im Verborgenen mit mir Geschichte, bevor ich es wusste. Manchmal frage ich mich, ob Gott sich all die Jahre dachte: »Rebekkah, wie willst du anderen vom ewigen Leben und Leben in Fülle erzählen, wenn du nicht weißt, was es heißt, in Fülle zu leben?« Denn es gab einen Grund, warum ich die Message damals nicht finden konnte: Mein Leben sollte vom Leben zeugen, doch dafür musste ich erst mal leben.

Anfangs wollte ich so schnell wie möglich lernen, richtig gut »sein Kind« zu sein. Doch eines Abends, als ich Zeit mit Gott verbrachte, hörte ich diesen Satz: »Diese Beziehung ist für immer.« Er erinnerte mich daran, dass Gottes Beziehung mit uns keine Deadline hat, sondern unsere Lebenszeit überdauert. Sie ist mit menschlichem Dating nicht vergleichbar, es gibt niemanden, den wir beeindrucken müssen. Sie ist für immer und ewig und überdauert alles. Kaum vorstellbar, aber wahr: Egal, wie viel Zeit mir bleibt, er bleibt. Ich darf ihn jeden Tag bis in alle Ewigkeit kennen. Ich darf Gott, der außerhalb von Raum und Zeit steht, Raum in meiner Zeit geben. Denn Zeit ist ein Geschenk, eine himmlische Ressource, und egal, wie viel Zeit er mir schenkt: Jesus selbst ist das größte Geschenk!

Your story is part of HIStory

Das Leben ist kostbar und unsere Zeit ist kurz. Wenn ich mich in der Welt umsehe, gibt es mehr Nöte als genug. Ich könnte Tag und

Nacht, 24/7, ein Leben lang arbeiten, und es wäre immer noch nicht genug, um ihnen allen zu begegnen. Stattdessen würde ich den Moment verpassen, um zu sein. Manchmal erwische ich mich heute noch dabei, dass ich Gott frage: »Abba, was ist jetzt dran? Was ist jetzt die Zeit?« Wenn ich so frage, dann weiß ich, dass es erst mal Zeit ist, um bewusst Kind zu sein. Zeit, um im Verborgenen am Herzen des Vaters zu sein.

Wenn wir in Fülle leben und wissen wollen, was gerade dran ist, dann sollten wir Gott unsere ganze Zeit – nicht nur ein paar Minuten unseres Alltags – schenken. Nur dann, wenn wir unsere Zeit Gott schenken, ist es keine verschenkte Zeit. Es gibt keine Zeit, die so verloren, verpasst oder verschwendet ist, wie die Zeit, in der Gottes Gegenwart nicht vorhanden ist. Gott will sich uns zu jeder Stunde zu erkennen geben: *»Es ist das Vorrecht Gottes, eine Sache zu verbergen, und das Vorrecht des Königs, sie aufzudecken«* (Sprüche 25,2). Als Könige und Priester (vgl. Offenbarung 1,6) gab Gott uns die Möglichkeit, sein Herz kennenzulernen, denn er möchte mit uns zusammenarbeiten. Wenn wir sein Herz kennen, können wir prüfen, für was gerade die Zeit ist.

Gott allein weiß, wie viel Zeit uns bleibt. Bevor wir unsere Deadline erreichen, die unsichtbare Linie in die Ewigkeit überschreiten, schenkt er uns Lebenszeit. Er gibt uns die beste *Lifeline*, die von der Erde in den Himmel reicht, denn er möchte mit uns zusammenarbeiten durch den Heiligen Geist. Bevor die Jünger damals das Evangelium, die gute Nachricht, in Jerusalem, Judäa, Samaria und bis ans Ende der Erde verkündeten (vgl. Apostelgeschichte 1,8), sagte Jesus ihnen: *»Bleibt hier in Jerusalem, bis der Vater euch sendet, was er versprochen hat«* (Apostelgeschichte 1,4). Sie sollten auf das Kommen des Heiligen Geistes warten, denn er ist das Versprechen Gottes an uns und stattet uns mit Kraft aus, Zeugen für ihn zu sein. Wenn wir bis ans Ende der Welt von Jesus Zeugnis geben wollen, müssen wir erst empfangen, was Gott uns geben will – seinen Heiligen Geist.

Manchmal hören wir die Zeugnisse von anderen und denken: »Wow, ich wünschte, ich hätte das mit Gott erlebt!« Doch die Wahrheit ist: Gott schreibt jetzt gerade mit dir Geschichte! Du hast eine Geschichte, die nicht wie meine ist. Du hast ein Zeugnis, das von deiner persönlichen Beziehung mit Jesus erzählt. Du hast eine Berufung, die gottgegeben ist. Doch Zeugnisse brauchen Zeit. Sie sind mehr als die Ansammlung von Erinnerungen aus unserem Leben. Sie haben Kraft, eine Message an andere weiterzugeben. Zeugnis bedeutet im Hebräischen *Aydooth* (tue es noch einmal), denn unser Zeugnis hat die Kraft, andere daran zu erinnern, wer Jesus ist und was er tut.

Dein ganzes Leben ist ein Zeugnis, weil es vom Leben, Jesus Christus, zeugt. Es ist nicht nur »dieser eine Moment« vor Jahren oder diese eine Begegnung mit Jesus. Jesus schreibt ein Leben lang mit uns Geschichte – wir merken es nur oft nicht.

Dein ganzes Leben ist ein Zeugnis, weil es vom Leben, Jesus Christus, zeugt.

Egal, ob du deine Berufung, die Message deiner Geschichte, Gottes individuellen Plan für dein Leben, schon kennst oder nicht: Gott schreibt mit dir Geschichte. Eine Geschichte, die vom Autor höchstpersönlich zeugt. Es gibt immer noch zu viele Menschen, die nur etwas über Jesus wissen, anstatt ihn wirklich zu kennen. Es ist Zeit, dass wir das ändern, indem wir Jesus persönlich kennenlernen. Es ist Zeit, dass wir Jesus unsere ganze Lebenszeit schenken. Es ist Zeit, dass wir dem Heiligen Geist Raum geben und tagtäglich in ihm wandeln. Denn alles hat seine Zeit (vgl. Prediger 3) – auch dein Leben. Egal wie jung oder alt du bist: Wenn du lebst, bist du für diese Zeit geboren (vgl. Esther 4,14). Du bist geboren, um zu leben. Du bist geboren, um deine Geschichte zu erzählen. Du bist geboren, um Jesus mit denen zu teilen, die nur zu deiner Zeit leben. Denn Gott schreibt mit dir gerade Geschichte.

Vielleicht geht es dir wie mir, denn ich dachte früher, dass Gott Teil meiner Geschichte ist, doch die Wahrheit ist: Ich bin Teil seiner Geschichte! Du bist Teil seiner Geschichte! Einer Geschichte, die über Generationen vor und nach uns reicht, von jetzt bis in die Ewigkeit. Also lass uns zusammen Geschichte schreiben!

Free-domain

»Was willst du tun?« Diese Frage stellte ich Gott häufig, wenn ich meine Date Nights mit ihm hatte. Bis ich eines Tages das Gefühl hatte, dass er mich fragte: »Rebekkah, was willst du tun?« Zuerst dachte ich: *Gott, du kennst meine Herzenswünsche.* Doch je länger ich in mich hineinhorchte, desto klarer wurde mir, dass Gott zum ersten Mal seit Langem nicht mehr vom Sein, sondern vom Tun redete. In dem Moment wurde mir etwas über Gottes Herzenswunsch für uns Menschen klar.

Es gibt viele Bibelstellen, in denen Jesus Menschen begegnete und sie fragte: *»Was soll ich für dich tun?«* (Lukas 18,41b). Sicher, auf den ersten Blick ergibt es keinen Sinn, eine kranke Person zu fragen: »Was soll ich für dich tun?« Schließlich ist die Antwort doch offensichtlich. Und dennoch stellte Jesus genau diese Frage. Er fragte nicht: »Was willst du tun?«

Unabhängig davon, was unser Herzenswunsch ist, war und ist Jesu Herzenswunsch für uns, dass wir in Freiheit leben.

Wenn ich eines gelernt habe, dann, dass Jesus keine Frage umsonst stellt. Denn der Unterschied zwischen beiden Fragen ist, dass der eine Mensch in Freiheit lebt, während der andere sich noch danach sehnt. Es ist die Freiheit, die es den Menschen ermöglicht, aus verschiedenen Handlungsoptionen auszuwählen.

Ich glaube, dass Jesus unsere Herzenswünsche kennt (und zwar oft besser als wir selbst). Dennoch fragt er, damit auch wir seinen Herzenswunsch kennen. Denn Gott wünscht sich, dass wir frei sind. Jesus hat uns zur Freiheit befreit (vgl. Galater 5,1). Deswegen fragt er uns zuerst: »Was soll ich für dich tun?«, und erst danach: »Was willst du tun?« Denn unabhängig davon, was unser Herzenswunsch ist: Jesu Herzenswunsch für uns war und ist es, dass wir in Freiheit leben.

Truth be told!

Wenn ich eines in den letzten Jahren lernen durfte, dann, dass das Leben mit Jesus das größte Geschenk ist, aber auch, dass mich das Leben mit ihm alles kostet. Es ist keine populäre Message, die wir gerne hören oder lesen, und dennoch ist sie wahr. *»Wenn einer von euch mit mir gehen will, muss er sich selbst verleugnen, jeden Tag aufs Neue sein Kreuz auf sich nehmen und mir nachfolgen«*, heißt es in Lukas 9,23. Ich kann nicht über mein Leben oder das Leben in Fülle reden, ohne die Kosten zu erwähnen. Das Leben mit Jesus wird uns alles kosten – diese Wahrheit klingt für die meisten hart, unschön oder altmodisch. Und die wenigsten möchten das oft sagen oder hören. Doch der Grund, warum diese Wahrheit so wichtig ist, ist der, dass darin so viel Freiheit liegt. Ich glaube, folgende Worte Jesu sind heute aktueller denn je:

> Wenn ihr euch nach meinen Worten richtet, seid ihr wirklich meine Jünger. Ihr werdet die Wahrheit erkennen, und die Wahrheit wird euch frei machen.
> *Johannes 8,31-32*

Kennen wir die Worte Jesu? Erkennen wir die Wahrheit und sind wir offen dafür? Verstehen wir, dass Jesus von Wahrheit als Gegenmittel zur Unfreiheit redet, weil er die Wahrheit ist? Die Gläubigen, an die Jesus sich damals wandte, reagierten unsicher: *»Wir sind nie Sklaven von irgendjemand gewesen. Warum redest du dann von ›frei machen‹? Was meinst du damit?«* (Johannes 8,33b). Und Jesus antwortete: *»Ich versichere euch: Jeder, der sündigt, ist ein Sklave der Sünde. Ein Sklave ist kein Familienmitglied; ein Sohn dagegen gehört für immer zur Familie. Nur dann, wenn der Sohn euch frei macht, seid ihr wirklich frei«* (Johannes 8,34-36). Viele kennen den letzten Satz, haben ihn vielleicht schon öfter in einem Gottesdienst gehört: *»[…] wenn der Sohn euch frei macht, seid ihr wirklich frei.«* Doch wie viele von uns kennen die Verse davor? Ich glaube, dass wir dem Evangelium seine Erlösungskraft rauben, wenn wir wichtige Teile des Evangeliums ausklammern und nicht die ganze Wahrheit kennen und bekennen. Denn jemand, der nie gefangen war, wird sich nicht so über Freiheit freuen können wie jemand, der es war. Die Wahrheit ist: Wir waren alle mal Sünder und wurden zur Freiheit befreit, um als Töchter und Söhne Gottes zu leben.

Wenn ich mich umsehe, sehe ich viel Unfreiheit. Christen, die innerlich unfrei sind, weil sie die ganze Wahrheit nicht kennen. Man sagt, wir leben in einer wahrheitsarmen Generation, wo »meine« und »deine« Wahrheit mit »der« Wahrheit, Jesus Christus, verwechselt wird. Dabei kann nur die Wahrheit Jesus Christus uns freisetzen. Und dieser begegnete Menschen immer mit wahrer Liebe – Liebe und Wahrheit.

»Ein Sklave ist kein Familienmitglied […].« Das sind sehr direkte Worte Jesu. Und damals wie heute werden sie oftmals mit Lieblosigkeit verwechselt. Dabei hatten die radikalsten Menschen in der Bibel oft die größte Liebe für Menschen. Ihr Herz brannte für andere und doch wurden sie so oft missverstanden. Paulus sagte zum Beispiel: *»Ich aber will sehr gerne Opfer bringen und geopfert werden für eure Seelen, sollte ich auch, je mehr ich euch liebe, desto weniger geliebt werden«* (2. Korinther 12,15; SCHL). Hinter den

radikalen Wahrheiten, die er predigte, standen seine radikale Liebe und der Wunsch, Menschen in Freiheit zu führen. Denn Wahrheit, Freiheit und Liebe sind unzertrennlich.

Während wir immer mehr lernen dürfen, was es heißt, Wahrheit in Liebe zu kommunizieren, können wir nicht auf eines von beiden verzichten. Und genauso wenig kann ich auf die nächsten Kapitel verzichten. Denn auch wenn das Leben mit Jesus alles kostet, so liegt darin ein unglaublicher Wert. Ich habe dir bisher von den Kosten und Kämpfen meines Lebens erzählt, doch das ist nur die halbe Wahrheit. Die ganze Wahrheit ist: Es gibt unglaublich viel Schönheit, Freude und Freiheit, die Jesus in unserem Leben bewirkt. Und von denen möchte ich dir nun erzählen. Denn das Leben mit Jesus ist so viel kostbarer, als du es dir auch nur vorstellen kannst! Bist du bereit? Dann mach dein Herz für die nächsten Zeilen weit, denn ich bin davon überzeugt: Auf dich wartet Freiheit!

Lasst uns die Welt auf den Kopf stellen!

»Sind wir oder die anderen unnormal?«, scherzte meine Mum. »Wir!«, antwortete ihre Freundin schmunzelnd. »Sonst gibt's zu viele unnormale Menschen.«

Schon als Jugendliche hörte ich diesen Witz, wenn etwas, das bislang »normal« verlaufen war, wieder schiefging. In solchen Situationen entschieden sich meine Mum und ihre Freundin dazu, zu lachen, statt sich darüber aufzuregen – auch wenn es manchmal genügend Gründe dafür gegeben hätte.

Ich habe mir damals nicht viel dabei gedacht. Doch irgendwann fiel mir auf, dass in diesem Satz eine wichtige Wahrheit steckt, nämlich die Antwort auf die Frage: Glaube ich, dass ich »normal« oder »unnormal« bin? Natürlich sind »normal« und »unnormal«

Definitionssache. Aber ich bin fest davon überzeugt, dass niemand von uns als Christ zur »Normalität«, den Standards und Normen dieser Welt, berufen ist.

Wenn ich die Bibel lese, dann finde ich viel mehr Indizien und Beweise dafür, dass wir zur »Anormalität«, himmlischen Standards und göttlichen Normen, berufen sind. Immerhin heißt es in Epheser 2,5-6, dass wir in Jesus lebendig gemacht und in himmlische Regionen versetzt worden sind. Und auch in der Geschichte von David und Goliath lese ich von einem Kämpfer Gottes, der den Feind mit ungewöhnlichen Waffen – Stein und Schleuder – besiegte. Jeder (selbst seine eigene Familie) machte sich über David lustig, doch David tat das, was jeder der Israeliten im Glauben an Gott hätte tun können und sollen, aber nicht tat: Er kämpfte. In den Augen anderer war er »unnormal«, doch in den Augen Gottes war er »normal«, weil er für ein Leben mit himmlischen Standards und göttlichen Normen berufen war – ein Leben im Geist.

Über Paulus und Silas wurde gesagt: *»Sie haben die Welt auf den Kopf gestellt«* (Apostelgeschichte 17,6; NKJV).[27] Es sollte eine Beleidigung sein, aber eigentlich war es eines der größten Komplimente! Wenn Gottes Königreich umgekehrt funktioniert und wir Teil davon sind, sollten wir diese Welt auf den Kopf stellen! Und dann ist es auch für uns ein Kompliment, wenn man uns für »unnormal« hält.

Ich glaube, wir sind als Christen nicht nur dazu berufen, gute, natürliche Werke zu tun, sondern auch übernatürliche. Wenn wir der Tempel des Heiligen Geistes sind (vgl. 1. Korinther 6,19), der Tempel dessen, der Jesus nicht nur von den Toten auferweckte, sondern uns lebendig macht (vgl. Römer 8,11), dann ist das Leben mit dem Heiligen Geist ein Vorgeschmack auf den Himmel und Gottes Herrlichkeit: *»[…] die Garantie dafür, dass er uns alles geben wird,* *was er uns versprochen hat, und dass wir sein Eigentum sind – zum Lob seiner Herrlichkeit«* (Epheser 1,14).

Unser Leben soll von einem übernatürlichen Lebensstil geprägt sein – mit Gottes Hilfe. »*Nicht durch Gewalt und Kraft wird es geschehen, sondern durch meinen Geist*«, heißt es in Sacharja 4,6. Ich glaube, diese Worte gelten genauso uns wie damals Serubabbel beim Tempelbau. Ohne den Heiligen Geist können wir Gottes Absichten nicht erfüllen. Wir können alle an das Natürliche glauben und Gott vertrauen, doch wir sind zu mehr, zu Übernatürlichem, berufen. So wie Jesus, der vor seinen Dienst mit dem Heiligen Geist getauft wurde (vgl. Lukas 4,1-18). So wie die Jünger, die auf das Kommen des Heiligen Geistes warteten. Erst nach der Geistestaufe tat Jesus die größten Wunder, und die ersten Gemeinden entstanden nach Pfingsten durch die Apostel. Ich glaube, auch heute möchte Gott seinen Tempel, jede Person und den Leib Christi, durch seinen Heiligen Geist aufbauen.

Gott liebte uns zuerst, sodass wir lieben können. Er sandte seinen Sohn, der uns befreite, sodass wir in Freiheit leben können. Und er schenkte uns den Heiligen Geist, sodass alles in seiner Kraft geschieht. Ja, er schenkt das Wollen und Vollbringen, wenn wir uns ihm anvertrauen. Das heißt natürlich nicht, dass wir nicht praktisch in Aktion treten dürfen. Doch solange wir das Weltliche und Geistliche voneinander trennen und unsere wahre Identität nicht kennen, ist es schwierig, den Himmel auf Erden zu bringen. »*Und alles, was ihr tut, das tut von Herzen, als für den Herrn und nicht für Menschen*«, heißt es in Kolosser 3,23 (SCHL). Dieser Vers erinnert mich daran, dass alles, was wir mit Leib und Seele tun, für den Herrn ist.

Jesus versicherte uns: »*Wer an mich glaubt, wird dieselben Dinge tun, die ich getan habe, ja noch größere, denn ich gehe, um beim Vater zu sein«* (Johannes 14,12b). Ich glaube, Jesus sagte das voller Zuversicht, weil er wusste, dass der Heilige Geist kommen und jeden von uns mit allem ausstatten würde, was wir brauchen.

Gott wollte schon immer mit uns zusammenarbeiten. Er gab uns die Erde als Herrschaftsgebiet (vgl. Psalm 115,16), damit wir Himmel auf Erden bringen. Wir sind berufen, das Werk, das Jesus begonnen hat, fortzuführen und auszudehnen, bis er wiederkommt. Es ist Zeit, dass wir als Christen wieder dafür bekannt werden, dass wir die Welt auf den Kopf stellen – nicht durch Gewalt und Kraft, sondern durch den Heiligen Geist.

Dance to freedom

Wann war ich das letzte Mal wirklich frei? Als Antwort auf diese Frage fiel mir instinktiv meine Zeit im Kindergarten ein. Ob man es glaubt oder nicht, ich war im Kindergarten der »Klassenclown«. Ich hatte oft einen Witz auf den Lippen und liebte es, andere zum Lachen zu bringen. Ich liebte es auch, zu tanzen und mit meiner Schwester zu Weihnachten selbst erfundene Choreografien vorzuführen. Doch mit der Krankheit wurde beides zu weiteren Momentaufnahmen der Vergangenheit, bis Gott mich vor einigen Jahren wieder daran erinnerte.

Schon damals, als ich bei Frau Bohata saß, sehnte ich mich nach Freiheit. Ich kannte zwar den Vers aus 2. Korinther, hatte aber selbst noch nicht erlebt, was er bedeuten kann: *»Der Herr aber ist der Geist, und wo immer der Geist des Herrn ist, ist Freiheit«* (2. Korinther 3,17).

Das erste Mal, dass ich den Heiligen Geist bewusst erlebte, war, als ich meine beste Freundin auf der Bibelschule von Bethel in Redding, Kalifornien 2019 besuchte. Als ich dort ankam, hatte ich viele Wünsche und Fragen, doch Gott übertraf sie alle. Was ich in nur einer Woche erlebte, revolutionierte mein Glaubensleben. Menschen lebten in einer Realität, die mir damals fremd war. Sie erlebten das »Anormale«, das für sie so »normal« war. Meine Welt wurde auf den Kopf gestellt und ich erkannte Wahrheiten, die ich vorher vergessen oder so noch nicht gesehen hatte. Wenn ich heute zurückblicke, sehe ich den lebensverändernden Unterschied, den der Heilige Geist in meinem Leben bewirkt hat.

In Bethel sprach Gott durch andere und direkt zu mir und es war so klar und deutlich, dass ich es nie vergessen werde. Innerhalb von drei Tagen kamen drei unterschiedliche Leute auf mich zu und meinten: »Ich sehe dich mit Gott tanzen.« »Du wirst vor Gottes Thron tanzen.« »Ich habe den Eindruck, dass du tanzen wirst.« Mein erster Instinkt war: »Gott, das ist nicht dein Ernst.« Ich wusste, dass ich als Kind getanzt hatte, doch ich fühlte mich nicht mehr wohl beim Tanzen. Ich konnte im Lobpreis meine Hände heben, laut singen und schämte mich nicht meiner Tränen, doch ich würde nicht tanzen – ganz sicher nicht. Und doch wurde ich immer wieder an diese Worte erinnert, als ich, zurück in Deutschland, Zeit mit Gott verbrachte. Mir wurde wieder bewusst, wie frei ich als Kind gewesen war und wie schnell ich mich nun unter Menschen unwohl fühlte.

Doch hier in meinem Zimmer ist keiner außer Jesus, kam es mir in den Sinn. Und auch wenn es mich Überwindung kostete, tanzte ich. Über Monate hinweg erlebte ich ein krasses Phänomen: Je mehr ich tanzte, desto freier wurde ich. Es war, als wenn Gott mich Schritt für Schritt in die Freiheit führte – tanzend. Diese Freiheit übertrug sich auf die unterschiedlichsten Bereiche meines Lebens. Ja, es veränderte mein komplettes Leben, es veränderte mich. Gott sprengte Gedankengebäude und ersetzte Bilder, die ich über mich geglaubt hatte, mit Wahrheit. Er weckte Charaktereigenschaften in mir, die ich als Erwachsene abgelegt, die er aber von Anfang an in mich hineingelegt hatte. Ich war nicht nur ernst und deep, sondern auch lustig und tanzend.

Let my people go!

Warum erzähle ich dir das? Weil Gott Freude daran hat, wenn wir Freude haben. Unser Leben Jesus zu geben, ist keine Bedingung, die Gott stellt, um uns von Freude abzuhalten. Vielmehr möchte Gott uns mit Freude beschenken. Sicher, wir können die Verse im Lukasevangelium als unschöne Wahrheit lesen:

> Wenn einer von euch mit mir gehen will, muss er sich selbst verleugnen, jeden Tag aufs Neue sein Kreuz auf sich nehmen und mir nachfolgen.
> *Lukas 9,23*

Doch ich glaube, wenn wir Hingabe durch Jesu Augen sehen, ist das die schönste Wahrheit überhaupt. In Hingabe liegt so viel Freude, denn Jesus selbst gab sein Leben mit Blick auf die vor ihm liegende Freude (vgl. Hebräer 12,2). Wenn wir uns bewusst machen, wem wir unser Leben hingeben, dann ist es eine Freude, das zu tun.

In Hingabe liegt so viel Freude, denn Jesus selbst gab sein Leben mit Blick auf die vor ihm liegende Freude.

Bevor Jesus zum Vater ging, betete er: »*Ich habe ihnen vieles gesagt, während ich in der Welt war, damit sie von meiner Freude vollkommen erfüllt sind*« (Johannes 17,13). Jesus möchte, dass wir von seiner Freude erfüllt sind. Sie ist von keinen Umständen abhängig.

Vielmehr macht sie uns von unseren Umständen im Leben unabhängig. Egal, ob wir etwas im Leben dazugewinnen oder verlieren, wir dürfen unseren Blick auf Jesus richten. Nicht nur den Jesus, der am Kreuz für uns litt, sondern den Jesus, der alles in sich erfüllte und uns zum Tanzen einlädt. Ja, das Leben mit Jesus kostet, aber nur weil der Wert unbezahlbar ist: Wir dürfen in Freiheit leben. Es gibt keinen Ort, der so viel Freiheit bringt wie Gottes Gegenwart. Es gibt kein Wort oder Versprechen in der Bibel, das leer zu Gott zurückkehrt (vgl. Jesaja 55,11). Egal, wofür oder wogegen unsere Umstände sprechen, was Menschen, die sozialen Medien oder wir selbst über uns denken, am Ende zählt das, was Gott sagt. Und Gott schenkt Freiheit! Er kann Freiheit von körperlichen und psychischen Krankheiten und Süchten schenken. Freiheit von Ängsten, Menschenfurcht, Stolz. Freiheit von Härte, Bitterkeit, Sorgen. Freiheit von Gedanken über uns selbst, die nicht mit unserer göttlichen Identität übereinstimmen. Freiheit, weil das schon immer Gottes Herzschlag für uns war und ist – auch wenn diese Freiheit umfochten ist.

Ich weiß, dass der Weg zur Freiheit nicht immer leicht ist, sodass die Wahrheit manchmal wie eine Illusion auf uns wirkt. Denn während Gott Freiheit in einem Augenblick schenken kann, kann der Weg dahin auch ein Kampf sein. Doch ich wünsche mir, dass die Wahrheit für dich realer als deine Umstände wird. Während Gott im alten Bund Israel durch Mose befreite, befreite er im Neuen Bund alle Menschen ein für alle Mal durch Jesus! Und so wie Mose zum Pharao »Let my people go!« sprach, ist es auch mein Gebet für dein Leben heute. Über all dem, was dich von einem Leben in Freiheit und Fülle zurückhält, spreche ich aus: »Let my people go!« Wenn deine Freiheit umfochten ist, kämpfst du nicht allein. Wenn der Feind dir einzureden versucht, dass du ohnmächtig bist, halte an der Wahrheit fest, dass Jesus am Kreuz, dem Ort der größten

Ohnmacht, seine Allmacht offenbarte. Die Wahrheit ist, dass wir zur Freiheit berufen sind – auch wenn noch ein Stück Weg vor uns liegt. Doch die Frage, die Gott uns stellt, ist: »Was willst du tun?«

Je mehr ich über diese Frage damals nachdachte, desto mehr wurde mir bewusst: Gott ermutigt uns, in Freiheit zu leben, denn er traut uns zu, dass wir unser gelobtes Land einnehmen. Er traut uns zu, sein Reich auf dieser Erde zu bauen, nicht allein, sondern mit seiner Hilfe. Er hat uns den Heiligen Geist geschenkt, damit wir all dies nicht aus eigener Kraft tun müssen. Das wäre unmöglich. Durch den Heiligen Geist wurde uns ein neues Leben gegeben und Tag für Tag dürfen wir mit ihm weiterleben. Leben und Geist sind unzertrennlich, denn der Heilige Geist ist lebensnotwendig! Er bewirkt die Fülle, Freiheit und das Übernatürliche in unserem Leben.

Leben und Geist sind unzertrennlich,
denn der Heilige Geist ist lebensnotwendig!

Daher ermutige ich dich, den Heiligen Geist kennenzulernen und praktische Schritte mit ihm zu gehen. Wenn du zum Beispiel mit Süchten haderst, erzähl einer vertrauten Person davon, denn du bist nicht allein. Such dir als Kind des Lichts Soldaten des Lichts, die geistlich und praktisch mit dir für Freiheit kämpfen. Wenn du dich und dein Leben hasst, will ich dir sagen, wie unendlich geliebt du bist. Schon bevor wir geboren waren, wurden wir von Gott erwählt (vgl. Jeremia 1,5). Wir sind kein Zufall, sondern geliebt, erwählt und frei, um Hilfe zu bitten, wo wir sie brauchen! Gott möchte uns nahe sein, uns begegnen und in uns leben – näher geht es nicht. Er lädt dich und mich ein in eine intime, persönliche Beziehung mit ihm und in eine Gemeinschaft mit anderen.[28] Auf uns wartet Freiheit!

»Was willst du tun?« Diese Frage dürfen wir uns immer wieder neu stellen, dürfen Gott nach Antworten fragen und in uns hineinhorchen. Denn: Wir sind frei. Frei, um im Geist zu leben. Frei, um anderen von der frohen Botschaft des Evangeliums zu erzählen. Frei, um die Welt auf den Kopf zu stellen. Frei, um Freiheit in unsere Familien, Gemeinden, Städte und Länder zu bringen.

LIVE – In Fülle leben und Leben (weiter)geben

Das ist der Moment. Jetzt ist er da, dachte ich, als ich im Herbst 2021 in der Klinik saß. Ich wusste, dass er eines Tages kommen würde. Es war kein unerwarteter Schicksalsschlag, dieses Mal war ich vorbereitet. Genau genommen wurde ich über Jahre darauf vorbereitet.

Die Untersuchungs- und Blutergebnisse lagen auf dem Schreibtisch meiner Ärztin, einer Hormonspezialistin. Schwarz auf weiß. Um sicherzugehen, hatten sie die Tests öfter gemacht, doch die Ergebnisse sprachen für sich. Sie waren der Beweis dafür, was ich im Herzen bereits wusste.

Liebevoll hatte mir meine Ärztin alles erklärt, sodass ich keine weiteren Fragen hatte. Doch dann hörte ich sie sagen: »Vielleicht möchten Sie und Ihr Partner mit meiner Kollegin über die Möglichkeiten für eine zukünftige Schwangerschaft sprechen.«

Ich dachte nur: *Welcher Partner?* Es gab keinen Partner, mit dem ich darüber sprechen konnte – zumindest nicht den Partner, von dem sie sprach. Es gab niemanden, den ich aktuell datete. In meinem Leben gab es nur den einen, meinen himmlischen Vater, und der wusste bereits Bescheid.

So komisch es auch klingen mag (wenn man es noch nicht selbst erlebt hat), aber Gott hatte diesen Moment bereits vorhergesehen, als er mich die letzten Monate darauf vorbereitet hatte, von leiblichen Kindern Abschied zu nehmen. Es fühlte sich damals real und doch unrealistisch an. Wie kann ich um jemanden trauern, den ich nie getroffen habe und niemals treffen werde? Anfangs kämpfte ich dagegen an. Doch ich durfte trauern, so wie ich noch nie getrauert hatte. Denn mit jeder Träne näherte ich mich dem Moment, in dem meine Ärztin mir heute die Nachricht bestätigte.

Das hier ist nicht überraschend, neu oder unerwartet, ich bin darauf vorbereitet, dachte ich. Und trotzdem spürte ich, wie Tränen in mir aufstiegen und mein Kiefer zitterte, als sie von meinem Partner sprach. Denn sie hatte recht. Über die Möglichkeiten einer Schwangerschaft sollte man mit seinem Partner reden. Und sie traf einen wunden Punkt, als sie mich daran erinnerte. Denn das, was mich neben dieser Nachricht mit am meisten schmerzte, war der Gedanke daran, dass mein zukünftiger Ehemann heute nicht dabei war. Ich hatte viele Entscheidungen allein, mit meiner Familie und mit Gott getroffen. Doch diese Entscheidung traf ich für zwei, aber allein.

Ich fühlte mich als Single nicht oft einsam, aber in diesem Moment traf mich die Einsamkeit mit voller Wucht. Als ich zum ersten Mal durch diese Klinikflure gegangen war, hatte ich viele Paare gesehen. Einige Männer waren nervös umhergegangen, hatten auf ihr Handy geschaut oder versucht, sich abzulenken. Andere hingegen hatten auf der Bank gesessen, ihre Hände zusammengeballt und den Blick zu Boden gesenkt. Alle hatten gewartet. *Ich kenne das Gefühl,* hatte ich damals gedacht, *wenn auch nicht in diesem Zusammenhang.* Die Frauen hatten meist ruhiger auf ihren Plätzen gesessen als die Männer, allerdings ebenfalls mit besorgten Gesichtern. Als ob sie die Panik, Ungeduld und Sorge ihrer Partner mit Frieden und Ruhe hatten ausgleichen wollen. So war zumindest mein Eindruck gewesen.

Sorge und Hoffnung – hier in der Klinik waren sie so nah beieinander. Doch hier hatten sie ein gemeinsames Ziel: dass aus zwei Menschen irgendwann drei wurden. Und jetzt musste auch ich mich mit dreiundzwanzig Jahren mit dieser Frage befassen, nur dass sie in meinem Leben gar nicht aktuell war. Ich hätte gerne noch ein wenig gewartet, bis ich mich mit einer Schwangerschaft auseinandersetze. Doch da war ich vermutlich die Ausnahme in dieser Klinik. Die meisten warteten auf gute Nachrichten, einen erfolgreichen Eingriff oder neue Möglichkeiten: Sie warteten auf einen Hoffnungsschimmer.

Der erwartete Schlag

Niemand sollte diese Entscheidung, die zwei Menschen betrifft, allein treffen, dachte ich. Doch ich musste es. *Es ist nicht mein erster Schicksalsschlag und diesmal bin ich sogar vorbereitet. Aber warum tut es so weh?* Mein ganzes Leben hatte ich geglaubt, dass kein Schlag so schmerzhaft ist wie der, den man nicht kommen sieht. Doch diesen hatte ich kommen sehen …

Mit vierzehn Jahren hatte meine Ärztin das erste Mal gesagt, dass eine Schwangerschaft aufgrund meiner körperlichen Entwicklung schwierig werden könnte. Mit siebzehn Jahren war ich mit meinen Eltern zur Vorbereitung auf die Stammzellentransplantation im Kinderwunschzentrum gewesen. Der Arzt erklärte mir damals die unterschiedlichen Methoden, um Eizellen einzufrieren. Doch ich entschied mich dagegen, da alle Methoden meinen damaligen Gesundheitszustand vor der Transplantation in Gefahr gebracht hätten. Auch diese Entscheidung traf ich mit Gott, voller Glauben, denn ich wusste, dass dieses Thema noch nicht abgeschlossen war.

Die Zeit nach der Transplantation verging und es blieb ein großes Fragezeichen. Bis es nach der Kolektomie durch ein Ausrufezeichen ersetzt wurde. Ich war zweiundzwanzig Jahre alt, als die Chirurgin sagte, dass jede weitere Operation nach dieser mit einem so hohen Risiko verbunden sei, dass ich es nicht riskieren solle, schwanger zu werden, falls man im Notfall einen Kaiserschnitt machen müsste. Mein eigenes Leben wäre in Gefahr. Diese Worte waren so deutlich wie noch nie.

Doch ohne die Worte meines himmlischen Vaters, die er Monate vor dem Gespräch mit meiner Hormonspezialistin zu mir gesprochen hatte, hätte ich an diesem Tag eine weitere Beratung vermutlich in Betracht gezogen. Schließlich war ich die Tochter des Höchsten, die von einer chronischen Krankheit geheilt worden war und nun ein Leben führte, das niemand hatte vorhersehen können. Wunder sind möglich! Daran gab es keinen Zweifel für mich. Und es gab viele Möglichkeiten, um eine zukünftige Schwangerschaft zu ermöglichen. Doch als meine Hormonspezialistin mir mit dreiundzwanzig Jahren davon erzählte, wusste ich: Das war der Moment, auf den Gott mich Monate vorher vorbereitet hatte. Ja, es tat in diesem Augenblick trotzdem noch mal weh, aber ich wusste, dass ich Gott vertrauen konnte, und so waren all die Möglichkeiten keine Option für mich.

Morning after mourning

Dieser Moment, an dem Gott mich auf das vorbereitet hatte, was an diesem Tag in der Klinik geschah, lag schon Monate zurück. Damals hatte ich am Klavier gesessen und Jesus mit geschlossenen Augen angebetet, als ich vor meinem inneren Auge ein kleines Mädchen sah. Sie tanzte und sang auf einem wunderschönen, weiten Feld. Als sie näher herankam, spürte ich die Freiheit, die sie ausstrahlte. Sie wirkte so sorgenfrei auf mich. Ich hatte bisher nicht oft Visionen von Gott erhalten, aber jedes Mal, wenn es so war, wurde mir die Bedeutung erst mit der Zeit klar. Je länger ich das Mädchen ansah, desto klarer wurde mir, dass Gott mir gerade ein Mädchen zeigte, das meine Tochter sein könnte. Ich weiß nicht genau, was es war, doch es war intuitiv, plötzlich selbsterklärend. Mit dieser Erkenntnis überkam mich eine tiefe Traurigkeit.

Ich sah das Mädchen weiter an. Sie war so unbeschwert, doch mein Herz wurde schwer. Die Botschaft wurde immer klarer. Ich wollte meine Augen öffnen, um dem Bild zu entkommen. Tränen liefen mir über das Gesicht, als ich Gott fragte: »Warum zeigst du mir das?« Es ergab für mich keinen Sinn. Ich konnte es mir nicht erklären, doch ich kannte meinen himmlischen Papa. Er würde mir nichts zeigen, was ich nicht sehen wollte, wenn ich es nicht sehen musste. Trotzdem wollte ich erst nicht weiter hinsehen und öffnete die Augen. Doch in diesem Moment spürte ich Gottes Gegenwart wie die eines guten Freundes, der nie von deiner Seite weicht. Liebevoll ermutigte er mich, nicht wegzusehen, sondern genauer hinzuschauen. Als ob er sagen wollte: »Hab keine Angst. Ich bin bei dir. Ich möchte dir etwas zeigen. Sieh genauer hin!« Also machte ich die Augen wieder zu. Die Szene ging dort weiter, wo sie aufgehört hatte – wie bei einem Film, wo man nur auf Pause gedrückt hat. Ich sah sie wieder, dieses junge Mädchen, so unbeschwert und frei. Sie tanzte auf dem Feld und fing an zu singen. Tränen liefen wieder über meine Wangen, als sich die Szene plötzlich veränderte.

Ich stand nun in einer großen Arena mit Tausenden von Frauen. Es schien eine christliche Konferenz mit Frauen aller Altersgruppen zu sein – von Müttern mit Babys über Kleinkinder bis hin zu Teenagern, jungen und älteren Frauen und Großmüttern war alles vertreten. Die ganze Arena war voll und ich sah, wie sie Jesus mit erhobenen Händen und aus ganzem Herzen anbeteten. Ich spürte so viel Freude und Liebe, dass mein Herz innerlich aufging. Eine Sekunde lang wusste ich nicht, ob ich gerade Tränen der Trauer oder der Freude weinte. Vermutlich war es beides, während ich in dieser Vision mit Gott noch einige Zeit verweilte.

In jener Nacht sprach Gott ganz klar zu mir. Er sprach zu mir über meine Zukunft und erklärte mir beide Bilder, erst das Bild von der Arena voller Frauen, auf das ich später noch eingehen werde, dann das mit dem Mädchen auf dem Feld. Er bat mich, Abschied zu nehmen, nicht nur von ihr, sondern auch von zukünftigen leiblichen Kindern. Es brach mir das Herz. Ich schluchzte und konnte nicht aufhören zu weinen. Und Gott wusste, dass ich genau diesen Moment der Trauer brauchte. Ich weinte noch lange: Tränen der Trauer, des Verlusts und des Schmerzes. Tränen aus den Tiefen meines Herzens.

Als ich mich langsam beruhigt hatte, fragte ich Gott: »Abba, warum zeigst du mir das jetzt?« Er machte mich auf Philipper 1,6 aufmerksam: *»Ich bin ganz sicher, dass Gott, der sein gutes Werk in euch angefangen hat, damit weitermachen und es vollenden wird bis zu dem Tag, an dem Christus Jesus wiederkommt.«* Mir fiel auf, wie oft ich diesen Vers in der Vergangenheit gelesen hatte und Gott dabei als den Vollender gesehen hatte, ohne den Anfang zu berücksichtigen. Doch in diesem Moment war es, als ob Gott mir zeigen wollte, dass er nicht nur zu Ende bringt, sondern auch Neues anfängt. Und so wie man nichts zu Ende bringen kann, ohne es anzufangen, war das der Anfang.

Ich konnte es nicht sehen, doch Gott gab mir an diesem Abend einen Vorsprung, indem er mich auf dieses Treffen in der Klinik vorbereitete. Zu diesem Zeitpunkt war ich weder mit der Hormonspezialistin noch mit der Klinik im Gespräch. Ich hatte keine Ahnung, was Monate später auf mich zukommen würde, aber Gott hatte an diesem Abend einen Prozess in mir begonnen, den er auch zu Ende bringen würde. Über die nächsten Wochen und Monate gab es immer wieder Momente, in denen ich das Gefühl hatte, dass

Gott mich zum Trauern einlud. Ich war versucht, davor zu fliehen, denn die Trauer war zwar real, aber schien auch banal.

Als mir eines Abends wieder die Tränen kamen, betete ich: »Gott, entweder ich werde verrückt oder du machst etwas Verrücktes mit mir und ich darf dir vertrauen.« Ich saß zu dem Zeitpunkt mit meinen Eltern im Auto und teilte ihnen mit, was bei mir gerade abging. Auch ihnen ging es nahe und sie stimmten mir zu: Das Ganze ergebe zwar rational keinen Sinn, aber auch sie hatten den Eindruck, es sei göttliches Timing und ich solle mich auf diesen Trauerprozess einlassen. In dieser Zeit wurde ich an Matthäus 5,4 erinnert: *»Glückselig sind die Trauernden, denn sie sollen getröstet werden!«* (SCHL), und plötzlich sah ich das Göttliche im Trauern: Wenn wir trauern, tröstet er! Wir müssen uns nicht zusammenreißen, auf die Lippe beißen oder Schlechtes gutheißen, sondern dürfen trauern und getröstet werden.

Gott vollendet nicht nur, was er beginnt, er beginnt etwas, um es zur Vollendung zu bringen.

Kein Wort, keine Antwort oder Erklärung konnte mich in dieser Zeit trösten, doch Gott gab mir Raum, in seiner Gegenwart zu weinen. Er nahm mich in einen Trauerprozess mit hinein, und in seiner Gegenwart wurde ich getröstet und durfte heilen. An diesem Abend lernte ich, dass Gott durch Visionen, Gedanken, Träume und sein Wort zu uns spricht. Natürlich sollten wir immer prüfen, ob diese Eindrücke wirklich von Gott sind. Denn selbst wenn es uns provoziert, irritiert, ja sogar mit Schmerz konfrontiert, tut er es nicht, um uns zu verletzen, sondern zu heilen. Gott vollendet nicht nur, was er beginnt, er beginnt etwas, um es zur Vollendung zu bringen. Damals fühlte es sich für mich wie das Ende an, doch

Gott begann etwas Neues. So schmerzhaft Trauer auch ist, sie ist der Anfang von Heilung.

Impossible possibilities – Alles ist möglich

Als meine Hormonspezialistin über meinen Partner sprach, sagte ich ihr, dass es keinen gab. Sie sah mich mit mitfühlenden Augen an. Und ich wusste, mein himmlischer Vater sah mich gerade mit denselben Augen an. Bereits beim ersten Treffen mit ihr wusste ich, dass es keine bessere Ärztin für die Überbringung von schlechten Nachrichten hätte geben können. Doch wenn es irgendeinen Partner gab, mit dem ich über die Möglichkeiten einer Schwangerschaft reden sollte, dann der, der bereits all die Jahre an meiner Seite gewesen war und mit mir über zukünftige leibliche Kinder reden wollte.

Als ich mich gesammelt hatte, erklärte ich ihr, dass ich all die Jahre immer wieder mit diesem Thema konfrontiert wurde und immer wieder zur selben Entscheidung kam. Ich erklärte ihr, warum ich die Möglichkeit zur Sicherstellung einer zukünftigen Schwangerschaft ablehnte.

Hätte Gott mir vorher nicht die Zeit gegeben, um loszulassen, hätte ich an den Möglichkeiten, die die Hormonspezialistin mir nun vorschlug, festgehalten. Gott wusste, dass ich gekämpft hätte, und zwar allein: für meinen zukünftigen Ehemann, für unsere zukünftigen Kinder. Ich hätte gekämpft, weil ich Gottes Macht nie bezweifle, weder seinen Rat als El Roi, den Gott, der mich sieht (vgl. 1. Mose 16,13), noch seine Macht als Jahwe Rapha, den Gott, der heilt (vgl. 2. Mose 15,26). Doch ich war nie allein. Gott hatte mich in einen Trauerprozess hineingenommen und verlangte von mir weder, für dieses Wunder zu beten, noch dafür zu kämpfen. Ich sollte mein Leben nicht riskieren, ich durfte es ihm anvertrauen. Während er bereits dieses Gespräch über meine zukünftigen Kinder gesehen hatte, sah er mich – sein Kind – und kümmerte sich als liebevoller Vater um mich und meine Zukunft.

Trauer war der erste Schritt zur Heilung, doch das hier war der nächste Schritt. Das, worauf Gott mich vorbereitet hatte, trat nun ein. Seine Vorbereitung traf auf meine Realität. Und es war schmerzhaft. Es ging nicht spurlos an mir vorbei, sondern haute rein. Aber es hatte nicht die Kraft, mich umzuhauen, denn ich war darauf vorbereitet.

Ich konnte meiner Ärztin alles erklären und sie verstand es. Sie meinte, es sei eine »nachvollziehbare und reife Entscheidung«, und gab mir ihre Telefonnummer, »falls ich doch etwas bräuchte«.

Als ich die Klinikflure hinunterging und an all den wartenden Paaren vorbeikam, wurden meine Knie weich, und ich konnte kaum stehen. Mein Herz pochte, doch ich war entschlossen. Auf dem Heimweg in der U-Bahn konnte ich meine Tränen nicht mehr verbergen, aber ich wusste, es war okay. Ich durfte mich in Gott bergen. Als eine Mutter mit Kinderwagen in die U-Bahn einstieg, sah ich ihre Tochter im Kinderwagen an und musste wieder über Gottes Vorbereitung nachdenken. Ich erinnerte mich an die Nachricht eines Freundes von heute morgen. Er wusste nichts von dem Ganzen und hatte mir Römer 8,28 geschickt: *»Und wir wissen, dass für die, die Gott lieben und nach seinem Willen zu ihm gehören, alles zum Guten führt.«* Darunter schrieb er: »Alles wird gut!« Erneut füllten sich meine Augen mit Tränen, denn ich wusste, er hatte recht. Als ich das Kind so sah, wurde mir etwas über meinen Zukünftigen klar: Derselbe Gott, der mein Herz vorbereitete, würde auch meinen zukünftigen Ehemann vorbereiten. Ich weiß nicht, wer mein Zukünftiger sein wird, aber ich muss es auch nicht wissen, denn Gott weiß es.

In einer Welt voller Möglichkeiten sprach Gott zu mir im Voraus über diese Möglichkeit. Er hatte mich über Jahre hinweg vorbereitet – viel länger, als ich zuerst gedacht hatte. Der erste Bibelvers, an den ich mich als prophetischen Eindruck bis heute erinnere, ist aus Jesaja:

> Denn du wirst dich nach allen Seiten hin ausbreiten: Deine Kinder werden das Land anderer Völker in Besitz nehmen und die zerfallenen Städte neu besiedeln. Hab keine Angst, du wirst nicht mehr erniedrigt werden! Niemand darf dich je wieder beschämen. Du wirst vergessen, wie man dich in deiner Jugend gedemütigt hat, und nicht mehr an die schwere Zeit zurückdenken, in der du als Witwe ganz allein dastandest. Denn der Herr, der dich erschaffen hat, ist dein Ehemann. Er heißt »der Herr, der allmächtige Gott«. Er ist der heilige Gott Israels, dein Erlöser, und der Gott der ganzen Welt.
> *Jesaja 54,3-5; HFA*

Als ich diese Stelle mit dreizehn Jahren las, berührte mich vor allem Vers 4. Ich werde nicht mehr beschämt werden. Ich werde die schweren Zeiten, die ich jetzt erlebe, vergessen. Ich werde nicht mehr an die Zeit zurückdenken, in der ich allein dastand. Diese Bibelstelle ermutigte mich jahrelang – bis ich sie vergaß. Erst mit dreiundzwanzig Jahren erinnerte mich Gott erneut an diese Stelle. Über die kommenden Monate hinweg begegnete sie mir immer wieder. Ich begriff, wie lange Jesus mich schon gesehen und vorbereitet hatte.

In den vielen Wartezimmern meines Lebens durfte ich Jesus erleben. Doch mit den Jahren haben sich die Wartezimmer verändert. Während ich früher, wie all die Paare, im Wartezimmer von Kliniken und Arztpraxen saß, war mein Wartezimmer diesmal Gottes Gegenwart. Und dort durfte ich eines lernen: Derselbe Gott, der das Unmögliche möglich machen kann, kann uns auch auffordern, das zu tun, was sich für uns unmöglich anfühlt: eine Möglichkeit abzulehnen. Denn auch wenn für Gott nichts unmöglich ist, ist nicht jede Möglichkeit deshalb automatisch göttlich. Nicht jede verschlossene Tür ist ein Hindernis, so wie nicht jede offene Tür ein Geschenk des Himmels ist. Wir können das Leben nicht auf Regeln, Formeln, Strategien, Wissen oder Bauchgefühle reduzieren. Je länger ich lebe, desto mehr verstehe ich, warum sich Jesus nach einer intimen, persönlichen Beziehung mit jeder und jedem Einzelnen von uns sehnt.

Er allein kann und möchte uns auf alles, in allem, mit allem vorbereiten, denn er allein kennt unsere Vergangenheit, Gegenwart und Zukunft. Egal, wie allein wir uns fühlen, er lässt uns nie allein. Er ist immer bei uns bis ans Ende der Zeit (vgl. Matthäus 28,20) und der beste Partner, den es gibt, denn er vollendet, was er beginnt, und beginnt Neues, um es zur Vollendung zu bringen, und zwar auf die übernatürlichste Weise – seine Weise.

For live

Als junges Mädchen wollte ich immer Mutter werden. Ich hatte mir sogar schon Kindernamen überlegt und nie darüber nachgedacht, was es bedeuten würde, schwanger zu werden. Ich war einfach ein Kind. Doch als ich mit vierzehn Jahren das erste Mal hörte, dass eine Schwangerschaft für mich schwierig werden könnte, kam mir danach ein neuer Kindername in den Sinn. Ich erinnere mich noch an den Moment, als ich mit meiner Mum und meiner Schwester auf der Coach saß und mir der neue Name einfiel. Ich erzählte lange niemandem davon, denn es war kein »richtiger« Name (und damals war es definitiv noch nicht in, seine Kinder nach Himmelsrichtungen zu benennen). Es war vielmehr ein Herzenswunsch, den ich für dieses Leben hatte und deshalb im Herzen für mich behielt. Erst vor der Stammzellentransplantation erzählte ich meiner Familie davon. »Wenn ich eines Tages eine Tochter bekommen sollte, werde ich sie ›Live‹ nennen«, sagte ich. »Denn sie wäre ein Wunder, so wie das Leben. Und sie soll leben. Sie soll das Verb ›leben‹ verkörpern.«

Auch heute würde ich meine zukünftige adoptierte Tochter so nennen (vorausgesetzt mein Ehemann ist einverstanden), denn auch wenn ich nie schwanger sein werde, weiß ich, dass ich in irgendeiner Form Mutter sein werde – für adoptierte oder geistliche Kinder.

»Live« erinnert mich nicht nur an eigene Kinder, sondern an alle Töchter und Frauen dort draußen. Dieser Name erinnert mich an die Frauen und Männer, die mir vorangegangen sind, und die Töchter und Söhne, die nach meiner Generation kommen werden. Er erinnert mich an alle, die für das Leben kämpfen und nicht aufgeben. Denn auch wenn wir mit Jesus in einer engen Beziehung leben und ihn mit ganzem Herzen lieben, so ist dieses Leben doch ein Kampf. Es gibt nicht nur diese eine Runde, diesen einen Schlag in deinem Leben und dann ist es vorbei. Nein, dieser Kampf ist vielmehr ein Krieg gegen sichtbare und unsichtbare Schläge, die immer wieder versuchen uns zu Boden zu werfen, bis wir nicht mehr aufstehen. Denn der Feind wird immer wieder versuchen, unser Leben zu berauben, zu zerstören und zu vernichten, sodass wir vergessen, dass Jesus bereits gesiegt hat und gekommen ist, um Leben im Überfluss zu bringen.

Wenn dieses Leben mal wieder wie ein einziger Kampf ist, dann erinnere ich mich an alle, die mir vorangegangen sind. Im Hebräerbrief steht:

> Da wir von so vielen Zeugen umgeben sind, die ein Leben durch den Glauben geführt haben, wollen wir jede Last ablegen, die uns behindert, besonders die Sünde, in die wir uns so leicht verstricken. Wir wollen den Wettlauf bis zum Ende durchhalten, für den wir bestimmt sind. Dies tun wir, indem wir unsere Augen auf Jesus gerichtet halten, von dem unser Glaube vom Anfang bis zum Ende abhängt.
> *Hebräer 12,1-2a*

Wenn ich an die Frauen und Männer denke, die bereits vor mir getrauert, gekämpft und gelebt haben, dann weiß ich, dass ich heute nur mit Freude ernte, weil sie früher mit Tränen gesät haben (vgl. Psalm 126,5). Und das macht mich demütig, denn ich weiß, es ist ein Privileg, dort weiterzumachen, wo Generationen vor mir aufgehört haben. »Live« ermutigt mich in schweren Zeiten, als Pionierin voranzugehen und mutig mit Tränen zu säen, wo andere in Zukunft mit Freude ernten werden. Denn ich weiß, ich werde nicht für immer leben. Irgendwann werde ich den vielen Zeugen begegnen, die bereits vor mir ihren Lauf gerannt sind. Deshalb möchte ich alle Last und Sünde ablegen und den Wettlauf bis zum Ende laufen. Ich renne dem Tag entgegen, an dem Jesus all meine Tränen abwischen wird, an dem es keinen Tod, keine Trauer, kein Weinen und keinen Schmerz mehr geben wird (vgl. Offenbarung 21,4). Und ich lebe, um anderen diesen Tag näherzubringen.

Ich renne dem Tag entgegen, an dem Jesus all meine Tränen abwischen wird, an dem es keinen Tod, keine Trauer, kein Weinen und keinen Schmerz mehr geben wird.

Wenn ich meine Augen auf Jesus richte, erinnert er mich daran, dass er den Lebenskreislauf mit sich beginnen ließ und dass dieser Kreislauf nicht mit uns enden wird. Manchmal beginnt Gott Sachen in unserem Leben, die erst im Leben anderer vollendet werden. Gott arbeitet generationenübergreifend und hört nicht auf, uns vorzubereiten – für diese Generation und die nächste, für diese Season und die kommenden. Wir dürfen leben – für das Leben, das uns gegeben wurde, und das Leben, das wir weitergeben werden. Für die, die uns vorangegangen sind, und die, die nach uns kommen werden. Für »Live«.

Happily ever after – Alles auf Anfang

»Willkommen daheim!«, sagte mein Paps und stand mit Blumen und Luftballons in der Eingangstür. Jedes Mal, wenn ich von einem Krankenhausaufenthalt nach Hause kam, stand er mit strahlenden Augen da und machte es für mich besonders schön, nach Hause zu kommen. Meine Mum half mir aus dem Auto ins Wohnzimmer, mein Paps trug meine Taschen und Koffer in mein Zimmer und meine Schwester gab mir ein Update über alles, was ich in der Zeit verpasst hatte. Wenn meine Mum und mein Paps dann dazukamen, lag ich oft einfach da, sah meine Familie an und dachte nur: *Mann, bin ich dankbar!*

Über die Jahre hinweg hat sich dieses Szenario verändert. Heute habe ich alle sechs bis zwölf Monate Kontrollbesuche im Krankenhaus. Ich komme öfter nach Hause, denn ich bin auch öfter unterwegs. Und wenn wir dann zusammensitzen, schaue ich meine Familie an und denke nur: *Mann, bin ich dankbar! Dieses Leben, das ich leben darf, ist nicht das, was es einmal war. Aber ihr wart immer da!*

The best is yet to come

Als ich an jenem Tag das Haus verließ, wurde es schon dunkel. Ich hatte einen langen Tag hinter mir und wollte noch unbedingt den Sonnenuntergang über dem See, ein paar Meter von unserem Haus entfernt, sehen. Also sprintete ich los, mit Lobpreismusik auf meinen Ohren. Das Rennen erinnerte mich immer noch an meine Kindheit und ich liebte dieses Gefühl von Freiheit. Vereinzelt kamen mir noch ein paar Menschen entgegen und ich lächelte sie an. Wenn sich unsere Blicke trafen, lächelten manche zurück, andere nickten und ein älterer Mann schien zu wissen, wohin ich wollte, und wünschte mir: »Viel Glück!«, denn ich musste mich beeilen, um den Sonnenuntergang zu erwischen.

Die Sonne ging gerade über dem Feld unter, als ich ankam. Die Vögel sammelten sich bereits, um gemeinsam in ihre Nester zu fliegen. Die Heuschrecken zirpten und Insekten schwirrten über dem See. Die letzten Badegäste packten ihre Sachen ein und gingen nach Hause. Und obwohl ich es nicht mochte, im Dunkeln allein zu sein, fühlte ich mich nirgends so sicher wie hier, gemeinsam mit meinem Abba. Daheim. Ich liebte diese Zeiten zu zweit. Nur er und ich. Ich setzte mich ins Feld, machte die Augen zu und dachte: *Danke, Abba! Du warst schon immer da. Hier darf ich ankommen.* Der Himmel verfärbte sich immer mehr und die letzten rosaroten Wolken spiegelten sich im Wasser. Hier traf die Schöpfung auf den Schöpfer. Und nirgendwo auf der Welt fühlte ich mich meinem himmlischen Papa näher.

Sonnenuntergänge erinnerten mich schon immer daran, dass das Beste zum Schluss kommt. Egal, wo ich war, in der Klinik, daheim oder sonst wo auf der Welt: Jeden Abend ging die Sonne unter. Egal, wie aufregend oder anstrengend, wie angenehm oder schmerzhaft, wie gesellig oder einsam, wie schön oder aussichtslos der Tag gewesen war, wenn die letzten Sonnenstrahlen in mein Gesicht schienen, erinnerten sie mich an Jesus, das Licht dieser Welt. Jesus, der auf Erden alles erlebt hat, was wir als Menschen an unseren schönsten und dunkelsten Tagen erleben. Er kam als Licht, das in der Dunkelheit leuchtet, und *»die Dunkelheit konnte es nicht auslöschen«* (Johannes 1,5b).

Wenn ich die Sonne untergehen sehe, weiß ich, egal, wie dunkel die kommende Nacht oder Zeit wird, Jesus ist nicht aufzuhalten. Sein Licht leuchtet für immer. Er lässt die Sonne auf- und untergehen, hält die ganze Welt in seiner Hand und hält dort auch dich und mich. Er steht über allem, und doch lebt er mit uns, in uns und durch uns. Er kam, um mit uns in einer intimen, persönlichen Beziehung zu leben. Eine Beziehung, die heute von Herz zu Herz beginnt und morgen im Himmel von Angesicht zu Angesicht nie enden wird. Denn das Beste kommt zum Schluss: Jesus wird wiederkommen. Das hat er versprochen (vgl. Johannes 14,3).

**Das Beste kommt zum Schluss:
Jesus wird wiederkommen. Das hat er versprochen.**

Sonnenuntergänge erinnern mich an dieses Versprechen von einem neuen Morgen, von mehr, von Himmel – und Himmel auf Erden –, von einer Zeit, wo das Licht für immer leuchten wird (vgl. Offenbarung 22,5). Es ist ein Versprechen, das Gott jeden Abend an den Himmel schreibt, sodass es alle sehen können – egal, wie arm oder reich, gesund oder krank, alt oder jung wir sind. Egal, wo wir innerlich und äußerlich sind. Sonnenuntergänge können uns daran erinnern, dass das Beste zum Schluss kommt. Als Jesus auf der Hochzeit zu Kana Wein machte und dieser besser war als der vorherige (vgl. Johannes 2,1-12), zeigte er: *»Das Ende einer Sache ist besser als ihr Anfang […]«* (Prediger 7,8a). Und am Ende wird er als Bräutigam für uns, seine Braut, wiederkommen. Denn das Beste kommt zum Schluss.

Before and after

Als ich vor der Stammzellentransplantation zum ersten Mal mit meiner Familie und Therapeutin intensiver über »mein Ende« nachdachte, fragte ich mich: *Was würde auf meinem Grabstein stehen? Was möchte ich hinterlassen? Was würden Menschen über mich sagen, wenn ich gehe?* Ich wusste es damals nur teilweise. Doch als ich Jahre später erneut darüber nachdachte, hörte ich, wie der Heilige Geist »Happily ever after« sagte. Ich dachte sofort, ich höre nicht richtig. Diese Worte konnten nicht von mir sein, denn ich fand sie viel zu kitschig. Ich musste an das Ende von Hollywood-Filmen denken, wo die Liebe immer siegt.

Aber ich musste auch an das Ende denken, das wie ein Preis erscheint, nach dem Menschen ein Leben lang Ausschau gehalten haben. Ein Ende, das auf Erden nicht zu finden ist, weil wir den Preis erst im Himmel erhalten werden (vgl. 1. Korinther 9,24). Sie erinnerten mich daran, dass das »Happily ever after« im Himmel auf uns wartet, wenn wir »zurück« sind. Ja, das schönste »Happily ever after« auf Erden kann mit goldenen Straßen einfach nicht mithalten.

In diesem Moment begriff ich, warum mir der Heilige Geist gerade diese Worte gab und warum sich so viele Menschen ein »Happily ever after« wünschen. Denn es ist ein Ende, nach dem wir uns alle sehnen. Ein Ende, wo jede und jeder für sich glücklich ist und die Liebe gesiegt hat. Ein Ende, das sich in einer Person verwirklicht: Es war, als ob der Heilige Geist mir sagte: »Jesus Christus ist dein ›Happily ever after‹.« Ich konnte nicht anders, als vor Freude zu weinen, denn plötzlich sah ich die letzten Jahre meines Lebens: vierzehn Jahre mit Morbus Cohn, die Zeit nach der Stammzellentransplantation und dem künstlichen Koma. Ich sah das Überleben, Sterben und Leben in Fülle. Ich sah Jesus, mein

»Happily ever after«, mittendrin. Er war schon immer da und würde für immer bleiben. Er gab mir Freude, die, unabhängig von allem, an nichts und niemanden – außer an ihn – gebunden war und ist. Eine Freude, die mit keinem Glück dieser Welt vergleichbar ist und die in der Vergangenheit erfahrbar war und auch in Zukunft zu jeder Zeit erfahrbar sein wird.

Und plötzlich wusste ich: Ganz egal, wann mein Ende kommen wird oder was ich bis dahin noch erleben werde, ich werde happy leben und sterben, denn Jesus war und ist mein »Happily ever after«.

Ganz egal, wann mein Ende kommen wird oder was ich bis dahin noch erleben werde, ich werde happy leben und sterben, denn Jesus war und ist mein »Happily ever after«.

Mit ihm war ich nie allein. In Krankheit und Gesundheit, in Höhen und Tiefen, in den verschiedenen Seasons meines Lebens war er da und würde für immer bleiben. Ich sah das Vorher und Nachher und wusste: Bevor ich ihn kannte, schuf er mich. Bevor ich ihn sah, durchschaute er mich. Bevor ich ihn hörte, glaubte er an mich. Bevor ich ihn liebte, starb er für mich. Bevor ich es wusste, fand er mich und führte mich zu dem Ort, an dem ich zu Hause bin. Ich war nicht »zurück« im Himmel, sondern immer noch hier. Mein Lauf auf Erden war noch nicht zu Ende. Doch hier, bei Jesus, durfte ich endlich ankommen.

Jesus ist der Anfang und das Ende, Alpha und Omega. In Gesundheit und Krankheit, in guten und schlechten Zeiten, in jungen und späten Jahren, in armen und reichen Tagen ist Jesus mittendrin. Ob wir überleben oder sterben – Jesus ist das Leben in Fülle. Als er sein Leben am Kreuz für uns gab, war es das Ende, doch in

Wahrheit erst der Anfang, denn jetzt und in alle Ewigkeit kann uns nichts von Jesu Liebe trennen:

> Weder Tod noch Leben, weder Engel noch Mächte, weder unsere Ängste in der Gegenwart noch unsere Sorgen um die Zukunft, ja nicht einmal die Mächte der Hölle können uns von der Liebe Gottes trennen. Und wären wir hoch über dem Himmel oder befänden uns in den tiefsten Tiefen des Ozeans, nichts und niemand in der ganzen Schöpfung kann uns von der Liebe Gottes trennen, die in Christus Jesus, unserem Herrn, erschienen ist.
> *Römer 8,37-39*

Wenn ich heute zurückblicke, sehe ich genau das. Ich sehe, dass kein Tag nur gut oder nur schlecht war – obwohl wir das oft so sagen, wenn uns jemand nach unserem Tag fragt. Vielmehr hat das Gute und Schlechte oft koexistiert, auch wenn das eine oder andere oft dominierte. Das Gute und Schlechte schließen sich nicht gegenseitig aus, sondern zeichnen die Höhen und Tiefen, die Spannungen des irdischen Lebens aus. Sie sind der Grund, warum selbst das Leben und der Tod gleichzeitig das Schlimmste und Schönste auf Erden sein können. Denn während wir oft nur das eine oder andere sehen, kann Jesus aus beidem Leben hervorbringen. Er war und ist das Beste, am Anfang und am Ende. Mittendrin.

»Come!«

Ich bin so oft aus dem Krankenhaus nach Hause gekommen, doch bei Jesus durfte ich endlich ankommen. Es war ein weiter Weg hierher, denn ich sehnte mich oft nach meinem himmlischen Zuhause.

Doch Jesus zeigte mir, dass ich hier und heute zu Hause sein durfte. Irgendwann würde ich in die Arme meines Vaters rennen und er würde sagen: »Willkommen«, doch bis dahin durfte ich in Jesus leben, bei ihm ankommen und hören, wie er sagte: »Willkommen zu Hause.« Egal, wo ich bin und noch sein werde, eins weiß ich jetzt: Jesus ist nicht nur mein Erlöser, mein Arzt, Retter, Versorger und König, er ist mein bester Freund, mein Ein und Alles, mein Zuhause.

In dunklen Tagen sehnen wir uns oft so sehr nach Gottes Wirken. Das ist menschlich, natürlich und verständlich. Ich glaube, Gott sehnt sich nach ehrlichen Gebeten, in denen wir unsere Wünsche, Bedürfnisse, Sehnsüchte und Nöte vor ihn bringen. Doch ich glaube, Gott will so viel mehr als Wunder, Heilung, Durchbrüche und Segen in unserem Leben bewirken. Er will unser Leben sein und ausfüllen. Jesus selbst ist das kostbarste Geschenk, der uns mit Freude, Frieden und Leben beschenkt. Er möchte unser »Ein und Alles« sein, damit wir ihn, wenn wir auf unser Leben zurückblicken, in allem erkennen: im Kleinen und Großen, im Einzelnen und im alles Umfassenden. Er möchte uns mit dem Heiligen Geist erfüllen, sodass wir in Fülle leben können.

Wenn du krank bist, hat Jesus mehr als Heilung für dich. Wenn du trauerst, schenkt Jesus mehr als den Trost, nach dem du dich sehnst. Wenn du einsam bist, ist Jesus mehr als der beste Freund, den du dir wünschen könntest. Wer Jesus ist, übersteigt, was er tut. Er übertrifft unsere Vorstellung und ist so viel mehr. Er liebt jede und jeden Einzelnen und möchte jedem Menschen begegnen. Hier und jetzt. Er möchte, dass jede und jeder Gottes Gegenwart erlebt, die so viel schöner, besser, himmlischer, mächtiger, liebevoller und majestätischer ist, als wir es uns jemals vorstellen können! Wir dürfen ihn unser Leben lang immer mehr kennenlernen.

Jesus weiß, wie es aktuell in deinem Leben aussieht. Wie es dir geht, wonach du dich sehnst, worauf du hoffst. Er kennt den Anfang und das Ende und ist mittendrin! In Johannes 10,10 (SCHL) sagt Jesus: *»Der Dieb kommt nur, um zu stehlen, zu töten und zu verderben; ich bin gekommen, damit sie das Leben haben und es im Überfluss haben.«*

Dieser Bibelvers hat dieses Buch von Anfang an begleitet, denn ich weiß, dass der Kampf um unser Leben real ist. Jesus kam, damit wir in Fülle leben. Er sagt aber auch, dass es einen Feind gibt, der kommt, um uns von diesem Leben abzuhalten.

Ich weiß nicht, wie viel der Feind bereits von dir und deinem Leben geraubt, zerstört oder vernichtet hat. Doch ich weiß, dass Jesus seine Versprechen hält. Er kam in diese Welt, damit wir das Leben in Fülle haben. Ich finde, anhand des Wortes »kommen« wird hier ein wichtiger Punkt deutlich: Denn anders als der Dieb, der »kommt«, ist Jesus bereits »gekommen«. Jesus betont hier: »Wenn der Feind angreift, habe ich bereits gewonnen.« Wenn der Feind versucht, uns vom Leben in Fülle abzuhalten, ist Jesus das Leben in Fülle. Er ist gekommen, damit wir zu ihm kommen können.

Deswegen finden wir an vielen Stellen in der Bibel immer wieder diese Einladung: Als Jesus von sich als Brot des Lebens sprach, sagte er: *»Ich bin das Brot des Lebens. Wer zu mir kommt, wird nie wieder hungern. Wer an mich glaubt, wird nie wieder Durst haben«* (Johannes 6,35). Im Matthäusevangelium sagte er: *»Kommt alle her zu mir, die ihr müde seid und schwere Lasten tragt, ich will euch Ruhe schenken«* (Matthäus 11,28b). Oder im Johannesevangelium: *»Ich bin der Weg, die Wahrheit und das Leben. Niemand kommt zum Vater außer durch mich«* (Johannes 14,6b). Er betonte: *»Alle aber, die der Vater mir gegeben hat, werden zu mir kommen, und ich werde sie nicht zurückweisen oder hinausstoßen«* (Johannes 6,37). Jesus kam und rief seine Jünger mit den Worten: *»Komm mit und folge mir nach«* (Matthäus 9,9b). Er rief Petrus aufs Wasser: *»Dann komm«* (Matthäus 14,29b). Er machte Lazarus lebendig und rief ihn mit den Worten: »*Lazarus, komm heraus!*« (Johannes 11,43b). Er heilte Menschen, indem er zu ihnen kam und Menschen zu ihm kamen (vgl. Matthäus 8,16; Markus 5,21.27).

Jesus ist gekommen und lädt uns ein: »Komm!« Er ruft uns zu sich, damit wir dem einzig lebendigen, realen Gott begegnen. Er möchte unsere Wunden heilen und uns von allem, was uns gefangen hält, befreien. Er sehnt sich nach einer persönlichen, intimen Beziehung mit uns. Im letzten Buch der Bibel heißt es:

> Der Geist und die Braut sagen: »Komm!« Und wer sie hört, soll sagen: »Komm!« Wer durstig ist, der komme. Wer will, soll kommen und umsonst vom Wasser des Lebens trinken!
> *Offenbarung 22,17*

Also komm! Ganz gleich in welcher Season deines Lebens du bist: ob du am »Überleben« oder Dahinleben bist. Ob du am Anfang, am Ende oder mitten auf deiner Reise mit Jesus bist oder ihn noch gar nicht kennst. Jesus ist gekommen und ruft dich zu sich. Es ist seine Einladung an dich! Eine Einladung an sein Herz: Komm! Komm, wie du bist, mit allem, was du hast und wonach du dich sehnst. Komm und erlebe Jesus, denn er ist die Quelle und Fülle des Lebens, Erlöser und Retter, Arzt und Heiler, König und Herr, Freund und Tröster, himmlischer Vater und treuer Partner.

Jesus ist gekommen, damit du mit, in und für ihn lebst. Er ist gekommen, damit du weißt, wie unendlich geliebt du bist. Er ist gekommen und seine Einladung steht: »Komm!«, denn das Ende ist erst der Anfang und das Beste kommt zum Schluss. Jesus kam und wird wiederkommen. Und bis dahin dürfen wir bei ihm ankommen. Also: Komm!

Dank

Es braucht Leben, um seine Lebensgeschichte zu erzählen. Daher gehört mein größter Dank meinem besten Freund, meinem Erlöser, Tröster, Ratgeber, Herr und König, Jesus Christus! Bereits Johannes sagte zum Schluss:

> Es gibt noch vieles andere, was Jesus getan hat. Wenn man dies alles aufschreiben würde, glaube ich, könnte die ganze Welt die Bücher nicht fassen, die man dann schreiben müsste.
> *Johannes 21,25*

Ich könnte es nicht besser sagen. Danke, Jesus! Dieses Buch wird nie in Fülle beschreiben, wer du bist. Doch ich danke dir für das Leben in Fülle, das du bist, und für deinen Heiligen Geist, der mich in jeder Season begleitet hat – auch in dieser. Danke für jedes Wort, jede Idee, jeden Flow, den du mir geschenkt hast. Du bist der Autor meines Lebens. Dir gebührt alle Ehre!

Der Dank direkt danach geht an die beste Family: meine Mum, meinen Paps, meine Sis, mein Omilein und meinen Opa, meine Tante, Nicola, und meinen Onkel, Andreas. Ohne euch wäre ich nicht, wer ich heute bin. Danke, dass ihr mich in jeder Season geliebt, gesehen, gekannt, gehört und immer wieder für mich, mit mir und um mich gekämpft und gebetet habt. Danke, Mummy und Paps, dass ihr mich zu jeder Sekunde bedingungslos geliebt, euer Leben für mich gegeben und mir gezeigt habt, wer Jesus ist. Eure ehrliche Liebe, feurige Leidenschaft, euer unerschütterliches Vertrauen in Jesus und eure intime Beziehung mit ihm haben mein

Leben für immer geprägt. Danke, Jõ, dass du meine große Sis warst, wenn ich es nicht sein konnte, der einzige Clown im Krankenhaus, der mich zum Lachen bringen konnte, meine treue Wegbegleiterin auf einsamen Wegen, meine Supporterin und Freundin fürs Leben! Ihr habt mich ermutigt, gespiegelt und empowered meine Geschichte zu leben und zu erzählen! Danke! Ihr seid der größte Schatz und Segen! I love you to Jesus for eternity!

Man sagt: »Um ein Kind aufzuziehen, braucht es ein ganzes Dorf«[29], doch: Es braucht das beste Krankenhaus, um ein Kind zu hören. Vielen Dank an die Kinderklinik, die Tag und Nacht ihr Allerbestes für mich gegeben, mir zugehört und mich ernst genommen hat. Mein Dank gilt vor allem meinen Ärzten, meinen Gastro-Schwestern sowie meinen LAF-Schwestern und dem Pflegepersonal von der Intensiv-Station! Danke auch an meine Psychologinnen, Frau Bohata und Frau Buchbauer, und die beste Physiotherapeutin. Ihr habt mir geholfen, mich selbst wieder zu finden, und seid ein wichtiger Teil meines Lebens. Ich werde euch nie vergessen!

Danke auch an jede Einzelne und jeden Einzelnen in dieser Welt, die bzw. der mich in meiner Lebensgeschichte geprägt und für mich all die Jahre gebetet hat. Worte reichen nicht aus, um zu beschreiben, wie dankbar ich jeder und jedem von euch bin – auch wenn ich nicht alle kenne! »Gebet ist nicht alles, aber ohne Gebet ist alles nichts.«[30] Und das durfte ich dank euch erleben!

Was wäre ein Buch ohne eine Lektorin? Glaub mir, es wäre sicher nicht das Buch, das du heute liest. Vielen Dank an meine »One in a million«-SCM-Lektorinnen Tabea und Mirja! Danke, dass ihr an mich geglaubt, mich ermutigt, und mir den besten Rat von Anfang an gegeben habt. Ihr seid ein Segen und ich bete, dass Gott euch reichlich für alles zurücksegnet!

Und last, but not least danke an dich, liebe Leserin, lieber Leser dieses Buches! Dieses Buch war ab der ersten Sekunde für dich! Ich bete, dass der Heilige Geist durch diese Worte in dein Herz spricht, dass du an Körper, Seele und Geist Heilung und Freiheit erlebst, dass Jesus dir persönlich begegnet und du ihn erlebst – so, wie er ist: real, lebendig, life-changing und crazy verliebt in dich!

Anmerkungen

1 Ergänzung durch Autorin.
2 Vgl. B. Sodian: Entwicklung begrifflichen Wissens: Kernwissenstheorien. In: L. Ahnert (Hrsg.): Theorien in der Entwicklungspsychologie, Springer VS, Berlin/Heidelberg 2014, S. 129-130.
3 Vgl. H. G. Petzold: Integrative Therapie. Modelle, Theorien und Methoden für eine schulenübergreifende Psychotherapie. Band 2: Klinische Theorie, Junfermann Verlag, Paderborn 1992.
4 Hervorhebung durch die Autorin.
5 Ergänzung durch die Autorin.
6 Joyce Meyer: Das Schlachtfeld der Gedanken. Gewinne die Schlacht in deinem Verstand, Joyce Meyer Ministries, 2. Auflage, St. Louis, Missouri 2006, S. 214.
7 Übersetzt nach: Brian Doerksen, Steve Mitchinson, Daphne Rademaker, Karen Mitchinson (Text): Psalm 13 (How long Oh Lord), 2002.
8 Vgl. J. Bowlby: Attachment and Loss. Basic Books, 1969; P. Fonagy/G. Gergely/E. L. Jurist (Hrsg.): Affect regulation, mentalization and the development of the self, Karnac books, 2004; R. Siegler/N. Eisenberg/J. DeLoache/J. Saffran: Entwicklungspsychologie im Kindes- und Jugendalter, Springer-Verlag 2016.
9 Vgl. Mick Jackson (Regie): Dienstags bei Morrie, 1999, Minute 71.
10 Vgl. https://www.duden.de/rechtschreibung/Held_Held_Recke; https://www.duden.de/rechtschreibung/Heldin (zuletzt aufgerufen am 17.04.2023).
11 Einfügung durch die Autorin.
12 Übersetzt nach: J. Townsend: Hiding from Love. How to Change the Withdrawal Patterns That Isolate and Imprison You, Zondervan, Grand Rapids, Michigan 1996, S. 176.
13 Übersetzt von der Autorin.
14 Ergänzung durch die Autorin.
15 Sharon Garlough Brown: Unterwegs mit dir. Vier Frauen auf einer Glaubensreise, Gerth Medien in der SCM Verlagsgruppe GmbH, Asslar 2017.
16 Ebd., S. 414.
17 Ebd., S. 416–417.
18 Ebd., S. 429.

19 Übersetzt nach: Hillsong Worship: Hosanna (Saviour King) 2007.

20 Übersetzt nach: Kalley Heiligenthal: Alabaster heart, Bethel Music 2019.

21 Übersetzt von der Autorin.

22 Vgl. S. Pauen/B. Frey/L. Ganser: Entwicklungspsychologie in den ersten drei Lebensjahren. In: M. Cierpka (Hrsg.): Frühe Kindheit 0-3, Springer, Berlin/Heidelberg 2012.

23 Übersetzt nach: Cory Asbury: Crashing in, 2020.

24 Einfügungen durch die Autorin.

25 Einfügungen durch die Autorin.

26 Reinhard Bonnke: Wenn das Feuer fällt: Auslöser für Erweckung, E-R Productions GmbH, 4. Auflage 1991.

27 Übersetzt durch die Autorin.

28 Wenn du auf der Suche nach einer Gemeinde bist, dann schau gerne hier vorbei: https://www.anschlussfinder.net (zuletzt aufgerufen am 17.04.2023).

29 Afrikanisches Sprichwort.

30 Zitiert nach: Dr. Johannes Hartl am 09.09.2021 bei einer Konferenz, https://www.idea.de/artikel/ohne-gebet-ist-alles-nichts (zuletzt aufgerufen am 21.08.2023).

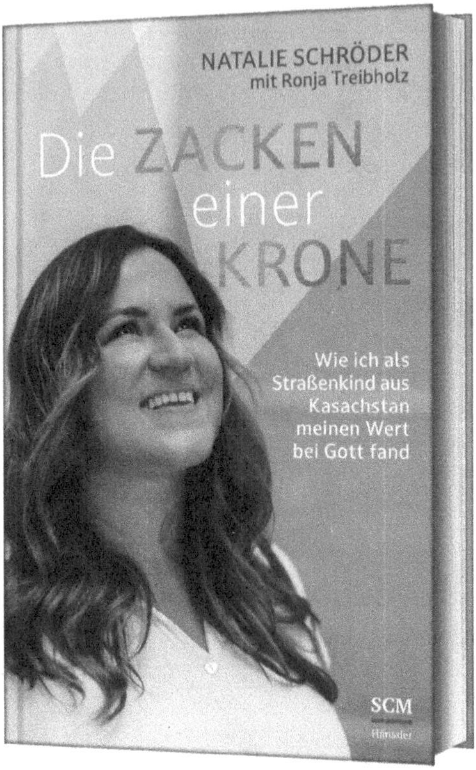

Natalie Schröder, Ronja Treibholz

Die Zacken einer Krone
Wie ich als Straßenkind aus Kasachstan meinen Wert bei Gott fand

Ein Mädchen, das in Mülltonnen nach Brot suchen musste, findet zu Jesus. Natalies Biografie zeigt das Auf und Ab eines Lebens, das sich berufen lässt. Sie erzählt von einem Leben, das hoffnungslos startete und heute strahlt.

Ein Buch für alle, die Hoffnungsgeschichten lieben, in denen Gott federführend ist.

Gebunden, 13,5 × 21,5 cm, 240 Seiten
Nr. 396.218, ISBN 978-3-7751-6218-0
Auch als E-Book e

SCM
Hänssler